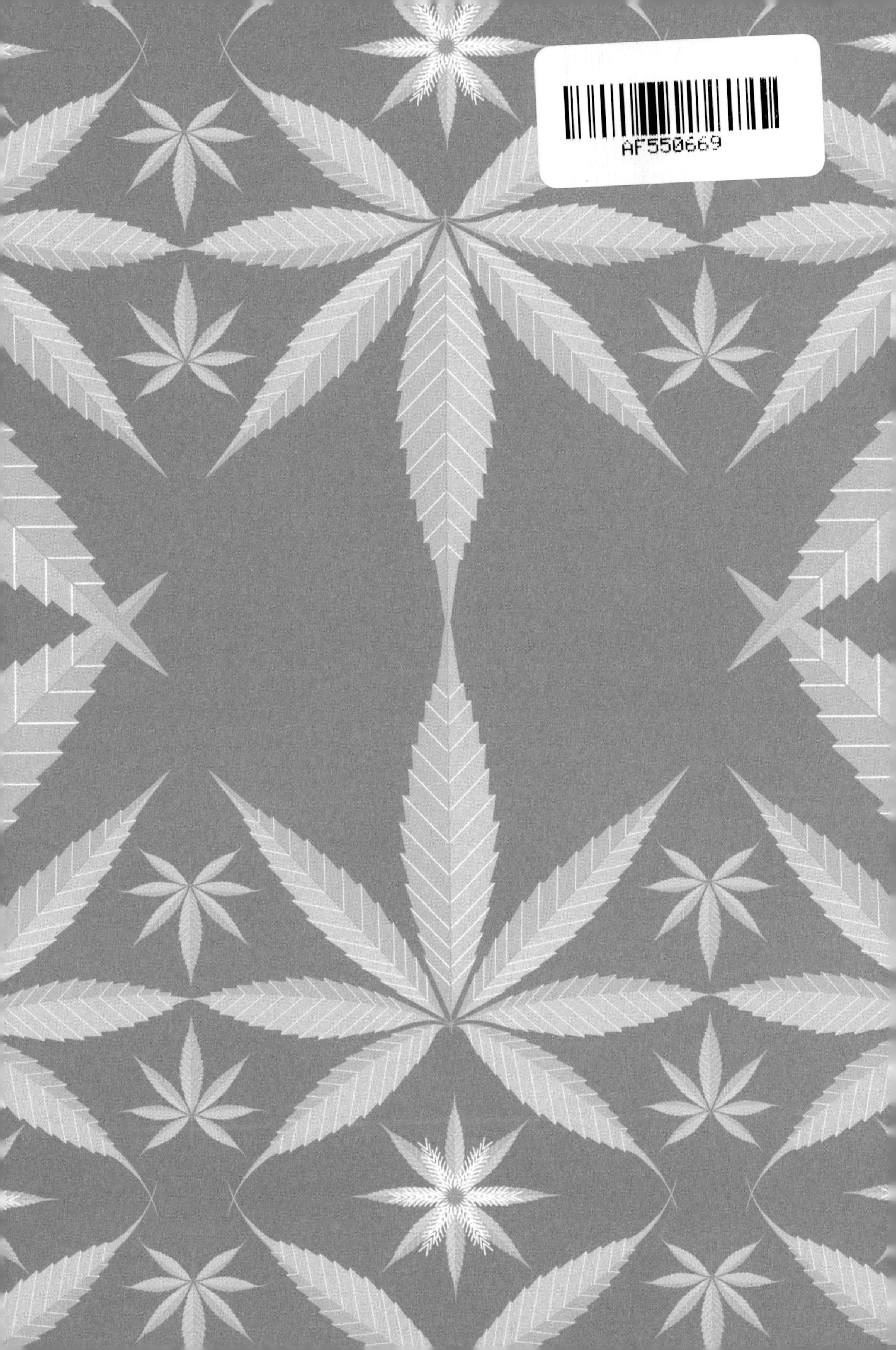

Ganzheitliche Heilung mit Cannabis

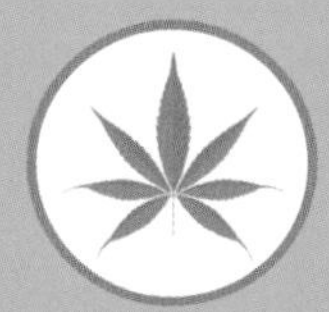

Tammi Sweet

Ganzheitliche Heilung mit CANNABIS

HERBA PRESS

Impressum

Deutsche Ausgabe
Sweet, Tammy. Ganzheitliche Heilung mit Cannabis
2. Auflage
ISBN 978-3-946245-09-4

Herba Press ist ein Imprint der Edition Reuss GmbH
www.herba-press.de
info@herba-press.de

Englische Originalausgabe
The Wholistic Healing Guide to Cannabis: Sweet, Tammy.
Storey Publishing. 210 MASS MoCa Way North Adams, MA 01247, USA
www.storey.com

Übersetzung aus dem Englischen: Dr. med. Eberhard J. Wormer
Satz/Layout/Bild-/Grafikbearbeitung: Dr. med. Eberhard J. Wormer
Umschlagdesign: Matthias Reuss
Lektorat: Norbert Misch-Kunert

Abbildungsnachweise:
Fotografie Rückseite © Kris Miller, Porträt Tammy Sweet. Innenteil: © alle Tammy Sweet.
© Andrea Obzerova/Alamy Stock Photo, S. 37 unten. © blickwinkel/Alamy Stock Photo, S. 29. © Michael D. Wilson, S. 35. © Suzanne Johnson, Porträt Tammy Sweet S. 263.
Illustrationen Cover und Innenteil: © Sally Caulwell (instagram@sallycaulwell)

INHALT

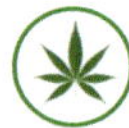

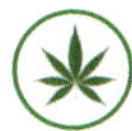

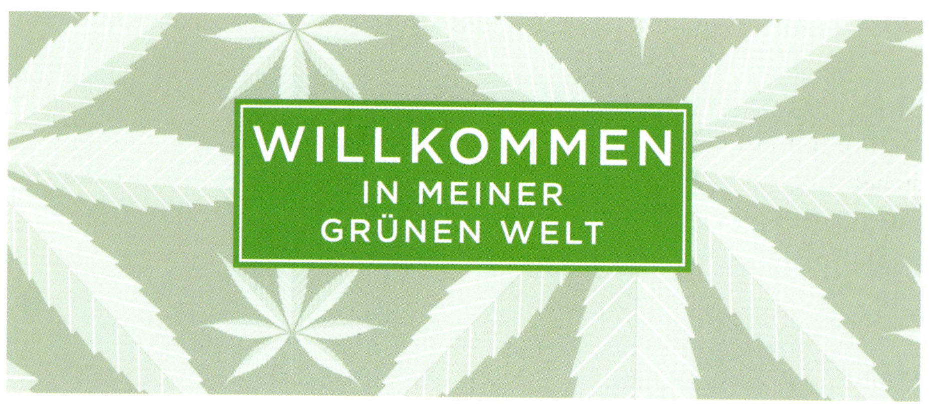

WILLKOMMEN IN MEINER GRÜNEN WELT

Ich möchte Ihnen die Cannabispflanze vorstellen. Informationen und Erkenntnisse für interessierte Neulinge, die Cannabis kennenlernen möchten, und für praxiserfahrene Heilkundige wie Herbalisten, Naturheilkundler, Phyto-, Psychotherapeuten, Heilpraktiker, Ärzte und Apotheker. Wir alle suchen nach verlässlichen und hilfreichen Informationen, um menschliches Leid zu lindern.

Vielleicht haben Sie gehört, dass CBD-Öl fast eine Art Allheilmittel ist. Vielleicht leidet jemand, der Ihnen nahesteht, an einer chronischen Erkrankung und Sie haben erfahren, dass Cannabis helfen könnte. Vielleicht ist Ihr Kind an Epilepsie erkrankt. Vielleicht stecken Sie einfach in einer Spirale düsterer Gedanken fest. Vielleicht haben Sie diese Pflanze gerade eben entdeckt oder sie ist bereits Teil Ihres Lebens. Vielleicht sind Sie in aller Eile auf dieses Buch gestoßen – neugierig, die Eigenschaften von Cannabis zu erkunden oder Medizin damit herzustellen. Oder Sie wollen einfach wissen, was Fakt und was Fiktion ist.

Was immer es gewesen ist, ich möchte vor allem, dass Sie sich an einem angenehmen Ort wiederfinden, vor einem Kaminfeuer oder einem sonnendurchfluteten Fenster. Gesund und lebensfroh, mit ein wenig Muße.

Cannabis ist ein bemerkenswertes Gewächs. Es kann Wissen vermitteln, Leiden lindern, manchmal auch verwandeln und heilen. Die Pflanze ist eine mächtige und kluge Verbündete. Sie sorgt für Gesundheit und Wohlbefinden – für Körper, Geist, Herz und Spirit. Und sie ist ein wahrer Freund des Menschen. Kein Wunder, dass sie seit Urzeiten geschätzt und genutzt wird. Sie erfahren in diesem Buch, dass Cannabis auf einzigartige Weise zu unserer Körperphysiologie passt. Eine beschwingte und einflussreiche Partnerschaft.

Die Kamille ist eine bewährte Heilpflanze. Wer Kamillentee trinkt, muss nicht mit Nebenwirkungen rechnen. Im Vergleich dazu ist Cannabis zwar sicher und verträglich, bleibt aber ein Kraut mit komplexen Eigenschaften. Begegnen Sie Cannabis mit Neugier und Offenheit, mit Bescheidenheit, Geduld und der Bereitschaft zuzuhören. Ganz so, als ob Sie mit jemandem eine Beziehung eingehen.

Dieses Buch ist kein Crashkurs, keine Speed-Dating-Session. Es ist ein Buch für Leser mit unterschiedlichen Erfahrungen und Vorkenntnissen. Freuen Sie sich auf eine Forschungsreise der besonderen Art! Manche Fragen sind auf einen Blick zu beantworten. Viele andere Fragen, die die Einnahme, Dosierung, das Umfeld und die Motivation der Anwendung betreffen, werden ausführlich besprochen.

Als Wissenschaftlerin und Kräuterkundige, auch aus reiner Neugier, überraschen mich die wohltätigen Gaben dieser Pflanze immer wieder. Manchmal kann ich es kaum fassen, wie viele Menschen davon profitiert haben – zusätzlich zu Medikamenten oder wenn die Schulmedizin kapituliert hatte. Die Vorzüge von Cannabis bei diversen Gesundheitsproblemen werden ausführlich gewürdigt.

Es gibt noch mehr positive Merkmale von Cannabis: entspannte Auszeiten, Kreativität und Inspiration, Kontakt- und Spielfreude – immer im grünen Bereich. Ich selbst habe vor allem mental, emotional und spirituell profitiert. Das Bewusstsein und die Selbstwahrnehmung wandelten sich mit bemerkenswerter Leichtigkeit. Vorurteile und Reaktionsmuster verschwanden. Cannabis erzeugt (neurochemisch) ein Gefühl der Geborgenheit, das dabei hilft, nutzlose Gewohnheiten und Reflexe loszuwerden. Ich habe viel dazugelernt, was die Körperfunktionen betrifft (Physiologie).

Cannabis kann auf wundersame Weise das stärken, was uns in der Kindheit vernünftig und klug erschien. Wir haben es vergessen oder es wurde uns abtrainiert. Als Kind liebte ich die wilde Welt der Natur. Entdeckungen und Abenteuer. Jahr für Jahr wurde mein Bewegungsradius mit Wegmarken in den Wäldern neu abgesteckt. Meine Mutter ging mit mir hinaus und sagte: „So weit darfst du in diesem Jahr gehen.“ Anfangs hatte ich das Gefühl, in Siebenmeilenstiefeln zu stecken. Zeit spielte keine Rolle. Ich erinnere mich, wie ich mit dem Gesicht im Gras lag und Käfer beobachtete. Stille Tannen waren meine liebsten Gefährten. Ich sah Rotwild, das seiner Wege ging, ohne Scheu. Dort draußen kam ich zur Ruhe und lauschte still. Dort draußen fühlte ich mich zu Hause. Am kleinen Teich, im Frühling.

Später war eine Bahnstrecke die Grenze. Meine Wildnis wich einer Wohnanlage. Wir versuchten, unser Heiligtum zu schützen. Damals war uns die Bedeutung des Naturzustands bewusst. Wir waren offen, neugierig und aufmerksam. Erstaunen. Forscherdrang. Seelenfrieden und Herzlichkeit.

„Zurück zur Natur“ ist der Weg, der das Grundübel unserer Kultur heilen kann: Entfremdung vom wahren Zuhause. Dort draußen werden wir daran erinnert, wer wir sind, und wo unser Platz ist. Cannabis ist unsere Lotsin, unsere Verbündete. Solche Reisen sind zutiefst persönlich und gewinnbringend, wenn wir der Pflanze mit Bescheidenheit und Respekt begegnen, mit Neugier und Selbstvertrauen.

Ich liebe Puzzles. Ich wollte schon immer wissen, wie Dinge funktionieren. Diese Leidenschaft für Werkzeuge und Modelle der Forschung brachte mich zum wissenschaftlichen Studium. Ich liebe rationales Denken, das Wunder der Mitochondrien in lebenden Zellen, Hypothesen und reproduzierbare Experimente, Analysen von Forschungsergebnissen. Ich liebe kritisches Denken. Gute Voraussetzungen für ein Masterstudium der Endokrinologie.

Dennoch hatte ich das Gefühl, dass etwas fehlte. Etwas, das man mit wissenschaftlichen Methoden nicht zu fassen bekam: Geist, Philosophie, Spiritualität, andere Dimensionen, Weltreligionen. Schließlich entdeckte ich die indigenen Wissenschaften.

Der westliche Blick übersieht gerne, dass indigene Weisheit Wissenschaft ist. Tiefere Betrachtung zeigt: Die direkte Kommunikation zwischen Mensch und Pflanze ist uralt und erprobt. Der Mensch lebte von Anbeginn in einer tief verwurzelten Beziehung zur Pflanzenwelt. Er war mit Sinnesorganen ausgestattet, um Wissen zu erwerben und mit Pflanzen zu kommunizieren, adaptiv und evolutionär. Seite an Seite. Das sind die Erkenntnisse indigenen Wissens.

Ich bin in beiden Wissenschaften bewandert und möchte mich mit denjenigen verbünden, die gleichfalls versuchen, beide Welten zusammenzubringen. Zugunsten von kollektivem Wissen, das Leiden lindern und heilen kann – in jeder Beziehung. Ich bin davon überzeugt, dass Cannabis sehr hilfreich ist, die Fesseln der Dogmen und Paradigmen zu lösen. Gerade heute. Gerade jetzt.

Als Lehrende möchte ich das, was ich selbst gelernt habe, an andere Menschen weitergeben. Ich wünsche mir sehr, dass dieses Buch dazu beiträgt, die außergewöhnlichen Möglichkeiten von Cannabis zu entdecken. Ich hoffe, dass Sie in diesem Buch das finden, von dem Sie selbst, Ihre Freunde und Angehörigen, Ihre Patienten oder Ihr Umfeld profitieren werden.

Die Cannabiserfahrung kann von unschätzbarem Wert sein. Aber Cannabis wird auch missverstanden und missbraucht. Im Sog der gleichen sozialen Triebkräfte, die die negative Haltung der Menschheit gegenüber der Natur bestimmen: Gier, Raubbau, Ungeduld und der Drang nach schnellen Lösungen. Wir brauchen tieferes Verständnis und Achtsamkeit.

Ich denke, dass jeder selbst entscheiden kann, welche Lebensqualität er verwirklichen möchte. Mit Cannabis haben Sie viele Optionen: Medizin, Fortbildung, Forschung oder Vermarktung, Anbau und Anwendung von Cannabis.

Ich bin unendlich dankbar für die Erkenntnis der Heilkraft der Natur, die mir diese Pflanze geschenkt hat. Wenn ich anderen helfen kann, bin ich ein besserer Mensch geworden.

Danke, dass Sie mich auf dieser Reise begleiten.

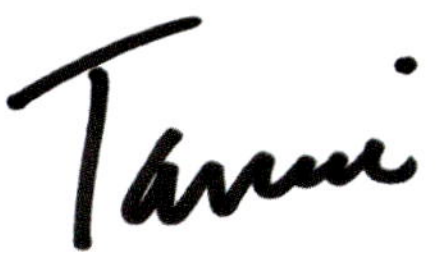

BASISWISSEN

Für die Arbeit mit Cannabis und die Vermittlung von Wissen über dieses bemerkenswerte Gewächs sind einige grundlegende Prinzipien von Bedeutung. Ich verwende immer wieder das weibliche Pronomen „sie“ für die Cannabispflanze – als Zeichen von Respekt und Dankbarkeit einerseits sowie deshalb, weil wir weibliche Pflanzen medizinisch nutzen.

Cannabis als Meisterpflanze

Cannabis ist kein Kräutertonikum. Sie ist keine Pflanze, die in hohen Dosierungen medizinisch eingesetzt wird, mit Ausnahme sehr spezieller Krankheitszustände. Cannabis ist ein Niedrigdosis-Therapeutikum – nicht weil sie giftig wäre, sondern weil sie eine Meisterpflanze ist. Der Begriff „Meisterpflanze“ stammt aus schamanistischer Tradition und bezieht sich darauf, dass der Spirit von bestimmten Pflanzen oder Pilzen direkten Kontakt mit uns aufnehmen und Bewusstseinsveränderungen anstoßen kann. Wie andere Meistergewächse, beispielsweise Peyote (Mescalin), Psilocybin oder Ayahuasca, kann auch Cannabis das menschliche Bewusstsein verändern.

Cannabis als Verbündete

Pflanzen sind unsere Stammesältesten. Sie entstanden Millionen Jahre vor dem Menschen und haben gelernt, auf unserem wunderschönen Planeten zu überleben und zu gedeihen. Wir können viel von ihnen lernen. Wenn wir unseren pflanzlichen Vorfahren mit Respekt begegnen, betreten wir sakrosanktes Territorium. Sind wir „auserwählt“ und entscheiden uns für die Arbeit mit einer bestimmten Pflanze, wird sie unsere „Verbündete“ sein. Wir willigen ein, mit und von unserer Pflanze zu lernen und ihr Wissen zu teilen.

Cannabis als spirituelle Medizin

Spirituelle Medizin ist die älteste bekannte Wissenschaft. Sie ist älter, probater und wahrhaftiger als die heute dominierende Schulmedizin. Sie nutzt Fertigkeiten, die über Generationen weitergegeben wurden, in unserem

Erbgut verankert sind und direkte Kommunikation mit unseren pflanzlichen Urahnen ermöglichen. Spirituelle Medizin bedeutet, den temporären Ausstieg aus der modernen Welt zuzulassen – eine Auszeit von Computern, Internet und der Linkshirn-Dominanz. Die Neuroforscherin Jill Bolte Taylor bemerkt: „Wir müssen von der rechten in die linke Hirnhemisphäre eintreten" – und die weitläufige Bewusstseinssphäre des Herzens erkunden, die uns mit allem verbindet.

Medizin mit ganzen Pflanzen

Ganzheitliche Cannabismedizin bedeutet, dass wir die ganze weibliche Cannabisblüte und die trichomreichen Blätter für Medizin verwenden – nicht isolierte oder extrahierte chemische Komponenten. Mit der ganzen Pflanze profitieren wir von ihrer ganzheitlich phytochemischen Komplexität. In der westlichen Medizin werden solche Wirkmechanismen von Cannabis als Entourageeffekt bezeichnet. Für Pflanzenheilkundler ist dies nichts Besonderes. Business as usual.

Geduld und Achtsamkeit

Die Arbeit mit Cannabis oder jeder anderen Pflanze beruht auf einer Beziehung zum pflanzlichen Verbündeten. Eine Beziehung, die sich mit der Zeit entwickelt und Geduld und Hingabe erfordert. Das, wird mit Buchwissen allein oder sporadischen Anwendungen nicht gelingen.

Die Pflanze bringt in jedem Fall ihre Gaben ein und Sie sollten Ihr ganzes Selbst dazugeben. Sie sollten bereit sein, eine kreative Partnerschaft einzugehen. Ohne Dominanz und Besserwisserei. Sie sollten bereit sein, Widrigkeiten der einen oder anderen Art zu akzeptieren. Es gibt viele Gelegenheiten, das praktisch mit Cannabis auszuprobieren. Es wird sich so anfühlen, als ob Sie einen kleinen schwachen Muskel trainieren. Es dauert, bis er stark und kräftig geworden ist.

Wir müssen achtsam umgehen mit Cannabismedizin. Wer die sakrosankte Beziehung zu Cannabis ignoriert, geht den Weg des Missbrauchs. So geschehen mit Tabak, Mohn, Zuckerpflanzen und dem Cocastrauch. Ich bin fest davon überzeugt, dass wir aus unseren Erfahrungen lernen können. Zugunsten von Gesundheit und Heilung.

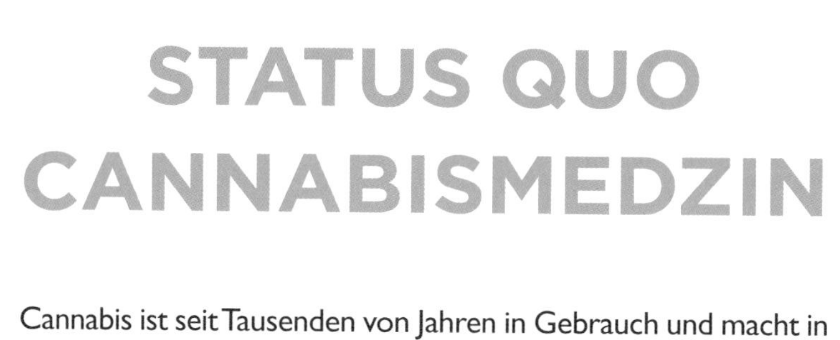

STATUS QUO CANNABISMEDZIN

Cannabis ist seit Tausenden von Jahren in Gebrauch und macht in jüngster Zeit weltweit Schlagzeilen. In den USA haben manche Staaten Cannabis legalisiert und Ausgabestellen eingerichtet. Die Nachfrage nach Cannabis und CBD-Öl für Heilzwecke steigt. Die Menschheit verlangt nach Cannabis. Sie fordert Cannabis ein. Die Meisterpflanze ist buchstäblich in aller Munde.

Warum ist Cannabis erneut in der breiten Bevölkerung so präsent? Ich glaube, dass die Pflanze auf einen Lebensstil hinweist, den wir längst vergessen haben. Sie eröffnet Wege, die mit uns selbst und unserer Umwelt im Einklang sind. Sie lehrt uns zu heilen. Uns selbst, andere und die belebte Welt.

Das Endocannabinoidsystem (ECS) ist eine übergeordnete Kontrollinstanz für die Balance des Wohlbefindens. Je mehr wir über die Pflanze wissen, desto besser verstehen wir die ganzheitlich integrierenden Funktionen des ECS und lernen, wie wir dieses Sicherheits- und Wohlfühlsystem unterstützen oder regenerieren können.

Kurzporträt Cannabis

Cannabis ist für die Gesundheitsvorsorge und für Heilzwecke nachweislich mindestens seit 6000 Jahren in Gebrauch. Die ganze Pflanze bietet eine Fülle lebensspendender Wirkungen. Die Samen enthalten reichlich Vitamin A, C, E, Carotine, Eiweiß, Mineral- und Ballaststoffe sowie optimale Anteile von Omega-6- und Omega-3-Fettsäuren. Die Stängel liefern Faserstoffe für Kleidung, Taue, Textilgewebe und sind als Ersatz für Plastik sowie als Baumaterial bestens geeignet. Blüten werden in China, Indien und Ägypten seit 5000 Jahren medizinisch genutzt. In der Wüste Gobi hat man Überreste eines Schamanen gefunden, der vor 2700 Jahren ein halbes Kilo *Sinsemilla* dabeihatte – weibliche, unbestäubte Cannabis-Blütenstände.

Cannabis existiert auf unserem Planeten seit annähernd 60.000 Jahren. Das Gewächs entwickelte im Lauf der Zeit alle möglichen Überlebensstrategien. Über die Herkunft ist viel spekuliert worden. Es ist kaum möglich, einen genauen Ursprungsort zu bestimmen. Nachdem der Mensch dieses hilfreiche Kraut entdeckt hatte, begann er, Cannabis zu kultivieren. Samen gelangten in alle Welt. Cannabis wurde überall dort angebaut, wo sich Menschen niederließen.

Im Schlepptau der zweifelhaften Herkunft kam es auch zu irreführenden Namensgebungen (Nomenklatur), die nicht zur botanischen Taxonomie passen. Botaniker haben sich bislang nicht festlegen können, ob es zwei oder drei Cannabisspezies gibt. Meiner Meinung nach gibt es zwei Arten. Konfusion allerorten.

In China, Indien, Ägypten und den USA wurde Cannabismedizin traditionell zur Schmerzlinderung, zur Behandlung von Entzündungen, Krämpfen, bei Epilepsie und als Beruhigungsmittel eingesetzt. Dies sind noch heute bevorzugte Indikationen.

Medizin-Mainstream

Die Schulmedizin behauptet, der menschliche Körper bestehe aus Teilen, aus isolierten Strukturkomponenten, deren Funktionen erklärbar sind, und leitet daraus ab, wie Störungen zu behandeln sind. In der Theorie mag das zutreffen, in der wirklichen Welt haben wir es aber mit komplexen Lebewesen zu tun. Nichts im Körper funktioniert isoliert. Der Mensch ist ein hochkomplexes Kollektiv von 50 Billionen kooperierenden Zellen. Es ist naiv und gefährlich zu glauben, wir bestünden aus einzelnen Organen und

Körpersystemen oder man könne die physischen, emotionalen, psychischen und sprituellen Aspekte unseres Selbst auseinanderdividieren – und es bei der Behandlung körperlicher Probleme belassen.

Wir können die Pflanze nicht in Bestandteile zerlegen, die wir einerseits als wirksam oder aktiv einstufen und andererseits als unnütz oder inaktiv. Das belegt die Cannabisforschung. Fast jede Studie zeigte, dass Extrakte der ganzen Pflanze deutlich wirksamer sind als pflanzliche Einzelstoffe. Je nach Studie 4- bis 300-fach wirksamer! Die Schulmedizin nennt das Entourageeffekt, was für Herbalisten selbstverständliche und folgerichtige Medizinwirkungen der ganzen Pflanze sind.

Die Schulmedizin arbeitet zudem nach dem Grundprinzip, dass alles messbar, reproduzierbar und etikettiert sein muss. Sie stuft Pflanzenmedizin als „ungenau" und „vage" ein. Für den Herbalisten ist klar, dass Pflanzen Tausende von Aktivkomponenten enthalten und dass es unmöglich ist, die Wirkungen von Einzelkomponenten exakt zu bestimmen. Insbesondere dann, wenn sie im menschlichen Körper interagieren. Die Schulmedizin fordert konsistente oder standardisierte Dosierungen und Wirkungen. Sie glaubt daran, dass ein Arzt, der einen isolierten medizinischen Wirkstoff einsetzt, beurteilen kann, wie sich dieser Stoff bei einzelnen Patienten auswirkt.

Diese Annahme trifft nicht zu. Verordnungen von Einheitsgrößen wirken bei jedem Individuum anders, keinesfalls einheitlich. Kein Wunder, wenn die Einheitsgröße der „Standarddosierung" für einen 75-kg-Mann gilt! Was dann, wenn Sie eine schwangere Frau sind und 100 Kilogramm wiegen? Was ist mit all den anderen Faktoren, die tagtäglich im Innenleben am Werk sind, sogar bei unserem 75-kg-Mann? Wie geht es heute Ihrer Leber? Und wie wird um Himmels willen die Körperphysiologie durch emotionale oder spirituelle Einflüsse verändert?

Naturstoffe können nicht patentiert werden – anders als isolierte Komponenten. Einfach ein Wasserstoffatom mehr einbauen, voilà! Fertig ist das Patent. Hauptsache profitabel.

Mythos Standardisierung

Ich habe mich lange mit dieser Obsession für Isolatextrakte und Standardisierung beschäftigt. Das Bedürfnis und der Wunsch nach reproduzierbaren Ergebnissen und Sicherheit ist nachvollziehbar. Es geht um die Dosierung hochwirksamer Medikamente. Ich werde aber den Gedanken nicht los,

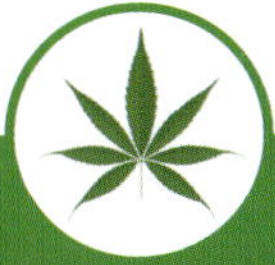

KRIMINALISIERUNG DÄMONISIERUNG

Bis 1942 war Cannabismedizin im offiziellen US-Arzneibuch gelistet. 1970 stufte man Cannabis in den USA als Kategorie-I-Droge ein, definitionsgemäß „medizinisch nutzlos". Obwohl bislang 32 US-Staaten eigene Gesetze zur Legalisierung von Cannabis für medizinische Zwecke oder den Privatgebrauch erlassen haben, ist das Bundesgesetz nach wie vor in Kraft.

Propaganda und Desinformation waren die treibenden Kräfte für den Cannabisbann. Eine Strategie bestand darin, Cannabis mit Menschen anderer Hautfarbe und Einwanderern zu verknüpfen, um Ängste zu schüren.

Eine weitere Strategie war die Abwertung durch den Begriff „Marihuana", den Mexikaner verwenden - gedacht als absichtlich diskriminierendes Schimpfwort. Ich möchte hier nicht weiter ins Detail gehen, sondern die wunderbare Cannabispflanze in den Vordergrund stellen.

Wir haben vielen Menschen zu danken, die bedroht oder inhaftiert wurden und dennoch Cannabis kultiviert, bewahrt und Kultursorten erzeugt haben, von denen wir heute profitieren.

dass die zugrunde liegende Problematik verdrängt werden soll: Strikte Kontrolle hat Priorität. Herbalisten benutzen keine standardisierten Extrakte. Kräutermedizin ist Kunst und Handwerk und erfordert eine andere Art von Wissen und ein anderes Verständnis davon, wie die Welt funktioniert. Ich behaupte nicht, dass Herbalisten nichts von Wissenschaft verstehen. Sie ist nur nicht allein seligmachend. Einzelstoffextrakte können Cannabis „zähmen" und „besser handhabbar" machen, aber im falschen Sinn. Für Ganzpflanzenextrakte muss man Vertrauen und Verständnis aufbringen. Ein weiblicher *Modus operandi* wäre besser: empfangen, was man geschenkt bekommt, akzeptieren statt dominieren.

Es stimmt, dass Sie Cannabis „kontrollieren" können, wenn sie in winzige, kaum erkennbare Teilchen zerlegt wird. Es kann sich anfühlen, als ob viele Wirkungen abgeschwächt sind. Übrig bleiben Spuren einer einstmals wirkmächtigen Pflanze. Eingetauscht gegen ein trügerisches Sicherheitsgefühl. Praktische Ärzte verlangen nach klaren, evidenzbasierten Informationen über Standarddosierungen für jeden hilfesuchenden Patienten. Ich hoffe zutiefst, dass wir von Cannabis lernen, dass es keine standardisierte Heilung gibt.

Bestimmte Dosierungen oder Kultursorten sind nicht für alle gleichermaßen geeignet. Wir müssen die Befindlichkeit der Person kennen, die vor uns steht – den ganzen Menschen. Das Mindeste sind fünf Seiten Anamnese und ein achtminütiges Gespräch. Heilung erfordert Beziehungen: eine Beziehung zur Person und eine Beziehung zur Medizin, mit der man arbeitet. Dazu gehört die Kenntnis der Eigenschaften und Nuancen einer bestimmten Kultursorte.

Solches Wissen erwirbt man nicht über Nacht, nicht im 4-Stunden-Crashkurs, nicht aus Büchern allein. Die handwerkliche Meisterschaft der Arbeit mit Heilkräutern ist ein Langzeitprojekt. Sie entwickelt sich aus der engen Beziehung des Therapeuten mit den Pflanzen selbst. Man muss sich darauf einlassen und viel Zeit investieren.

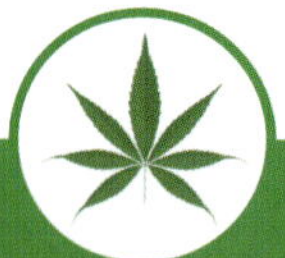

VOLLSPEKTRUM-CBD-ÖL?

Manche CBD-Öl-Produkte enthalten Isolate. Ein Vollspektrum-CBD-Öl bringt den kompletten ungefilterten Extrakt der ganzen Pflanze mit, die gesamte Palette von Cannabinoiden und Terpenen inklusive.

Kräuterheilkunde

Vor Jahren beschloss ich zur Winterszeit, mein eigenes Bier zu brauen. Also ging ich los und besorgte mir das Buch *Sacred and Herbal Healing Beers: The Secrets of Ancient Fermentation* von Stephen Harrod Buhner. Ich las es von vorne bis hinten und legte mit meiner Brauerei los. Abgesehen von Buhners umfangreicher Forschung schätzte ich am meisten das Kapitel, das sinngemäß verkündete: „Hören Sie nicht auf Zweifler. Es ist nicht so komplizert. Brauen Sie Ihr Bier einfach selbst."

Ich liebe diese Ich-kann-das-Haltung, ein Wesensmerkmal der Kräuterkunde. Meine Vorbilder und Lehrer sind Rosemary Gladstar und Stephen Harrod Buhner. Sie beherrschen es meisterhaft, uns für mehr Gesundheit, Wohlbefinden und Lebensqualität zu motivieren. Sie schaffen es auch, uns die richtige Bezichung zur Pflanzenwelt zu vermitteln. Die Menschheit nutzt seit Urzeiten Heilkräuter. Die direkte Beziehung zur Pflanzenmedizin und ihren Heilkräften steckt in uns, in unseren Genen: Lerne die Grundlagen und stelle deine eigene Medizin her – es ist dein Geburtsrecht!

Medizin mit ganzen Pflanzen

Holismus (Ganzheitlichkeit) bedeutet genau das: Die ganze Pflanze mit all ihren Bestandteilen wird als Medizin verwendet. Kräuterheiler möchten möglichst viele verschiedene Komponenten einer Pflanze nutzen, nicht nur diesen oder jenen „wichtigen" Bestandteil. Wir tun gut daran, das gesamte chemische Spektrum der Cannabispflanze zu berücksichtigen, statt Einzelstoffe wie CBD oder THC. Wir sollten Chlorophyll oder Lipide nicht als unwichtig und entbehrlich abtun.

Die Wissenschaft bestätigt die ganzheitlichen Erfahrungen der Kräuterheilkunde: Ganzpflanzenextrakte sind hochwirksam. Zahllose Studien zeigten, dass Cannabisextrakte von ganzen Pflanzen 300-fach wirksamer sein können als extrahierte Pflanzenkomponenten oder synthetische Derivate. Ja, hundertfach wirksamer! Das gilt für alle Anwendungsgebiete. Man könnte auch behaupten, dass Monopräparate hundertfach schwächer wirksam sind.

Das heißt aber nicht, dass wir alle Teile der Cannabispflanze für unsere Zubereitungen verwenden. Wir nutzen die medizinisch wirksamen Teile inklusive all ihrer Komponenten. Am häufigsten wird Medizin aus der ganzen Blüte und den Kelchblättern, die Trichome enthalten, hergestellt (kleine kristallartige Härchen auf den Knospen). Auch die Wurzeln kommen in

Frage. Je nachdem, welche Medizin gewünscht ist.

Für Kräuterkundige bedeutet Medizin mit ganzen Pflanzen, dass alle Pflanzenteile von Bedeutung sind, anders als chemische Auszüge einzelner Inhaltsstoffe. Es bedeutet auch, dass wir wissen, warum wir bestimmte Pflanzenteile bevorzugen.

Ganzheitliche Medizin

Die ganzheitliche Heilkunde hat das Gesamtbild im Blick: die Person, die Befindlichkeit, die Dosierung, die Kultursorte und die Anbaubedingungen. Jeder Aspekt ist wichtig und trägt zur Heilung bei. Der Heiler muss die Person kennen, um sie wirksam behandeln zu können.

Meine Grundeinstellung für die Lehre beruht auf der Überzeugung, dass Heilkundige wissen sollten, wie etwas wirkt – beispielsweise Heilkräuter, Ernährung, Vitamine oder Bewegung. Darauf aufbauend können sie kreative Lösungen finden, an die vielleicht niemand zuvor gedacht hat. Rezepturen sind ein hilfreicher Startpunkt, vor allem wenn es um das Wie geht. Die Intelligenz des kollektiven Wissens der Kräuterheilkunde ist der Kompetenz jeder Einzelperson und Rezeptur überlegen.

Eine kultivierte Beziehung

Ihre Beziehung zu Cannabis bedeutet, dass Sie Zeit investiert haben. Zeit für Forschung und praktische Arbeit, auch für die Kultivierung. Alles, was förderlich ist. Diese Beziehung verlangt auch Vertrauensbildung in Bezug auf die Pflanze, abhängig von den Erfahrungen, die Sie mit ihr gemacht haben. Die Beziehung zum Patienten erfordert vom Kräuterheiler nicht nur, dass er dessen Geschichte und seine aktuelle Befindlichkeit kennt, sondern auch über dessen mentale, emotionale und spirituellen Aspekte sowie den körperlichen Status informiert ist. Jede Beziehung braucht Zeit, viel Zeit. Was wir anfangs anbieten, kann sich nach jahrelanger Vertrautheit mit der Pflanze und dem Patienten deutlich verändert haben.

Wie Cannabispflanzen angebaut werden, hat größte Bedeutung. Cannabisanbau im kleinen Maßstab ähnelt stark der Imkerei im kleinen Maßstab. Kennen Sie einen Bienenzüchter? Fragen Sie ihn über seine Bienen aus und beobachten Sie, wie seine Augen zu leuchten beginnen. Imker lieben ihre Bienen. Ich möchte, dass meine Medizin von Menschen kommt, die ihre Pflanzen lieben, die die Arbeit mit Cannabis schätzen, die fröhlich singen

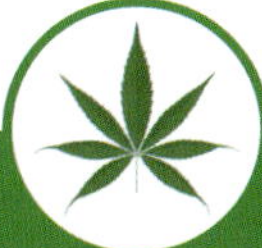

CANNABIS FÜR KRÄUTERKUNDLER

Cannabis ist eine Einstiegsdroge ... für Gartenbau! Viele meiner Studenten sind via Cannabis zur Kräuterkunde gekommen. Cannabis war die erste Pflanze, mit der sie sich beschäftigt, die sie angebaut haben und über die sie mehr wissen wollten. Gibt es etwas Schöneres, als Menschen mit der Welt der Heilpflanzen vertraut zu machen?

und mit dem Herzen bei der Sache sind, die für ein gesundes und geheiligtes Ambiente ihrer kultivierten Pflanzen sorgen. Menschen, deren Augen zu leuchten beginnen, wenn sie über ihre Pflanzen sprechen.

Die Arbeit mit Cannabis hilft auch dabei, unsere Beziehung zur Erde respektvoller zu gestalten. Im Westen der USA, wo der Cannabisanbau jahrelang erlaubt war, entwickelten sich Initiativen zur Wiederbelebung einer gesunden und vitalen Landwirtschaft, die sogenannte regenerative Landwirtschaft. Die Arbeit *mit* dem Land, was den Ackerbau betrifft, führt zu mehr Biodiversität und gesünderen Böden und öffnet Lebensräume für Tiere, Insekten, Mikroorganismen und Pflanzen, auch in unseren Kleingärten.

Bescheidenheit

Kräuterkundige sind sich dessen bewusst, dass sie nicht alles wissen können. Die Wirkmechanismen kombinierter Pflanzenkomponenten sind komplex. Die Schulmedizin versteht in der Regel nicht, wie solche Kombinationen funktionieren. Das ganzheitliche Paradigma der Pflanzenheilkunde erfordert aber kein umfassendes Verständnis der Wirkmechanismen von Pflanzenkomponenten. Wir vertrauen der Weisheit der Pflanze und unserer Erfahrung mit Kräutermedizin. Vertrauen und Erfahrung sind charakteristische Merkmale der Kräuterheilkunde.

Der erstaunlichste Aspekt der Cannabispflanze und unserer Beziehung zu ihr: Es gibt ein Cannabinoidsystem in der Pflanze und ein Cannabinoidsystem im menschlichen Körper (ECS). Eine wahrhaft tiefgreifende Verbindung und die Basis der Cannabismedizin. Das Fundament der Heilkraft von Cannabis. Je besser wir beide Cannabinoidsysteme verstehen, umso größer ist das Potenzial natürlicher Heilung durch Gaben der Erde.

Ressourcen

Cannabis ist eine Pflanze. Wie jedes andere Heilkraut können wir sie zur Herstellung von Heilmitteln nutzen. Am besten verwenden Sie regionale, biologische und pestizidfreie Pflanzen. Auch die Wachstumsbedingungen sind von Bedeutung.

Wenn Sie selbst Cannabis anbauen möchten, sollten Sie auf ausgezeichnete Quellen zurückgreifen und in jedem Fall die Anbaubedingungen kennen. Egal ob Sie selbst anbauen, bei einem lokalen Produzenten oder in Ausgabestellen/Apotheken einkaufen. Die Anbauoptionen sind vielfältig: billig und schmutzig oder zeitintensiv biologisch. Ich empfehle Bioproduktion zum Wohl der Pflanzen, des Züchters, der Produzenten und Konsumenten. Letztendlich zum Wohl des gesamten Planeten. Verbraucher sollten Bioprodukte nachfragen. Sie sollten die Sorgfalt und den Zeitaufwand nachhaltiger Produkte honorieren.

Agrikultur vs. Hortikultur

Fragen Sie Ihren Produzenten nach dessen Anbaukonzept. Cannabis kann wie jedes Kulturgewächs im landwirtschaftlichen Maßstab oder im Rahmen kleinerer Gartenbauprojekte produziert werden.

Großbetriebe bauen Hanf industriell an, wie Mais. Auf einem Stück Land werden so viele Pflanzen wie möglich untergebracht und ölbasiert gedüngt. Das laugt die Böden aus und dezimiert die Flora und Fauna im Umkreis der Felder. Zielvorstellungen der Agrarökonomie sind mehr Nahrungsmittel für mehr Menschen, neue Methoden und Produkte, erhöhte Produktivität.

Was fehlt, ist die Perspektive für nachfolgende Generationen: Wie intensiv darf Landnutzung sein, ohne die Böden zu ruinieren? Mit jeder Ernte gehen Biomasse und Nährstoffe verloren. Derzeit gibt es einen Trend, von intensiver konventioneller Landwirtschaft wegzukommen und mehr in nachhaltige, biologische und regenerative Anbaumethoden zu investieren. Manche Produzenten reagieren auf den Druck des Marktes mit relativ frühen Ernten

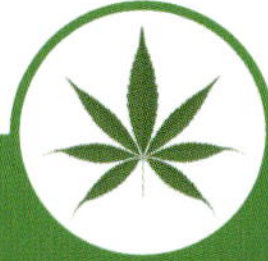

FRAGEN AN HERSTELLER, HÄNDLER, APOTHEKER, MEDIZINER

- Wie groß oder klein ist das Anbauprojekt?
- Wurden die Pflanzen im Innen- oder Außenbereich kultiviert?
- Wurden die Pflanzen im Erdreich, im sterilen Wachstumsmedium oder via Hydrokultur produziert?
- Welche Nährmedien werden verwendet: organische, biodynamische oder erdölbasierte?
- Organischer oder nicht-organischer Pflanzenschutz? Anwendung während der Blütezeit?
- Ist die Produktion biodynamisch?
- Aus welchen Gründen im Cannabisgeschäft? Gibt es Kernbotschaften oder ethische Grundsätze?

von Cannabisblüten. Das kann beim medizinischen Endprodukt dazu führen, dass eher belebende statt beruhigende Wirkungen dominieren.

Dem ganzheitlichen Modell zufolge ist in unserer Welt alles mit allem verbunden. Wir müssen dazu beitragen, dass die natürliche Umgebung intakt und vital bleibt. Wir beginnen mit dem Erdboden. Biodynamische, permakulturelle und regenerative Produktion setzt die ganzheitliche Perspektive im Cannabisanbau um.

Sonne und Erdboden

In der besten aller Welten würde Cannabis unter freiem Himmel in biodynamischen Gärten zusammen mit anderen Heilkräutern gedeihen. Ein Paradies für Bienen, Vögel und Insekten. Nach derzeit gültigen Gesetzen ist der private und kommerzielle Cannabisanbau in der EU unterschiedlich geregelt: verboten oder teilweise durch zahlreiche Auflagen erschwert oder nur eingeschränkt möglich (siehe S. 253).

Cannabis wächst am besten in nährstoffreichen, gut entwässerten Böden, mit reichlich Sonnenlicht und wenig pflanzlicher Konkurrenz in der Nachbarschaft. Optimale Wachstumsbedingungen bietet der biodynamische Anbau im sonnendurchfluteten Garten. Kompost, Sand, Perlit, Vermiculit, Myzelinokulate oder Biokohle können zusätzlich verwendet werden. Cannabis mag gut drainiertes Erdreich.

Maßnahmen zur Verbesserung der Drainagekapazität und der Nährstoffe im Boden sind empfehlenswert – vor allem bei schwerer Lehmerde oder wenn Sie in einer regenreichen Region leben. Nutzen Sie möglichst organische und erneuerbare Ressourcen. Beachten Sie die Auswirkungen auf das Ökosystem Ihres Gartens.

Sie können auch Wachstumsmedien einsetzen, beispielsweise Kokosfaser (aus Kokosnussschale). Das ist nachhaltiger als Torf. In gängigen kommerziellen Wachstumsmischungen ist Torf standardmäßig enthalten. Torf ist aber keine erneuerbare Ressource. Er wird aus Mooren entnommen, wo er sich seit Urzeiten angesammelt hat.

Treibhaus- und Hydrokultur

Indooranbau kann eine Option für Cannabis sein, wenn die Wachstumsphase im Freien zu kurz ist oder wenn Anbauflächen fehlen. Mit sachgemäßem Indooranbau kann man gesunde Cannabismedizin produzieren. Vorteile sind die Feuchtigkeitskontrolle und ein geringeres Risiko für Pilzbefall verglichen mit Freilandanbau. Folgende Faktoren sind zu berücksichtigen: Lichtquellen, ein Zeitplan für die Beleuchtung, das Erdreich, Wachstumsmedien und Nährstoffe sowie Pflanzenschutz.

Im Treibhaus können Sie die Wasseraufnahme des Erdreichs regulieren. In meiner Region (Nordosten der USA) sorgen Regen und Feuchtigkeit im Herbst und Winter für beste Bedingungen, was Schimmelpilz- und Mehltaubefall betrifft. Im Treibhaus ist zwar die Bodenfeuchtigkeit geringer, dennoch sind Entfeuchter empfehlenswert.

In der Hydrokultur fungiert Wasser als Wachstumsmedium. Alle Nährstoffe werden dem zirkulierenden Wasser zugegeben und die Pflanzen gedeihen auch ohne Erde. Cannabis-Hydrokulturen versprechen maximalen

Blütenertrag. Sie sind allerdings schwer zu bewerkstelligen und verzeihen keine Fehler. Nicht unbedingt der beste Einstieg in die Materie.

Nährstoffe

Konversationen über Nährstoffe haben unter Cannabiszüchtern Kultstatus. Die Leute sind wählerisch und voreingenommen, was bestimmte Methoden betrifft. Ausschlaggebend ist meist Aberglaube statt Fakt: „Nimm das und rühre dreimal um!" Ein Züchter bevorzugt etwa eine ganz besondere Methode und behält diese unbeirrt bei, weil sie (bei ihm) funktioniert. Das heißt nicht unbedingt, dass sie bei Ihnen auch funktionieren wird.

Es gibt allerhand vollmundige Versprechen für Cannabis-Nährstoffprodukte. Cannabis ist eine Pflanze! Wenn Sie Ihre Pflanze kennen, werden Sie auch ohne Spezialnährstoffe mit einer respektablen Ernte belohnt. Mit rein biodynamischem Anbau können Sie ohne zusätzliche Nährstoffe beeindruckend dichte Knospen wie aus dem Bilderbuch bekommen. Wenn Sie sich Zeit lassen, meistern Sie diese Herausforderung.

Die Produktion qualitativ hochwertiger, nährstoffreicher Pflanzenerde ist zeitaufwendig. Sie erfordert Energie und Experimente. Jeder Cannabisstrauch hat eigene Bedürfnisse, was das optimale Wachstum betrifft. Am besten gehen Sie mit Bescheidenheit und Neugier ans Werk und lernen mit jeder Ernte dazu.

Das Spektrum von Nährstoffen umfasst zertifizierte biologische, biodynamische und erdölbasierte Produkte in allen Farben. Erdölbasierte Produkte sind am billigsten, biologische Produkte am teuersten.

Züchter, die Nährstoffe verwenden, „fluten" ihre Pflanzen zwei Wochen vor der Ernte – entweder mit Wasser (ohne Nährstoffe) oder mit Zugabe von chemischen Stoffen. Vorteil der „Flutung" (oder zumindest Weglassen von Nährstoffzugaben) zu diesem Zeitpunkt ist eine erhöhte pflanzliche Terpenproduktion.

Es wird berichtet, dass Leute, die ihre getrockneten Cannabisblüten angezündet hatten, einen Regenbogen in den Flammen erblickten. Das ist keineswegs das Merkmal eines abgefahrenen „Dröhnkrauts", sondern vielmehr das Ergebnis unsachgemäßer „Flutung" mit erdölbasierten Nährstoffen am Ende des Wachstumszyklus. Nährstoffe reichern sich in den Pflanzen an und erzeugen den flammenden Regenbogen.

Pflanzenschutz

Insektenbefall durch Spinnmilben und Pilzmücken ist in gewissem Grad unvermeidlich, vor allem bei Indooranbau. Fragen Sie den Gartenbauprofi, wie mit Insekten zu verfahren ist. Manche empfehlen, das natürliche Immunsystem der Pflanzen zu unterstützen, damit sie Schädlinge besser bekämpfen können. Andere schlagen vor, biologische oder chemische Pestizide einzusetzen. In jedem Fall müssen sie vermeiden, Pestizide auf blühende Cannabispflanzen zu sprühen. Wer das macht, riskiert eine Pestizidbelastung seiner Cannabismedizin. Selbst wenn die Pflanzenschutzmittel biologisch sind, wird davon abgeraten.

Auch auf Pilzbefall sollten Sie achten. Vor allem Outdoor, wenn die Bodenfeuchtigkeit nicht zu kontrollieren ist. Hier gibt es gleichfalls biologische und konventionelle Optionen für den Pflanzenschutz.

Indoorprojekte im großen Maßstab umfassen bis zu 50.000 Pflanzen. Spinnmilbenbefall oder Pilzinfektionen sollte man keinesfalls zulassen. Häufig wird prophylaktisch gesprüht, um Schädlinge fernzuhalten. Solche Blüten können dann in Ausgabestellen oder im Beutel Ihres lokalen Versorgers landen. In den USA gibt es derzeit keine Standardvorgaben für die Pestizidnutzung in der Cannabisproduktion.

Manche US-Staaten prüfen den Pestizidgehalt der Blüten von Ausgabestellen. Grenzwerte sind nicht definiert. Kürzlich hat eine Studie 85 Prozent der Blüten von Ausgebestellen in Colorado und 20 Prozent der kalifornischen Blüten positiv auf Pestizide gestestet. Tatsache ist, wir wissen nicht, welche Pestizidbelastung für Konsumenten unbedenklich ist.

Hersteller und Anwender von Cannabismedizin sollten sich der Auswirkungen von Pestiziden bewusst sein. Vor allem in konzentrierten Harzextrakten kann die Kontamination deutlich erhöht sein. Vertrauen Sie nicht darauf, dass die Hersteller die Pestizidbelastung ihrer Produkte testen. Ich empfehle Bioprodukte zu bevorzugen oder nach Testergebnissen zu fragen – oder selbst zu testen.

Anbau und Ertrag

Bevor Pestizide und Herbizide für Kulturpflanzen eingeführt wurden, betrug der durchschnittliche Nettoverlust an Pflanzen etwa 25 Prozent. Ich glaube, dass dies weniger ein ökonomischer Verlust, sondern vielmehr der Preis ist, den die Umwelt zu bezahlen hat: Erdboden, Bakterien, Insekten und Tiere. Es ist ein Handel. Landwirtschaftliche Unternehmen möchten den Verlust von Pflanzen (und Profiten) möglichst gering halten. Dehalb hat man in der Vergangenheit erdölbasierte Nährstoffe, Pestizide und Herbizide entwickelt – eine Art Absicherung gegen Anbauverluste und ein Verstärker der Massenproduktion. 50 Jahre später haben wir mit den Folgen dieser unüberlegten Strategie zu kämpfen. Die Natur um die ihr zustehenden 25 Prozent Verlust zu betrügen bedeutet, dass wir unsere Böden, Gewässer, Ozeane und unsere endogenen Ökosysteme kontaminiert haben. Raten Sie Mal, mit welchen Nettoverlusten heute kalkuliert wird? Richtig! Etwa 25 Prozent.

Wer Cannabis anbaut, sollte darüber nachdenken, welcher Ertrag angemessen ist. Sind Ihre Erwartungen von Dankbarkeit oder Ehrgeiz beeinflusst? Wie weit würden Sie gehen, um die Produktion zu maximieren? Würden Sie ständig Nährstoffe in Ihre Pflanzen pumpen, um den Ertrag zu steigern?

Folgende Faustregel für eine optimale Indoorproduktion kommt von der Industrie: Eine 1000-Watt-Leuchte auf 1,5 Quadratmeter Anbaufläche bringt einen Ertrag von 0,5 bis 1 kg Cannabisblüten; eine 600-Watt-Leuchte etwa 500 g. Selbstverständlich prahlen Cannabiszüchter mit 1,5 kg Blüten pro Leuchte oder mit noch höheren Erträgen. Ziemlich sicher. Unter freiem Himmel mit viel Sonne gewachsene Pflanzen haben ein Ertragsspektrum von wenigen 100 g bis 4 kg! Das natürliche Anbauumfeld hat für sonnengereifte Pflanzen größere Bedeutung. Am oberen Ende der Ertragsskala rangiert Kalifornien mit seinem trockenen sonnigen Klima, am unteren Ende New England mit weniger Sonnentagen und feuchtem Klima.

Wir sind über die Maßen auf den Reichtum und die Großzügigkeit der Natur angewiesen: unsere Nahrung, Medizin, Kleidung, unsere schützende Zuflucht. Wir sind gut beraten, dies niemals zu vergessen und dafür dankbar zu sein. Von unserer Dankbarkeit profitieren die eigene Gesundheit, die Gesundheit und das Wohlbefinden unserer Mitmenschen und der gesamte Planet.

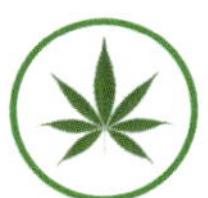

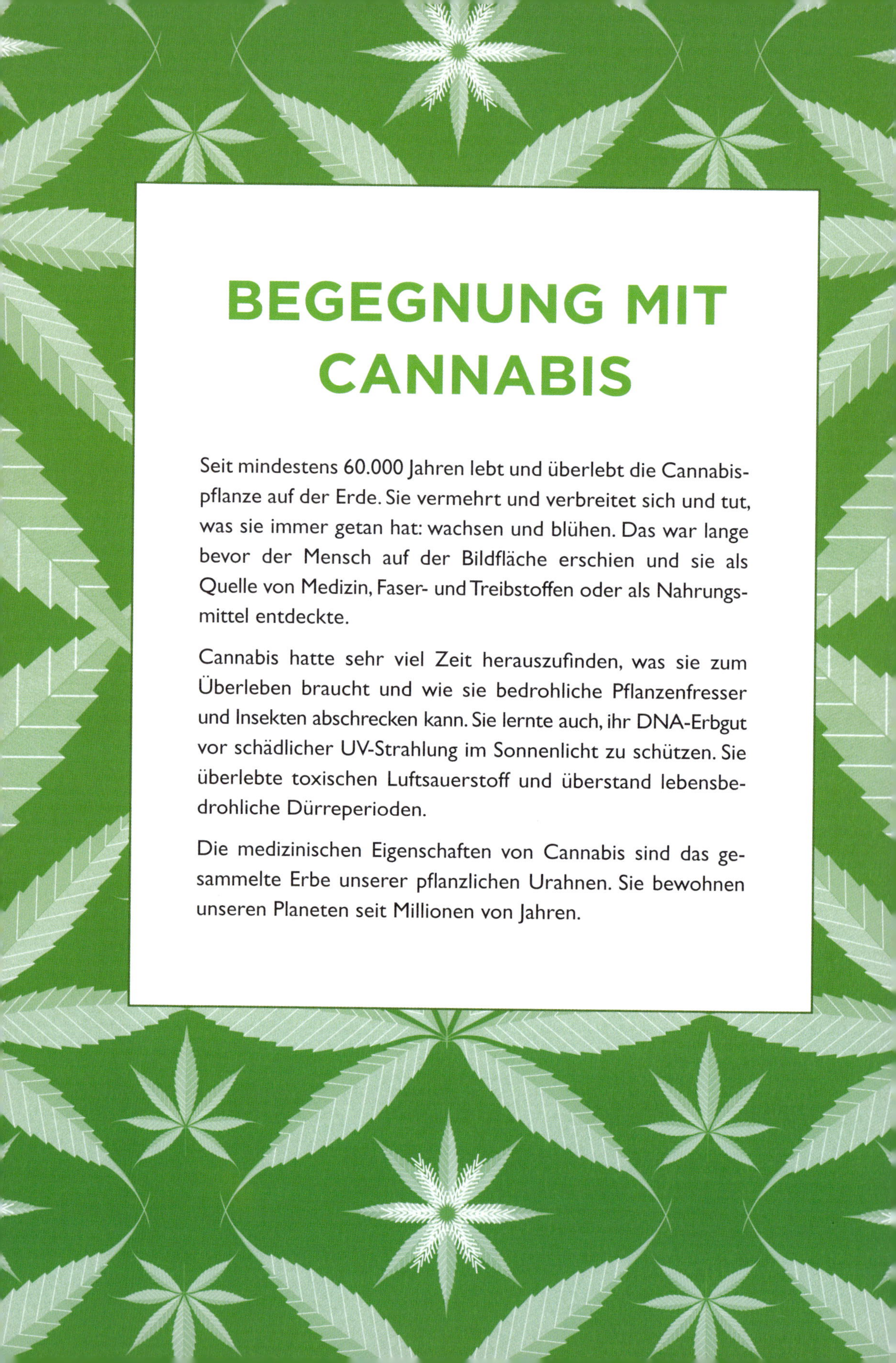

BEGEGNUNG MIT CANNABIS

Seit mindestens 60.000 Jahren lebt und überlebt die Cannabispflanze auf der Erde. Sie vermehrt und verbreitet sich und tut, was sie immer getan hat: wachsen und blühen. Das war lange bevor der Mensch auf der Bildfläche erschien und sie als Quelle von Medizin, Faser- und Treibstoffen oder als Nahrungsmittel entdeckte.

Cannabis hatte sehr viel Zeit herauszufinden, was sie zum Überleben braucht und wie sie bedrohliche Pflanzenfresser und Insekten abschrecken kann. Sie lernte auch, ihr DNA-Erbgut vor schädlicher UV-Strahlung im Sonnenlicht zu schützen. Sie überlebte toxischen Luftsauerstoff und überstand lebensbedrohliche Dürreperioden.

Die medizinischen Eigenschaften von Cannabis sind das gesammelte Erbe unserer pflanzlichen Urahnen. Sie bewohnen unseren Planeten seit Millionen von Jahren.

Herkunft und Migration

Die wilde Großmutter der Cannabispflanze, die wir heute kennen, ist *Cannabis ruderalis*. Sie stammt aus den Gebirgen Zentralasiens. Im Verlauf ihrer globalen Migration entwickelten sich die beiden bekannten Cannabisspezies: *Cannabis indica* und *Cannabis sativa*.

Cannabispflanzen werden je nach der Form ihrer Blätter, breit oder schmal, sowie nach dem Gehalt an CBD und THC verschiedenen Typklassen zugeordnet. Stark vereinfacht ausgedrückt, ist CBD (siehe S. 62) die pflanzliche Komponente mit beruhigender Wirkung und THC der Stoff, der ein Hochgefühl („high“) auslöst (siehe S. 55).

Wildwuchs: Nomenklatur

Ob eine Cannabispflanze als *Hanf* versus *Droge/Marihuana* bezeichnet wird, hängt von ihrem THC-Gehalt ab. Der Begriff *Hanf* wurde von der Gesetzgebung erfunden und bezieht sich auf jede Art von Cannabis, die 0,3 Prozent (in Deutschland 0,2 Prozent) oder weniger THC (Trockengewicht) enthält. Es sind definitiv Cannabispflanzen, deren THC-Gehalt so niedrig ist, dass man davon nicht *high* werden kann. Dieser Standard wurde von der US-Regierung eingeführt und hat nichts mit biologischen oder taxonomischen

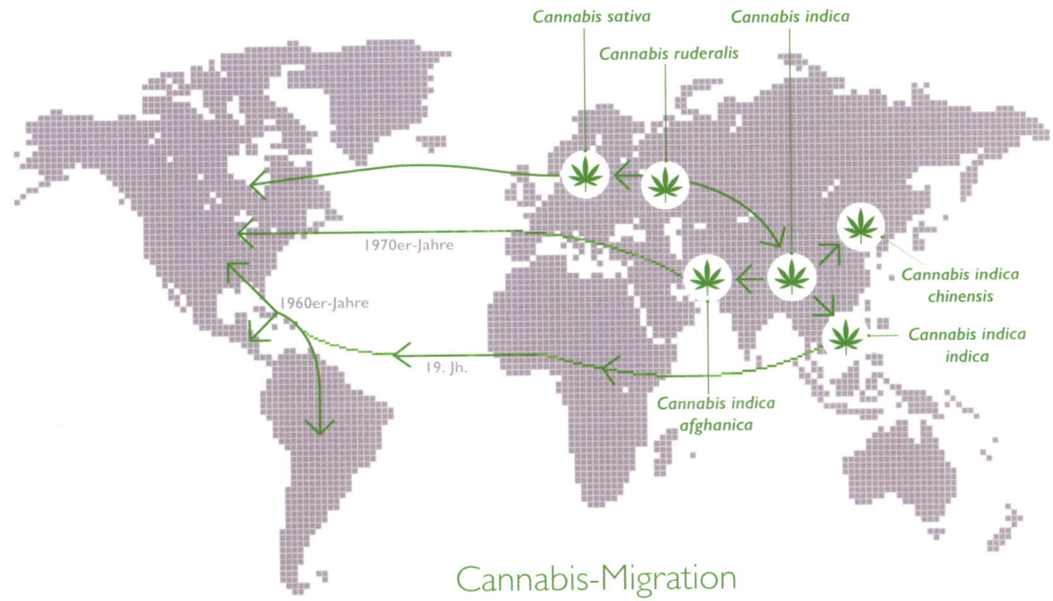

Cannabis-Migration

Namensgebungen zu tun. Hanf ist Cannabis. Es gibt zwei Abkömmlinge von Cannabis, die als *Hanf* klassifiziert und nach der Form ihrer Blätter eingeordnet werden: schmalblättriger Hanf (NLH; *narrow-leaf hemp*) und breitblättriger Hanf (BLH; *broad-leaf hemp*). Hanf wird zur Gewinnung von Faser- und Baustoffen angebaut und zur Herstellung von Tauen, Kleidung und Papier, auch zur Produktion von Nahrungsmitteln verwendet. Aus den Samen macht man Hanfmilch, Hanföl und Hanf-Nussbutter. Aus Hanf wird zudem medizinisches CBD-Öl gewonnen. Die meisten industriell und agrarwirtschaftlich genutzten Hanfsorten enthalten etwa 8 Prozent CBD und werden zu Medizinprodukten verarbeitet. Der CBD-Gehalt steigt kontinuierlich an, da Pflanzen mit höherem CBD-Anteil gezüchtet werden.

Als *Droge, Freizeitdroge* und *Medizin/Medikament* werden alle Cannabisblüten-Produkte bezeichnet die mindestens 0,3 Prozent (USA) oder mehr THC enthalten. Diese, „von oben" verordneten Namensgebungen haben einen juristischen Beigeschmack und bedienen das Gut-oder-böse-Prinzip. Kulturell ist der Terminus *Droge* längst negativ konnotiert. Wo verläuft die Grenze zwischen *Freizeitdroge* und *Medizin*? Gibt es überhaupt eine Grenze? Häufig wird berichtet, dass Cannabismedizin zur besseren Lebensqualität beiträgt. Das prädestiniert das Kraut für die Behandlung jeder chronischen Erkrankung.

Abgesehen von Zitaten aus der wissenschaftlichen Literatur verwende ich in diesem Buch den Begriff *Privatgebrauch* für medizinische oder Freizeitanwendungen. Der THC-Gehalt von Cannabis für den Privatgebrauch reicht von 14 bis 30 Prozent. Fakt ist: Egal welches Label, all diese Blüten sind Cannabis. Wie bei Hanf werden die Abkömmlinge von Privatnutzer-Cannabis nach der Blattform klassifiziert: schmalblättrig (NLD; *narrow-leaf drug*) und breitblättrig (BLD; *broad-leaf drug*).

Botanik: zwei Spezies

Botanisch (nicht umgangssprachlich) kann man zwei Spezies oder drei Spezies unterscheiden. Für unser Thema sind zwei Spezies relevant: *Cannabis sativa* und *Cannabis indica* (hat drei Subspezies). In einer Ausgabestelle oder von Ihrem örtlichen Produzenten werden Sie im Gespräch mit Sicherheit danach gefragt, was Sie suchen: *indica* oder *sativa*?

Die Antworten lauten meist: *sativa*, d. h. große, hoch aufgeschossene Pflanzen mit belebender Wirkung, und *indica*, d. h. kleine, kompakte Pflanzen

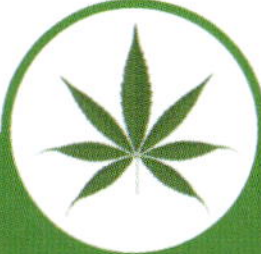

IST CBD IN DEN USA LEGAL?

In den USA gibt es auf Bundesebene Unklarheiten bezüglich der Legalität CBD-haltiger Produkte. Das Anbaugesetz aus dem Jahr 2018 legalisierte Hanf, das heißt Cannabis mit hohem CBD-Gehalt und weniger als 0,3 Prozent THC. Theroretisch ist CBD demnach legal.

Der Haken an der Sache: Weil CBD auch ein zugelassenes Medikament (Epidiolex) ist, behauptet die Zulassungsbehörde FDA, CBD sei kein Nahrungsergänzungsmittel. Deshalb könnten Unternehmen, die CBD-Produkte über Staatsgrenzen hinweg verschicken (FDA-Vollzug) gesetzeswidrig handeln. Obwohl die FDA die Befugnis hat, gegen CBD-Produkte und den zwischenstaatlichen Handel vorzugehen, hat sie beschlossen, das nicht zu tun – zumindest vorläufig.

Ob FDA-Vollzug aktiviert wird, hängt von anderen Faktoren ab, wie verfügbare Ressourcen, Einstellung der Öffentlichkeit und mögliche Bedrohung der öffentlichen Gesundheit. In EU-Staaten ist eine ähnliche Duldung von CBD-Produkten erkennbar (siehe S. 254–257).

mit beruhigender oder *high*-Wirkung. Diese gängige Terminologie ist hilfreich, um herauszufinden, wonach jemand sucht – sollte aber nicht mit der botanischen Taxonomie verwechselt werden. Dies ist insofern verwirrend, da das, was üblicherweise *sativa* genannt wird, faktisch eine Subspezies von *Cannabis indica* ist: *Cannabis indica indica.*

Anmerkung: Sie können die belebenden oder beruhigenden Eigenschaften einer Pflanze nicht durch bloßen Augenschein erkennen.

Cannabis sativa (NLH; THC⇩; CBD⇧)

Cannabis sativa entwickelte sich im gemäßigten Klima des gebirgigen Kaukasus im Westen Eurasiens. Diese Pflanze gehört zu den Abkömmlingen mit niedrigem THC- und hohem CBD-Gehalt (NLH). Hersteller von CBD-reicher Medizin nutzen diese Spezies.

Cannabis indica plus Subspezies

Cannabis indica entwickelte sich im Hengduan-Gebirge in Indien. Von *Cannabis indica* stammen drei Unterarten ab: *Cannabis indica chinensis*, *Cannabis indica indica* und *Cannabis indica afghanica*.

- *Cannabis indica chinensis* (BLH; THC⇩; CBD⇩) – Die Subspezies stammt aus Ostasien. Sie enthält geringe Anteile an THC und CBD. Sie wird hauptsächlich zur Gewinnung von Faserstoffen und Samen angebaut. Wegen des niedrigen Gehalts an Aktivkomponenten ist sie für medizinische Zwecke ungeeignet.
- *Cannabis indica indica* (NLD; THC⇧; CBD⇩) – Die Subspezies stammt aus Indien. Sie gelangte im 19. Jahrhundert in die USA, enthält reichlich THC und wurde schon früh als psychotrope Medizin verwendet – beschrieben als „berauschend“ und „belebend“. In der heutigen Anwenderszene nennt man die Pflanze *Sativa*. Die Subspezies hat eine typische hellgrüne Färbung und kann mehr als 20 Prozent THC enthalten. Diese NLD-Sorte wurde gezielt in Richtung berauschende Psychoaktivität gezüchtet, wobei Stämme entstanden, die stark psychotrop wirken (viel THC, wenig CBD). Eine gute Wahl, wenn ein hoher THC-Gehalt medizinisch erwünscht ist. In der Pflanze können auch reichlich Terpene vorhanden sein.
- *Cannabis indica afghanica* (BLD; THC⇧; CBD⇧) – Die Subspezies stammt aus Afghanistan. Sie enthält sowohl reichlich THC als auch CBD

Botanischer Name	Attribut	THC	CBD
Cannabis sativa	schmalblättrig (NLH)	niedrig	hoch
Cannabis indica chinensis	breitblättrig (BLH)	niedrig	niedrig
Cannabis indica indica	schmalblättrig (NLD)	hoch	niedrig
Cannabis indica afghanica	breitblättrig (BLD)	hoch	hoch

und gelangte in den 1970er-Jahren in die USA. Die Pflanze ist kleinwüchsig, kompakt und dunkelgrün gefärbt. Ihr THC-Gehalt liegt bei 10 Prozent oder mehr. Auch der CBD-Gehalt kann hoch sein. Da CBD und THC Harz erzeugen, werden die Pflanzen wegen des hohen Harzanteils angebaut – zur Herstellung von Haschisch und wegen ihrer berauschenden Wirkung. Selektive Züchtungen favorisierten sowohol CBD als auch THC, was am derzeit hohen Gehalt beider Komponenten in BLD-Cannabis erkennbar ist.

Die Subspezies wird im Privatgebrauch und in Ausgabestellen meist als *Indica* bezeichnet, die Wirkung als *high* und sedierend beschrieben, im Userjargon *Couch lock*. Das heißt, Sie kommen kaum von der Couch hoch.

Klar ist: Die im üblichen Sprachgebrauch verwendeten Bezeichnungen *indica* and *sativa* stimmen nicht mit der botanische Einordnung von *Cannabis indica* und *Cannabis sativa* überein.

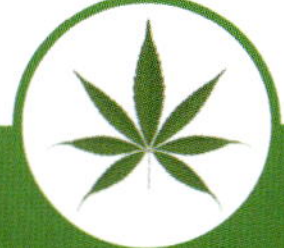

KULTURSORTEN VARIETÄTEN STÄMME

Welchen Cannabisstamm hätten Sie gern? *Pineapple Trainwreck*, *Blueberry Muffin* oder *Sour Diesel*? Wo sind sie einzuordnen in diesem taxonomischen Wirrwarr? Was ist überhaupt ein Stamm? Alle Kultursorten, die Sie in Ausgabestellen bekommen oder von denen Sie gehört haben, stammen ursprünglich entweder von *Cannabis indica indica* oder *Cannabis indica afghanica* ab. Es sind subtile Varianten innerhalb einer Subspezies, die ein unterschiedliches Terpenspektrum aufweisen und verschiedene Cannabinoide enthalten.

Anmerkung: Die Begriffe *Cultivare*, *Stämme*, *Varietäten* und *Kultursorten* sind Synonyme. In diesem Buch wird der Terminus „Kultursorte/Sorte“ verwendet.

Pflanzenanatomie

Cannabis ist getrenntgeschlechtlich. Einzelne Pflanzen sind in der Regel entweder männlich oder weiblich. Beide Geschlechter bilden Blüten aus. Männliche Blüten haben männliche Geschlechtsteile, die Pollen produzieren. Weibliche Blüten haben weibliche Geschlechtsteile, die Pollen empfangen. Bestäubte weibliche Pflanzen investieren viel Energie in die Samenproduktion. Energie, die unbestäubte Pflanzen für die Entwicklung großer, saftiger Knospen aufwenden, die medizinisch hoch potent sind. Folgerichtig versuchen Züchter, die männlichen Pflanzen zu entfernen (inklusive Blüten und Pollen), sobald Geschlechtsmerkmale erkennbar sind.

Steht die Pflanze unter Stress – etwa bei extremen Temperaturen oder Feuchtigkeit, ungünstiger Nährstoff- und Wasserversorgung, fluktuierendem Licht oder bei Bedrohung durch Fressfeinde, kann sie eingeschlechtlich werden und sowohl männliche als auch weibliche Blüten ausbilden, um sich selbst zu bestäuben. Eine erstaunliche Überlebensstrategie: Wird das Leben stressig und die Pflanze spürt, dass es Probleme mit der Reproduktion gibt, befruchtet sie sich selbst! – Für wilde Cannabispflanzen eine große Sache, für Cannabiszüchter eher nicht.

Die Blätter haben die klassische fingerförmige Struktur, die einer Hand ähnelt. Im frühen Pflanzenleben sind die Blätter gegenständig, mit zunehmender Reife alternierend am Stamm angeordnet.

Für medizinische Zwecke benutzen wir alle Pflanzenteile, die Cannabinoide und Terpene produzieren. Solche Strukturen werden *Trichome* genannt: kleine, funkelnde Kristalle auf den Blüten, Blättern, Zweigen, den Kelch- und perigonalen Deckblättern. Die Blüte ist am wertvollsten, da sie den stärksten Trichombesatz und die wirksamste Medizin vorzuweisen hat. All diese Teile haben Trichome und sind potenzielle Cannabismedizin.

Züchter schneiden die Nicht-Blütenteile zurück, um das Produkt verkaufsfähig zu machen. Solche trichomhaltigen Pflanzenteile werden als *Trim* bezeichnet. Trim ist zwar nicht so potent wie Blüten, aber für Cannabismedizin gut geeignet. In Ausgabestellen wird kein Trim angeboten. Selbsterzeuger können Trim aber deutlich günstiger anbieten als Blüten.

Cannabis ist eine Gattung der Familie der Hanfgewächse (*Cannabaceae*), mit Hopfen (*Humulus lupulus*) als einzigem weiteren Mitglied. Früher wurde Cannabis der Familie der Brennnesselgewächse (*Urticaceae*) zugeordnet, vermutlich wegen der Präsenz von cystolithischen und unizellulären, nicht

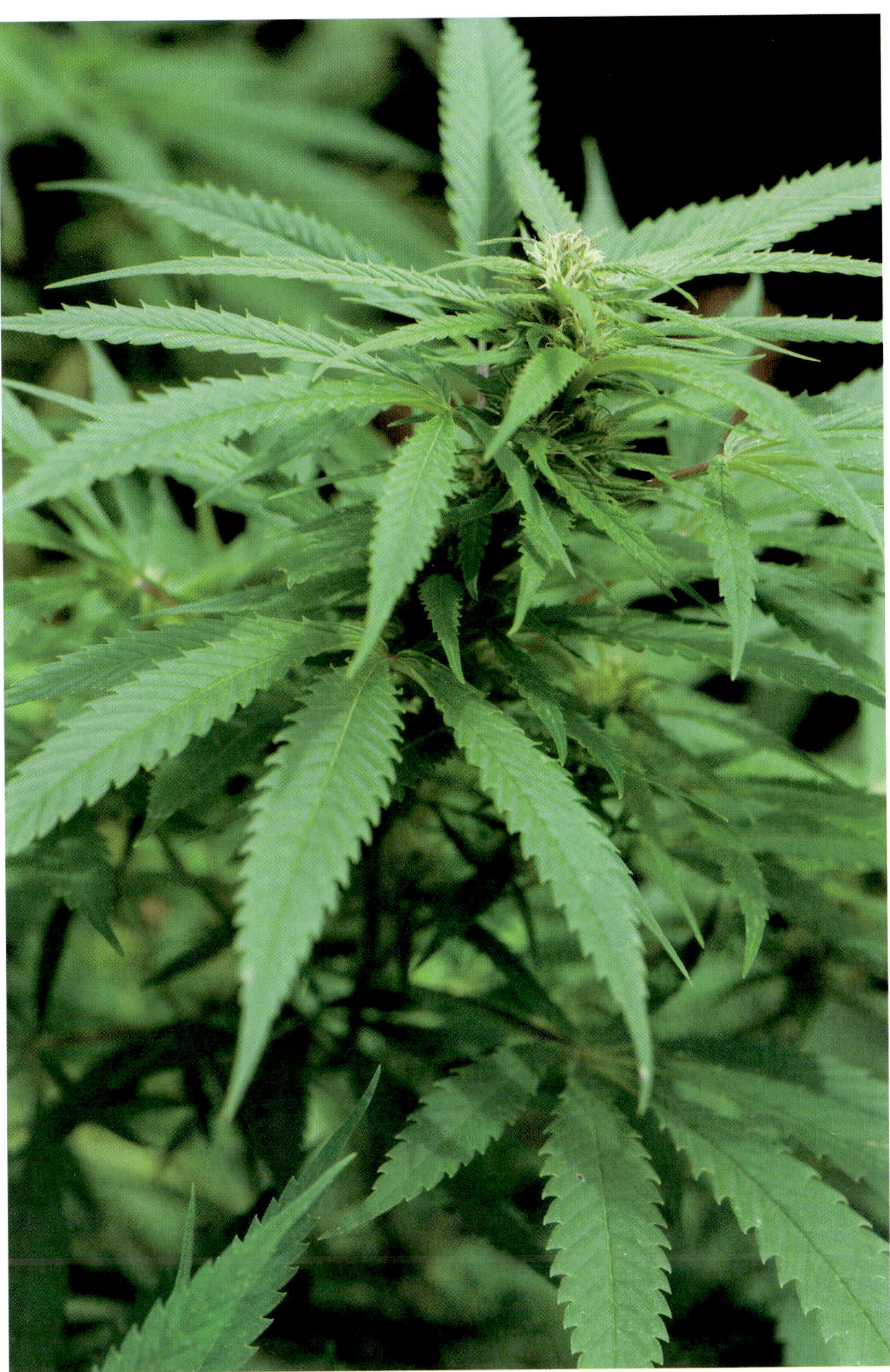

Eine schmalblättrige Cannabispflanze (NLH) in früher Blüte

glandulären Trichomen auf beiden Gewächsen. Cannabis und Nesseln gedeihen am liebsten in nährstoffreichen, gut entwässerten Böden im prallen Sonnenlicht. Beide Pflanzen sind proppenvoll mit Nährstoffen, Antioxidanzien und Mineralstoffen.

Im Internet liest man viel über die Heilkraft entsafteter Cannabisblätter. Cannabisblättersaft (in manchen Staaten illegal) ist nährstoffreich, schmeckt aber extrem bitter. Andererseits sind Nesselblätter vergleichbar nahrhaft, wohlschmeckender, preiswert und legal. Die Kräuterexpertin Lisa Ganora nennt Cannabis „Nesseln mit Mehrwert".

Pflanzenchemie

Pflanzen kommunizieren unter anderem mit chemischen Signalen. Der Duft einer Rose belohnt uns mit Glücksgefühlen und ist chemisch vermittelte Interaktion. Wenn wir einen Nesseltee trinken und uns gestärkt fühlen, kommunizieren wir via Pflanzenchemie. Die Cannabispflanze bringt Tausende Varianten von chemischen Stoffen mit. Eine Apotheke für sich! Jede Kultursorte hat ein eigenes chemisches Profil mit unterschiedlichen Heilwirkungen.

Sie können ein Leben damit zubringen, herauszufinden, wie nur einige wenige Cannabissorten unter bestimmten Bedingungen funktionieren.

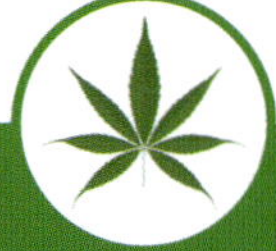

WISSENSCHAFT UND INTUITION!

Ja, Sie sollten die Kultursorten kennen, mit denen Sie arbeiten. Und ja, es wäre großartig, wenn die chemischen Prozesse all dieser Pflanzen bekannt wären. Wenn Sie mit vier oder fünf bestimmten Sorten arbeiten und deren Eigenschaften kennen – belebend oder beruhigend oder schmerzlindernd, dann wissen Sie auch, wozu sie gut sind. Eigene Erfahrungen in Bezug auf die Wirkungen einer Pflanze sind der bloßen Kenntnis der Pflanzenchemie in jedem Fall weit überlegen.

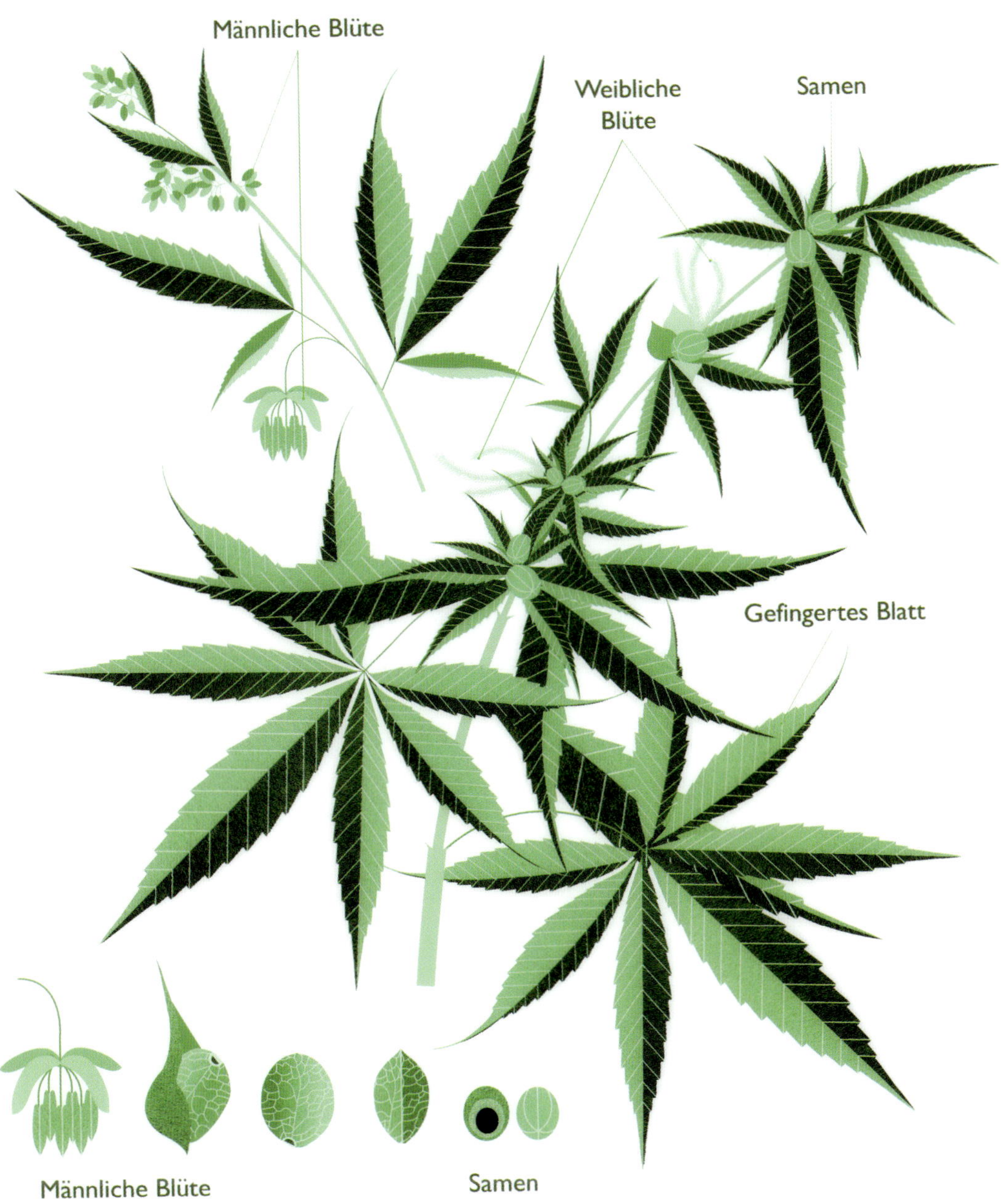

Cannabis-Anatomie

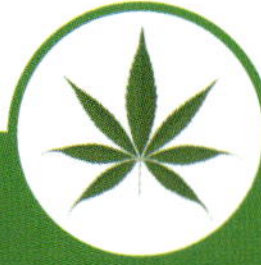

FAKTENCHECK TRICHOME

Trichome sind winzige härchenartige Drüsen, die Cannabinoide und Terpene produzieren. Sie erscheinen wie funkelnde Juwelen, die die Blüten und die kleinen Deckblätter der Blüten überkrusten. Cannabispflanzen erzeugen sechs verschiedene Typen von Trichomen. Drei davon produzieren Harz: kugelig-gestielte (*capitate-stalked*), kugelig-stiellose (*capitate-sessile*) und kolbenförmige (*bulbous*) Trichome.

Die Nutzer wissen meist nicht, mit welcher Kultursorte sie es zu tun haben. Noch weniger kennen sie deren phytochemisches Profil. Das heißt, sie wissen nicht, wozu die Sorte gut sein könnte. Je besser wir die Pflanzenchemie verstehen, umso mehr werden wir in der Lage sein, gut begründete Entscheidungen für die Auswahl einer Kultursorte zu treffen. Das bezieht sich sowohl auf die Bedingungen, die für die Pflanzen am zuträglichsten sind, als auch auf die Herstellung wirksamer Cannabismedizin.

Die wunderbare Welt der Trichome

Trichome sind harzige, härchenartige Drüsen, veritable Cannabinoid- und Terpenfabriken. Man erkennt sie mit bloßem Auge. Sie überkrusten die Blüte wie funkelnde Edelsteinchen. Cannabisblüten und kleine Deckblätter, die die Blüten einfassen, sind mit Trichomen bedeckt. Sie funktionieren fast so, wie die Haare auf unserer Haut, die Temperatur und Feuchtigkeit regulieren. Trichome auf den Ober- und Unterseiten von Blättern und den Blütendeckblättern halten Wärme und Feuchtigkeit auf der Blattoberfläche. Sie schaffen ein optimales Mikroklima, das die Blätter, Blüten und Samen vor UV-Strahlung im Sonnenlicht schützt.

Cannabispflanzen produzieren sechs verschiedene Trichomtypen. Nur drei davon erzeugen Harz. Sie sind für uns von ganz besonderem Interesse.

• Typ eins sieht aus wie ein winziger Pilz, kugelig-gestielt (*capitate-stalked*). Es sind die größten und zahlreichsten Trichome der Cannabispflanzen, die cannabinoidreiches Harz generieren.

• Kugelig-stiellose (*capitate-sessile*) Trichome haben einen extrem kurzen Stiel.

• Kolbenförmige (*bulbous*) Trichome sehen wie winzige aufgesteckte Glühbirnen aus.

Trichome lebender Pflanzen sind sehr empfindlich, platzen leicht auf. Sie setzen dann einen harzigen Extrakt frei, der antibakterielle und antimykotische Terpene enthält, Insekten einfangen und abtöten kann. Trichome enthalten extrem bittere chemische Stoffe, die Pflanzenfresser abschrecken. Cannabinoide, die auf der Oberfläche von Blüten freigesetzt werden, wirken insektizid und verursachen welkende Blätter. Wenn die Blätter zerfallen, kommen wollüstige weibliche Blüten zum Vorschein. Ein gefundenes Fressen für männliche Cannabispollen.

Vom Winde verweht. Richtig, wenn der Wind weht, wirbelt Pflanzensperma durch die Luft! Die weibliche Pflanze setzt ihr Blütenwachstum unbeirrt fort und produziert vermehrt klebriges Harz, um jegliches Pollensperma der männlichen Pflanze einzufangen. Ist die Befruchtung vollzogen, wird Nachwuchs in Form von Samen produziert.

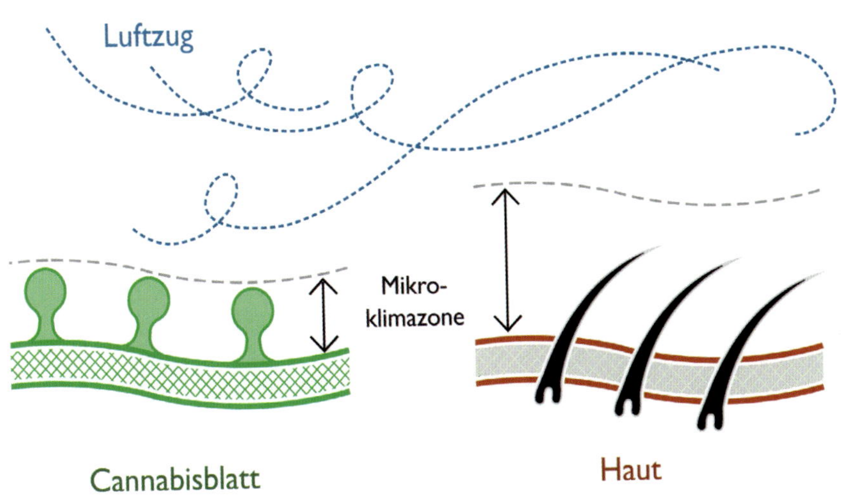

Trichome funktionieren fast so, wie die Härchen auf unserer Haut. Sie halten feuchtwarme Luft auf der Blattoberfläche und erzeugen so ein optimales Mikroklima, das die Blätter, Blüten und Samen vor UV-Strahlung schützt.

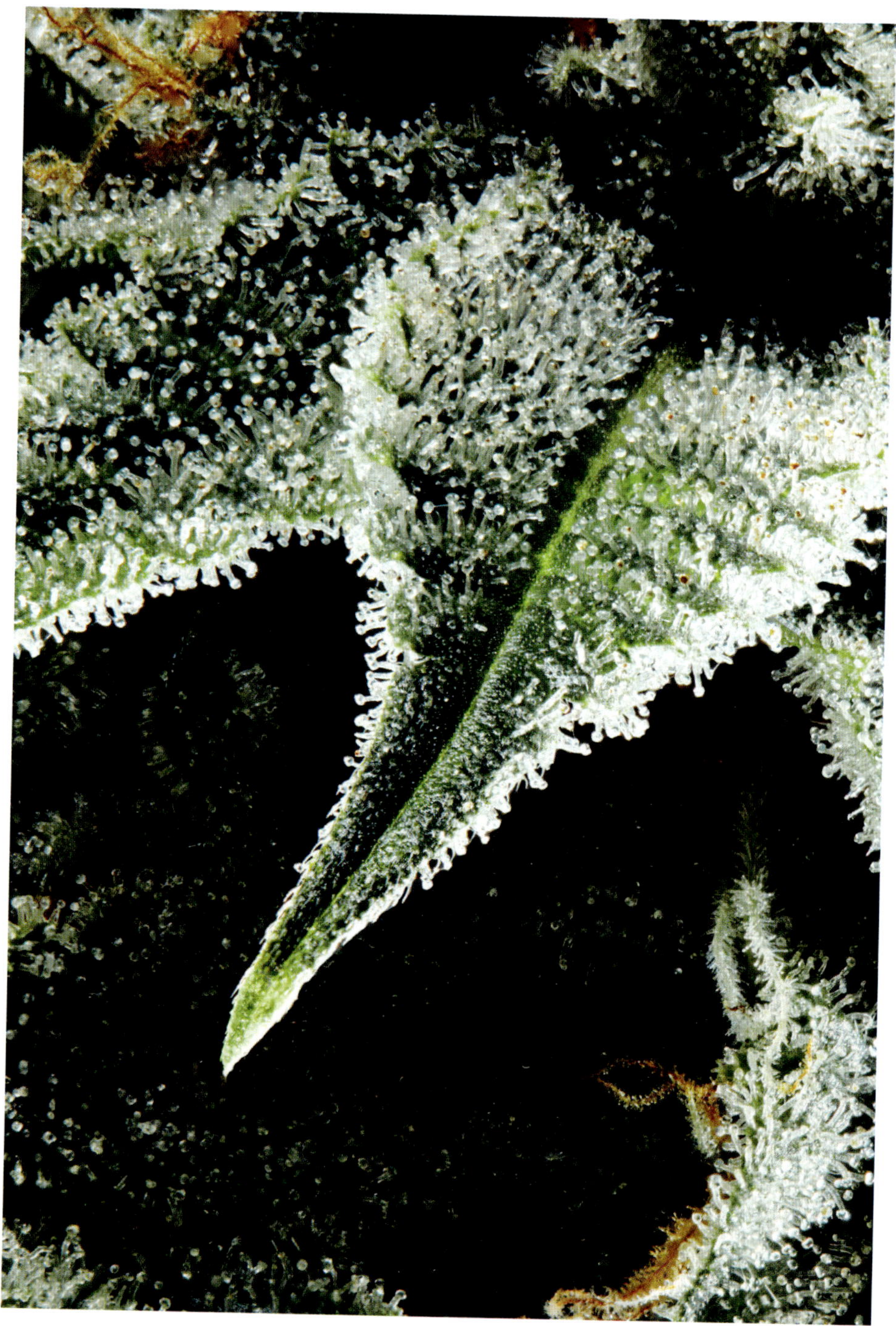

Kugelig-gestielte Trichome auf dem Deckblatt (hier maximal vorhanden), maximale Harzproduktion.

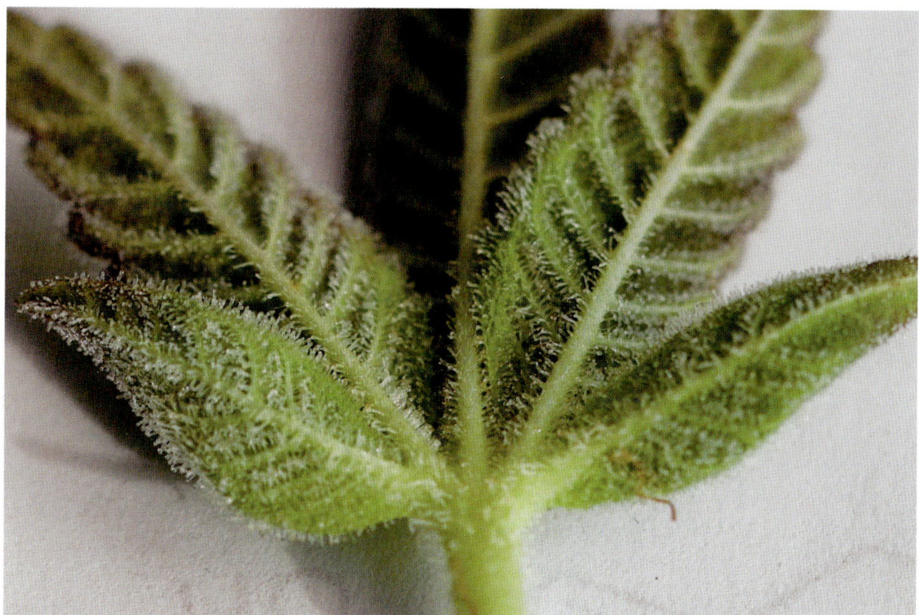

Kugelig-stiellose Trichome auf der Unterseite eines Blatts (sehr kurze Stiele). Kugelig-gestielte Trichome kommen am Stamm vor.

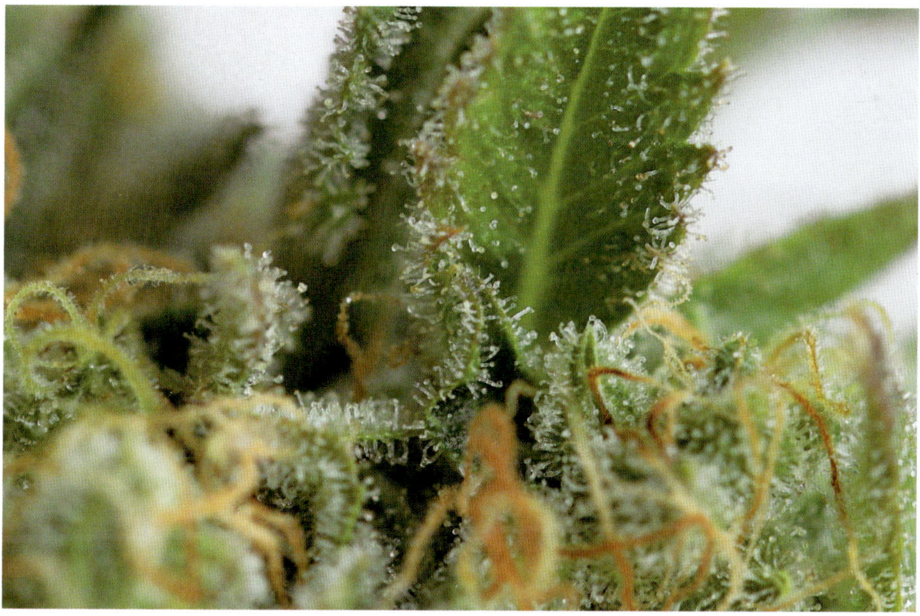

Kolbenförmige Trichome auf einem Blatt. Nahaufnahme kugelig-gestielter Trichome auf einer weiblichen Blüte. Sie gleichen winzigen Glühbirnen, die auf einem Stiel sitzen.

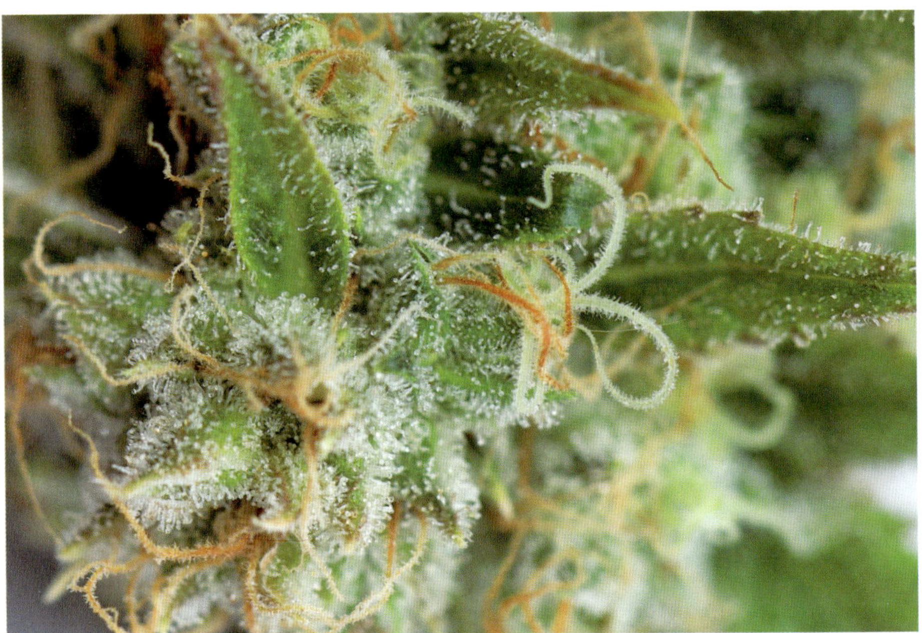

Trichome auf einer weiblichen Blüte und Deckblättern. Platzen die zarten Trichome, setzen sie einen harzigen Extrakt frei, der antibakterielle und pilzhemmende Terpene sowie insektizide Cannabinoide enthält.

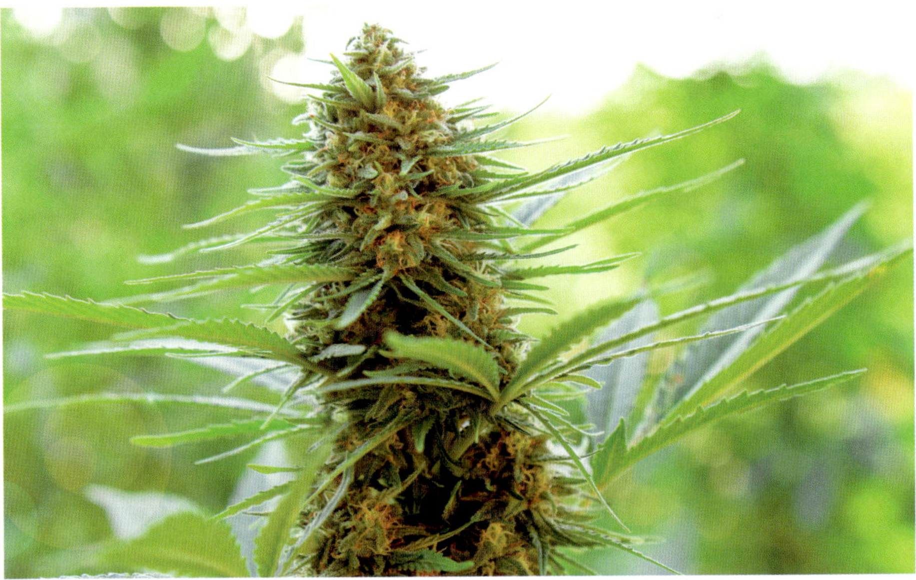

Unbestäubte weibliche Cannabisblüten werden *Sinsemilla* („ohne Samen") genannt. Sie sind hochgeschätzte Ingredienzien der Cannabismedizin, da die gesamte Pflanzenenergie in die Produktion von Trichomen (statt Samen) investiert wurde. Sinsemilla enthält heilkräftige chemische Stoffe.

Zu beachten: Trichome getrockneter Pflanzen sind noch empfindlicher. Wer mit solchen Blüten grob umgeht, wer sie quetscht oder fallen lässt, muss damit rechnen, dass Trichome aufbrechen, dass flüchtige Terpene freigesetzt und Cannabinoide durch Luftsauerstoff angegriffen werden. Wenn Sie Cannabisduft riechen, sind Trichome aufgeplatzt und Terpene freigesetzt worden. Behandeln Sie Ihre Pflanzen mit größter Achtsamkeit. Dann werden Sie mit wirksamer Cannabismedizin belohnt.

Sinsemillablüten

Für medizinische Zwecke verwenden wir unbestäubte weibliche Cannabisblüten, *Sinsemilla* („samenlos“) genannt. Sinsemillablüten genießen höchstes Ansehen, da keine Energie für die Produktion von Samen verloren gegangen ist. Stattdessen ist die ganze Pflanzenpower in die vermehrte Produktion von Trichomen und deren chemischen Komponenten investiert worden.

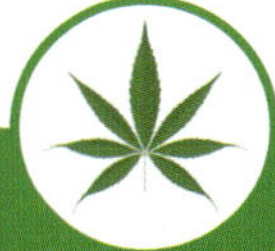

OUTDOOR-SINSEMILLA

Es ist schon bemerkenswert, dass Cannabispollen bis zu 300 Kilometer weit reisen können. Was bedeutet das für den Cannabisanbau?

Wenn Sie Ihre Pflanzen im Freien anbauen und darauf hoffen, Sinsemilla zu bekommen (oder eine reine Samenernte, wenn Sie die Herkunft der Sorte kennen), müssen Sie dafür sorgen, dass benachbarte Cannabiszüchter alle männlichen Pflanzen entfernt haben, bevor sie Pollen freisetzen – es sei denn, sie befinden sich vor dem Wind und 50 Kilometer entfernt.

Ansonsten könnten deren Pflanzen heimlich Sex mit Ihren Pflanzen haben!

Samenblüten

Cannabis sorgt mit der Samenproduktion dafür, dass ihr Wissen in nachfolgenden Generationen überlebt. Samen sind auch eine wichtige Nahrungsquelle für Tiere. Sie scheiden die Samen inklusive einer gehörigen Portion Dünger aus und verbreiten die Pflanzen in ihren Revieren. Selbstverständlich sind Samenblüten auch deshalb nützlich, weil Sie dann in der nächsten Saison etwas zum Anbauen haben. Zudem können Samenblüten für Medizin verwendet werden. Sie enthalten aber schwächer wirksame Stoffe.

Im kommerziellen Cannabisanbau sind Samenblüten unerwünscht und drücken den Blütenpreis aus zwei Gründen. Erstens stecken die Pflanzen ihre Energie in die Samenproduktion, die stattdessen cannabinoid- und terpenreiche Trichome ergeben hätte. Zweitens entfallen 35 Gewichtsprozent der bestäubten Blüten auf Samen. Da Samen für Endverbraucher von Cannabis nutzlos sind, bezahlen sie für Samenblüten weniger. Die gute Nachricht für Hersteller von Cannabismedizin: Wurden die Samen entfernt, sind die Cannabisblüten fast so potent wie Sinsemilla und kosten weniger – 35 Prozent Rabatt sollten drin sein.

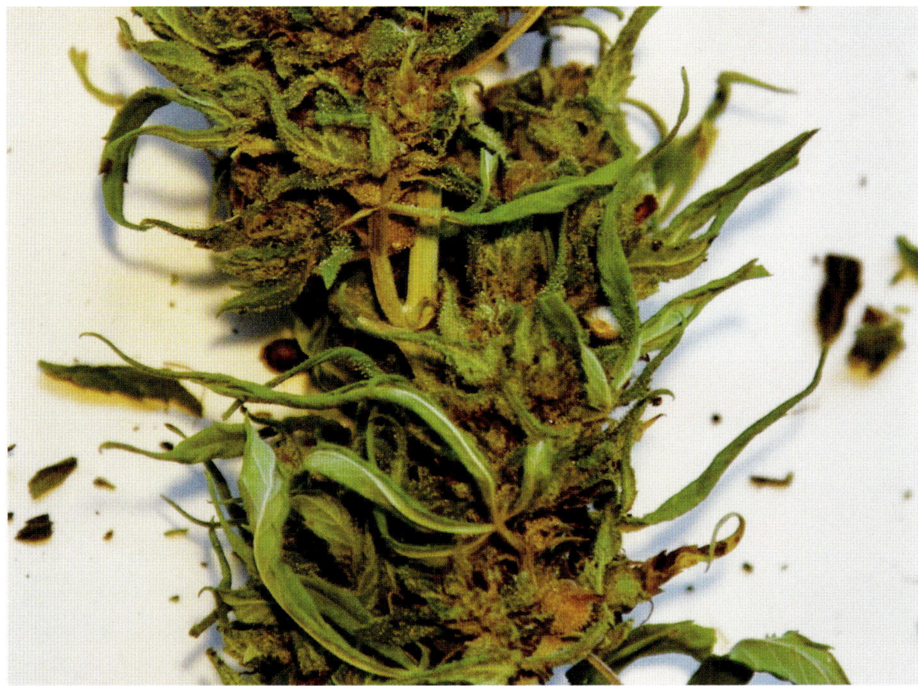

Samenblüten können für Cannabismedizin verwendet werden, sind aber schwächer wirksam.

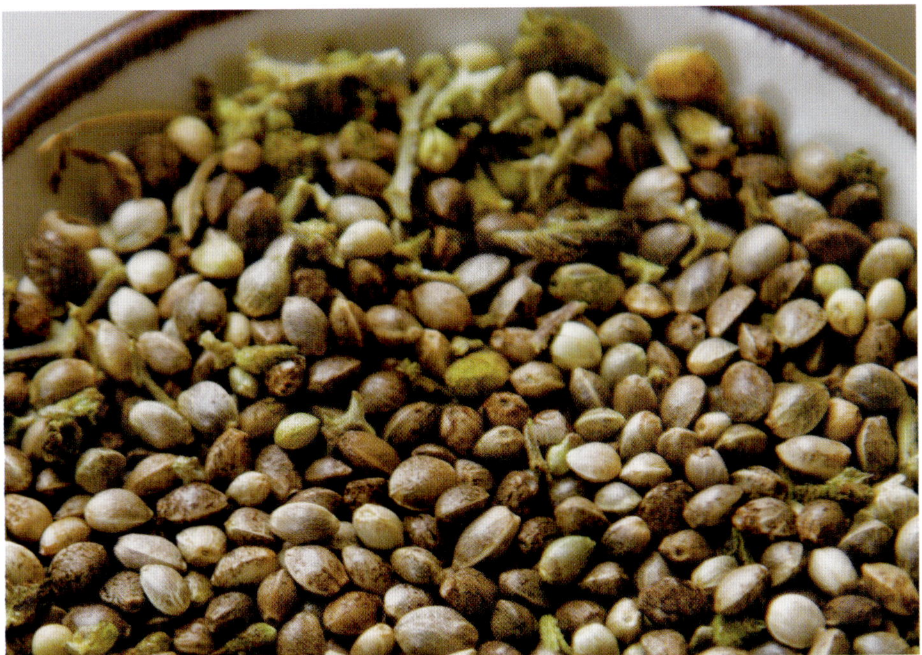

Etwa 35 Gewichtsprozent der bestäubten Blüten machen die **Samen** aus.

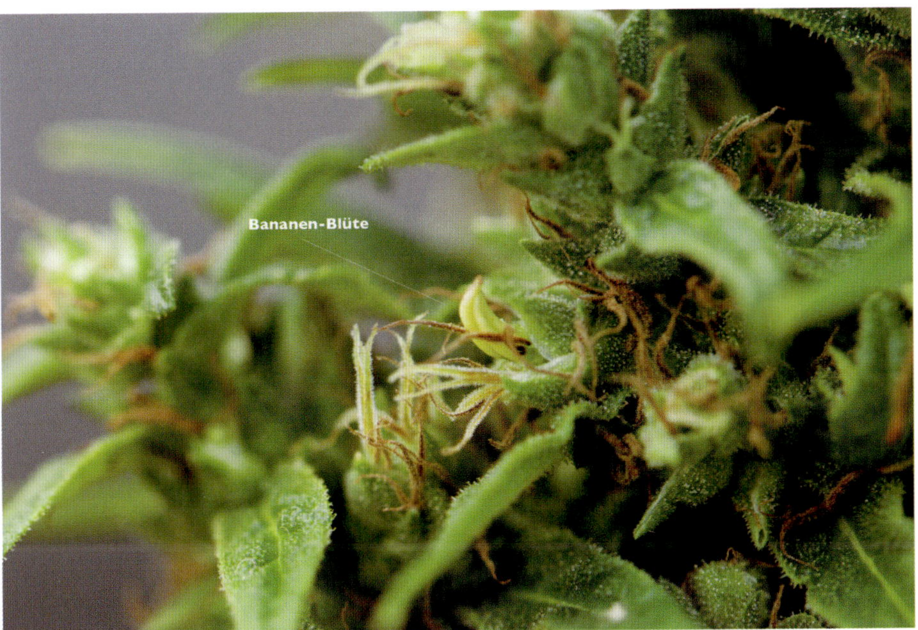

Ein **gelbes Staubgefäß** (Stamen, „Banane") entwickelt sich normalerweise im männlichen Pollensack. Manchmal sprießen Stamina auch direkt auf weiblichen Knospen, vor allem in stressigen Zeiten. Sie können weibliche Blüten bestäuben und Samen produzieren.

Männliche Pflanzen

Im Vergleich zu weiblichen Pflanzen enthalten männliche Pflanzen 20-fach weniger THC und CBD. Sie sind größer und blühen 3 Wochen vor den weiblichen Pflanzen. Eine einzige männliche Blüte kann 350.000 Pollen produzieren. Mit Hunderten Blüten setzt jede Pflanze Hunderte Millionen Pollen frei, die vom Wind getragen weibliche Blüten bestäuben können.

Aus diesem Grund entfernen die meisten Cannabiszüchter ihre männlichen Pflanzen, sobald sich die Möglichkeit ergibt, ihr Geschlecht zu bestimmen. Männliche Pflanzen einfach abzuschneiden und im Boden zu belassen, schließt unerwünschte Befruchtung weiblicher Blüten nicht aus. Männliche Pflanzen müssen vom Feld entfernt werden. Nebenbei bemerkt: Im Mittleren Westen der USA stammen 36 Prozent der Spätsommerpollen von wildem Cannabis! Dort könnte Heuschnupfen oftmals durch Cannabis (nicht *Ambrosia*) ausgelöst worden sein.

Um unerwünschter Bestäubung vorzubeugen, hat die Identifizierung männlicher Pflanzen größte Bedeutung. Es gibt Blättertests, die die Bestimmung des Pflanzegeschlechts Wochen vor der Keimung ermöglichen. In Ländern, wo geregelt ist, wie viele Pflanzen legal angebaut werden dürfen (beispielsweise in Italien, siehe S. 257), lohnt sich der Aufwand, die Pflanzen möglichst früh zu testen. Männliche Pflanzen können identifiziert und aus der Anpflanzung entfernt werden.

Wer kein Geld für Tests ausgeben will, hält sich an Leitlinien, die zur Identifizierung männlicher Pflanzen nützlich sind:

- Stammen alle Ihre Pflanzen von einer Kultursorte, achten Sie auf die größeren Pflanzen. Sie könnten männlich sein. Es ist kein eindeutiges Geschlechtsmerkmal, nur ein Frühindikator.

- In der Vegetationsphase weisen die Vorblüten auf das Geschlecht der Pflanzen hin. Achten Sie auf Vorblüten an Verzweigungsstellen von Blättern und Hauptstamm. Vorblüten zeigen sich etwa 10 Wochen nach der Keimung.

- Weibliche Vorblüten sind mit zwei winzigen weißen Härchen besetzt (Pistillen). Bei männlichen Vorblüten entwickelt sich ein kleiner kolbenförmiger Ball, unbehaart. Den Ball auszumachen, kann schwierig sein. Sind die zwei Härchen vorhanden, ist von weiblichen Pflanzen auszugehen.

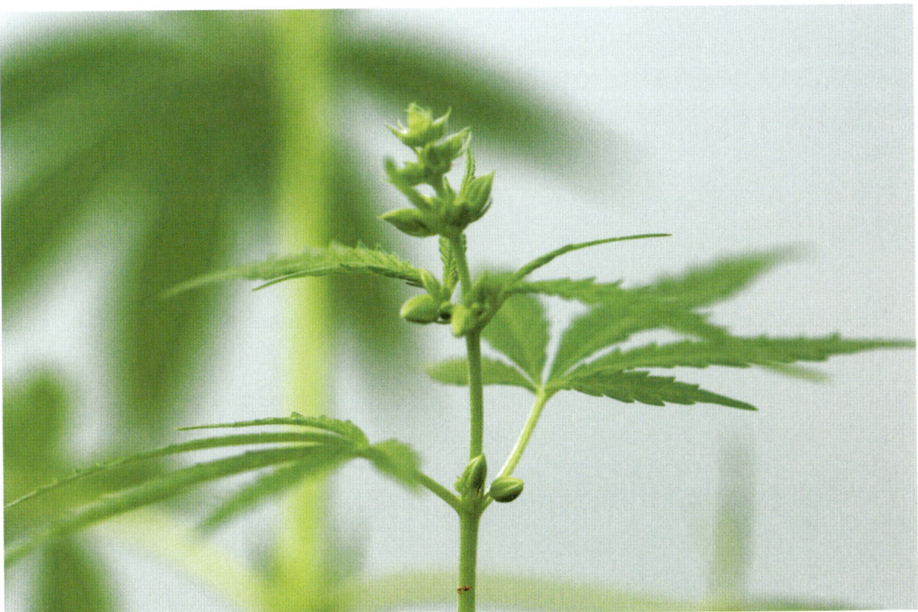

Diese **männliche Blüte** steht kurz davor, sich zu öffnen und Pollen freizusetzen.

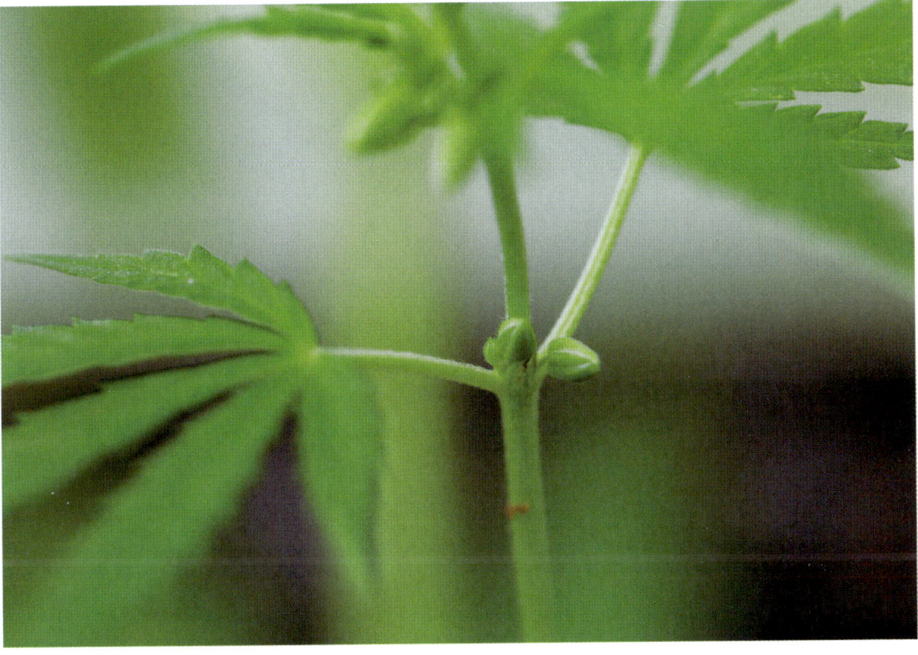

Männliche Pflanzen sind in der Regel größer als weibliche und enthalten 20-fach weniger THC und CBD. Die frühzeitige Bestimmung männlicher Pflanzen ist ein wichtiger Faktor, um unerwünschte Bestäubung zu verhindern.

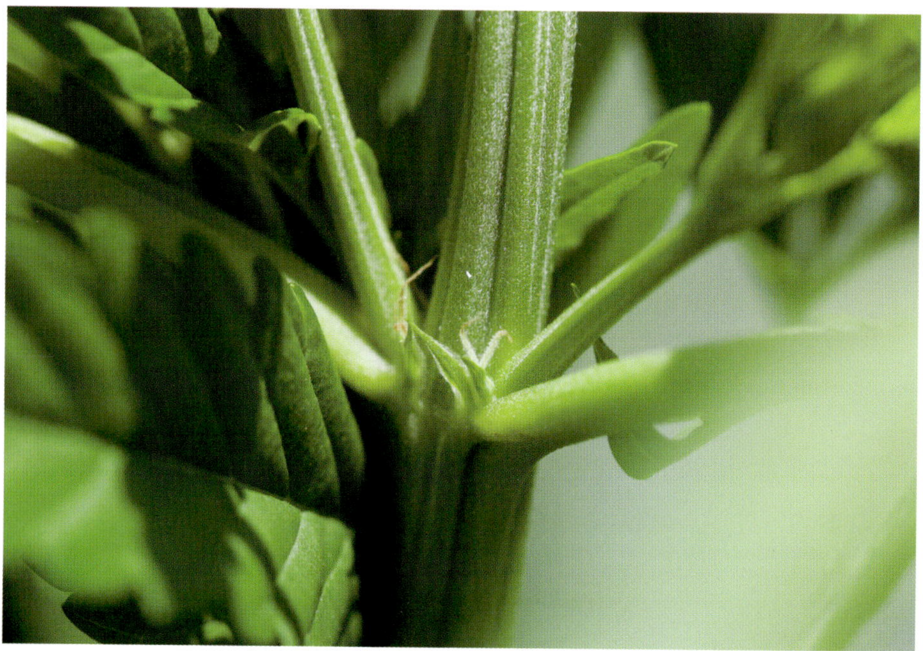

In der Wachstumsphase weisen **Vorblüten** auf das Geschlecht der Pflanzen hin. Bei weiblichen Pflanzen erkennt man winzige weiße Härchen, Pistillen (Stempel). Bei männlichen Vorblüten sind rundliche Kolben sichtbar. Härchen fehlen.

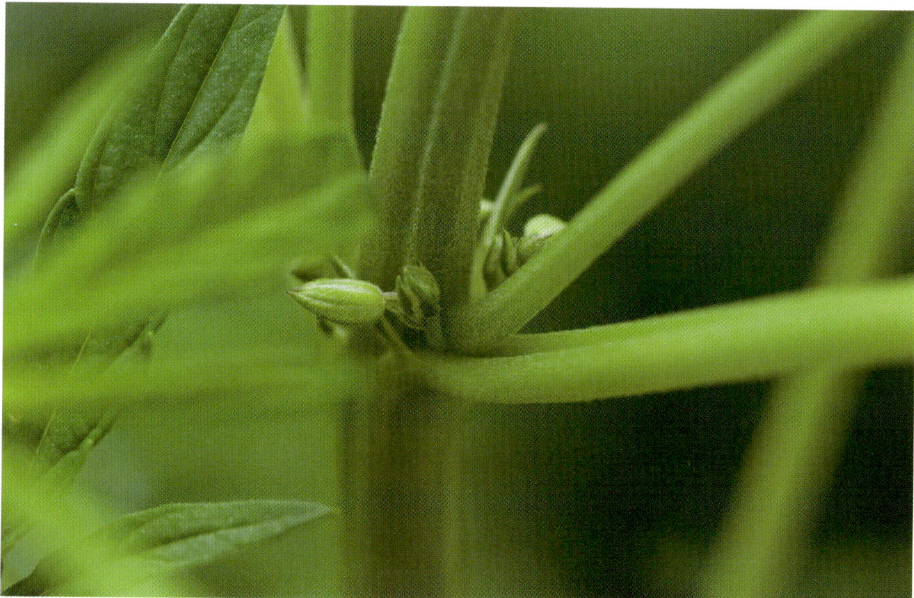

Eine sehr **frühe männliche Blüte**. Wer männliche Blüten in diesem Stadium identifiziert und die Pflanzen entfernt, verringert das Risiko, dass benachbarte weibliche Pflanzen bestäubt werden.

Lebenszyklus

Cannabis ist ein typisches einjähriges Gewächs, mit einem Lebenszyklus von weniger als 12 Monaten. Ein im Frühling gesetztes Samenkorn entwickelt sich bis zum Sommer zu einer prächtigen Pflanze und blüht im Herbst. Mit den neu produzierten Samen beginnt im nächsten Frühjahr ein neuer Lebenszyklus.

Keimung

Nach 3–10 Tagen keimen Samen aus. Hier eine bombensichere Methode, um Samen zur Keimung zu bringen:

Legen Sie Samen zwischen Schichten feuchter, ausgewrungener Papiertaschentücher und stecken Sie das Ganze in einen Ziploc-Beutel, den Sie an einem warmen Ort aufbewahren. Wollen Sie Hunderte Pflanzen haben, säen Sie am besten in warme, feuchte Erde aus, die 16–18 Stunden Sonnenlicht pro Tag abbekommt.

Setzlinge sollten vor Frost geschützt sein. In gemäßigten Breiten starten Sie mit Indoorsaat und künstlicher Beleuchtung oder Sie warten, bis die letzten frostigen Tage vorüber sind. Nach der Keimung treiben Wurzelfäden aus der einzigen Wurzel der winzigen Setzlinge aus. Die Wachstumsphase setzt ein, Blätter formen sich.

Wuchs

Das Wachstum von Cannabispflanzen ist verblüffend üppig. An einem heißen Sommertag schießt die Pflanze mehrere Zentimeter in die Höhe. In der vegetativen Phase bauen die Wurzeln und Stängel Masse auf. Blätter beginnen zu sprießen. Treibende Kraft des Wachstums sind mehr als 12 Sonnenstunden pro Tag. Verringert sich die Sonnenstrahlung auf weniger als 12 Stunden, geht die Pflanze vom vegetativen Modus in die exklusive Produktion von Blüten über. Im Hinterland von New York, wo ich lebe, schnellen die Pflanzen (je nach Varietät) im Juni regelrecht hoch und stehen im August oder Anfang September in voller Blüte.

Blüte

Wenn die Tage im Sommer kürzer werden (weniger als 12 Sonnenstunden), beginnt die finale Phase im Lebenszyklus der Cannabispflanze – mit dem

Ziel, das Überleben der Spezies zu sichern. Im Herbst setzen weibliche Pflanzen ihr Wachstum mit der Ausbildung von Blüten fort. Klebriges Harz verbessert die Chancen, männliche Pollen(samen) einzufangen, die der Wind mitbringt. Befruchtete weibliche Blüten verwenden ihre ganze Energie für die Produktion von Samen, die nach der Ausreifung zu Boden fallen und die nächste Cannabisgeneration begründen.

Die Dauer der Blütezeit ist je nach Kultursorte genetisch vorgegeben und beträgt grob gerechnet 45–90 Tage. In nördlichen Breiten sollte man Kultursorten mit kürzerer Blütezeit bevorzugen, um Frostschäden vor Ende der Blüte zu vermeiden. Seriöse Samenhändler können Ihnen hierzu Auskunft geben.

Zu einem bestimmten Zeitpunkt der Blütezeit verändert sich mit zunehmender Ausreifung die Färbung der Trichome: hell bis wolkig-trübe und schließlich goldfarben. Um diese Veränderung nachzuverfolgen, benötigen sie eine

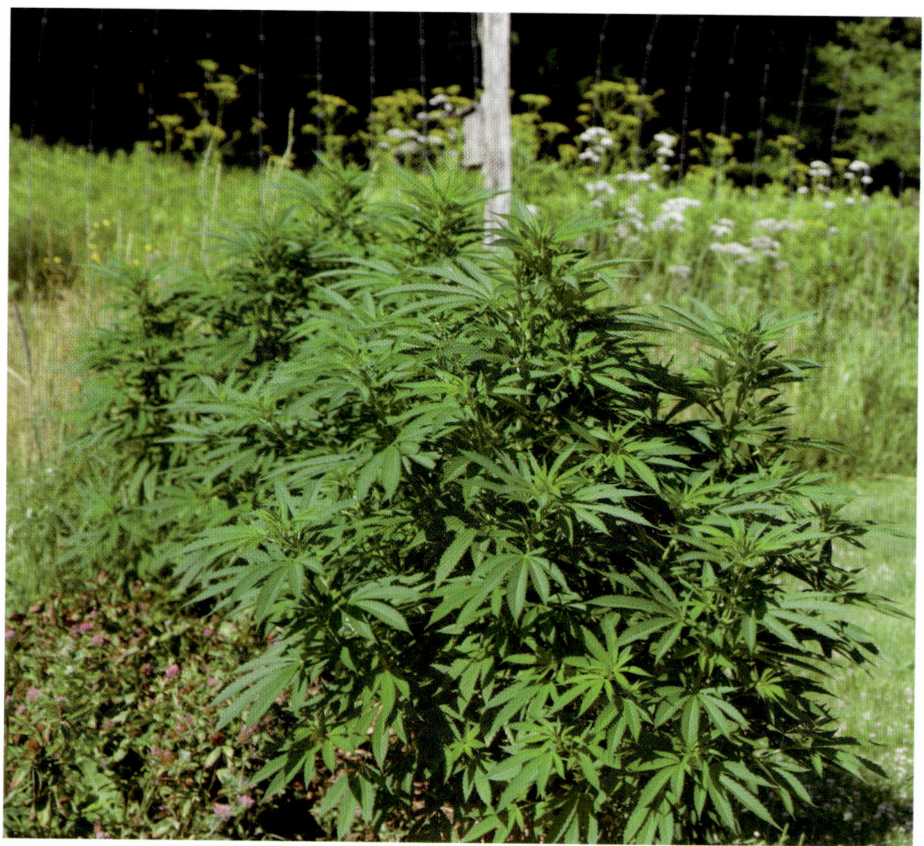

Im Sommer können Cannabispflanzen mehrere Zentimeter pro Tag wachsen.

Lupe mit mindestens 10-facher Vergrößerung. Der optimale Zeitpunkt für die Ernte ist dann gekommen, wenn sich die Trichome von überwiegend wolkig-trüb in Richtung golden zu verfärben beginnen. Dann sind die Trichome mit Cannabinoiden und Terpenen vollgepackt. Helle Trichome sind unausgereift. Wird daraus Cannabismedizin hergestellt, kann sie bei Anwendern nervöse Unruhe auslösen. Andererseits führt Medizin aus goldfarbenen Trichomen eher zu beruhigenden Wirkungen.

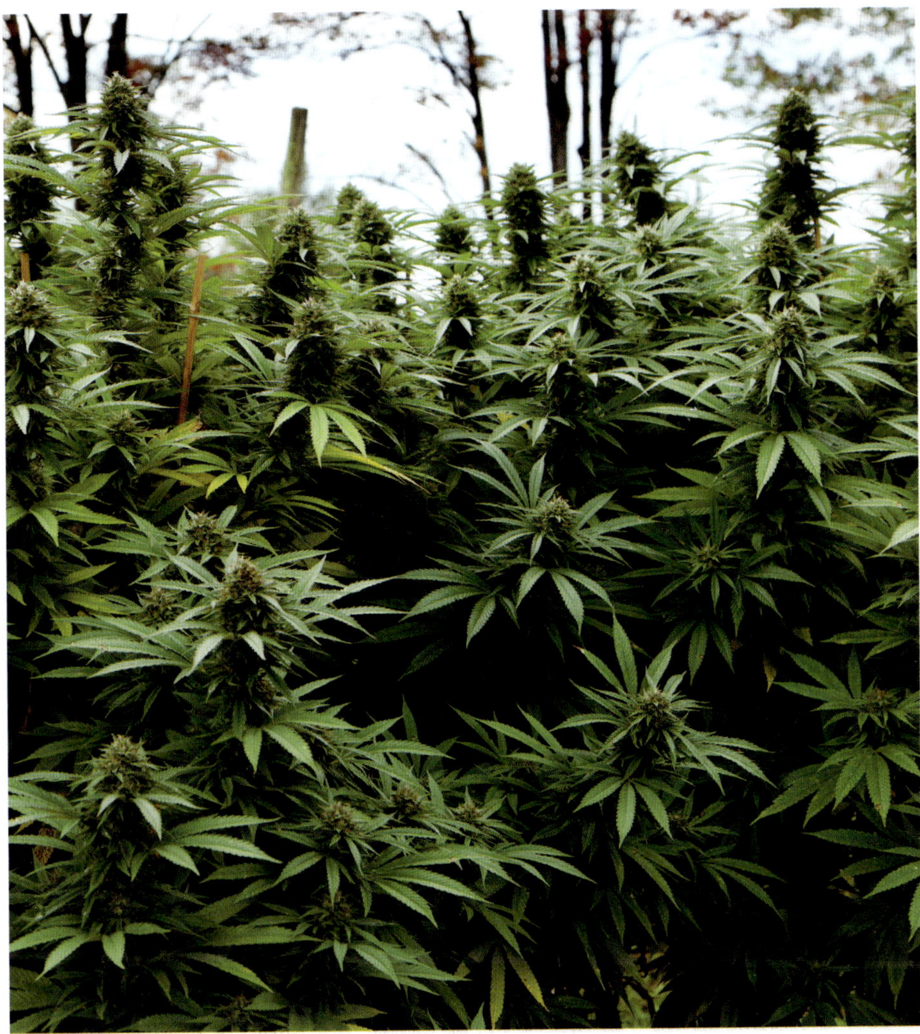

Im Herbst bilden weibliche Pflanzen Blüten mit klebrigem Harz aus, um männliche Pollen einzufangen, die vom Wind herangetragen wurden. Bestäubte weibliche Pflanzen stecken ihre ganze Energie in die Samenproduktion. Der Lebenszyklus von Cannabis ist dann abgeschlossen und beginnt im nächsten Frühjahr von Neuem.

NAHAUFNAHME

Alchemie der Trichome

Wer sich mit Trichomen genauer befasst, stößt auf ein Urahnenmolekül (Vorläuferstoff) mit Namen Cannabigerolsäure (CBGA). Die Cannabispflanze nutzt Enzyme, um CBGA in all die für uns hilfreichen Stoffe umzuwandeln: THC-Säure (THCA), CBD-Säure (CBDA) und CBC-Säure (CBCA). Jede Kultursorte verfügt nur über eine begrenzte Menge CBGA. Da alle Säurekomponenten der Pflanze aus CBGA hergestellt werden, gibt es eine Obergrenze für die Gesamtmenge an Säure, die die Pflanze produzieren kann. Die für THCA und CBDA nötigen Enzyme sind gleichfalls genetisch determiniert und nur begrenzt verfügbar. Grob geschätzt enthält eine Pflanze insgesamt 20–30 Prozent Säuren.

Deshalb kann man nicht erwarten, Pflanzen zu bekommen, die 25 Prozent THCA und 25 Prozent CBDA mitbringen. Es ist schlicht nicht genügend CBGA vorhanden, um solche Mengen an Säurekomponenten zu produzieren. Der Cannabisanbau hat sich bislang auf die Züchtung von Pflanzen konzentriert, die besonders THC-reich sind. In letzter Zeit hat der CBD-Hype dazu geführt, rasch Pflanzen zu züchten, die einen hohen CBD-Anteil und weniger als 0,3/0,2 (USA/DE) Prozent THC enthalten (gesetzliches THC-Limit im Hanfanbau).

In Trichomen entstehen auch die Terpene. Ihre Konzentration ist von der Menge an verfügbaren Vorläufermolekülen, Konversionsenzymen und den Umgebungsbedingungen in der Wachstumsphase abhängig. Forschungsdaten weisen darauf hin, dass die Terpenspiegel bei erhöhter Lichtexposition, verringertem Nährstoffangebot und sinkendem Grundwasserspiegel ansteigen. Bei intakten Trichomen sind die chemischen Komponenten stabiler und werden langsamer verstoffwechselt.

Sind die Trichome aufgebrochen, werden die chemischen Stoffe rasch abgebaut. Vielleicht haben Sie in einer Ausgabestelle beobachtet, dass Cannabisblüten mit großen Pinzetten sehr vorsichtig aus Behältern entnommen werden. Ich wundere mich immer wieder, dass dieser letzte Schritt so spektakulär inszeniert wird, wenn die Schritte davor alles andere als sorgfältig waren. Sie können mit Sicherheit davon ausgehen, dass die Ernte, das Trimming, die Trocknung, Verpackung und der Transport zum Verteiler nicht mit „Pinzettensorgfalt" durchgeführt wurden. Bei jedem Verarbeitungsschritt besteht die Gefahr, dass wirksame Cannabismedizin verloren geht!

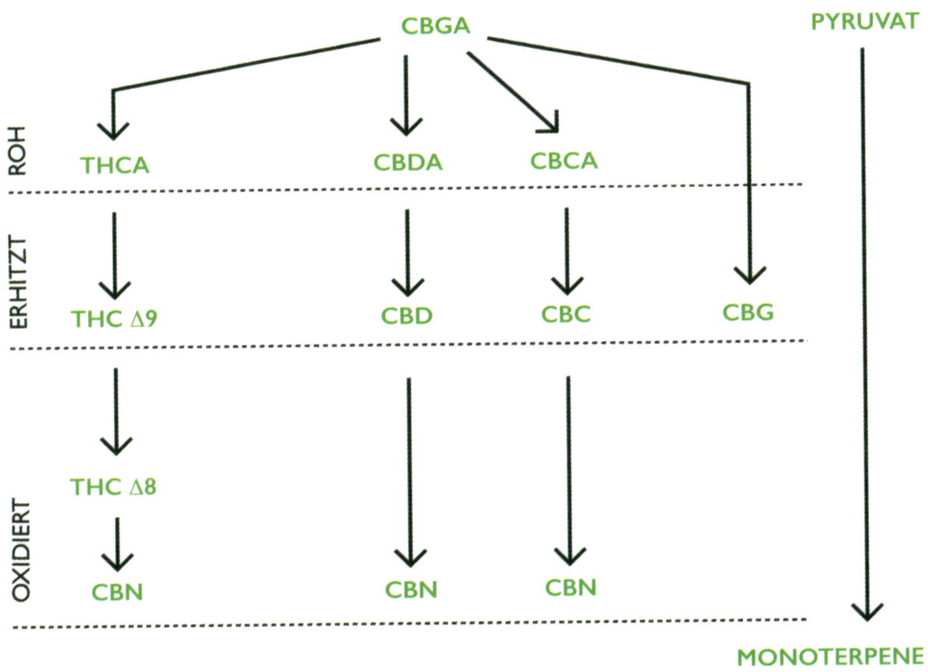

Cannabinoid-Synthese

Terpene sind ein essenzieller Teil Ihrer Cannabismedizin. Sollen Terpene erhalten bleiben, darf die Erhitzung 38 °C nicht überschreiten. Wer Cannabinoide übermäßig oder zu lange erhitzt, riskiert die irreversible Konversion in Cannabinol (CBN, siehe S. 65).

Chemische Komponenten

Wie alle Pflanzen enthält auch Cannabis Hunderte, wenn nicht gar Tausende chemische Komponenten, die man sich wie die Instrumente eines Orchesters vorstellen kann. Nur dann, wenn alle mitspielen, bekommen wir eine Sinfonie zu hören. Es kann zwar interessant sein, sich mit den Möglichkeiten einzelner Instrumente zu beschäftigen. Der überwältigende Klang einer Komposition entfaltet sich aber erst, wenn das gesamte Orchester musikalisch „mit einer Stimme" spricht.

Wenn einzelne Cannabiskomponenten und ihre Funktionen getrennt betrachtet werden, sollte man nicht vergessen, dass sie in der Pflanze und im Menschen koordiniert zusammenarbeiten. Wir nutzen die wohltätigen und hilfreichen Gaben und das Wissen von Cannabis, wenn wir Medizin herstellen.

Es gibt etwa 500 bekannte chemische Komponenten, die man grob vier Kategorien zuordnet: Säuren, Cannabinoide, Terpene und Flavonoide. Wir sprechen bevorzugt über Cannabinoide und Terpene, die am besten erforscht sind.

Cannabis kommuniziert mit uns und schenkt uns Gesundheit, wenn sich ihre chemischen Komponenten mit den Rezeptoren unseres Endocannabinoidsystems verbinden. Wenn wir die Cannabischemie verstehen, verstehen wir besser, wie sie mit unserer eigenen Körperchemie interagiert – was letztlich zur besseren Medizin führt.

Säuren. THCA, CBDA, CBCA, THCVA und CBGA sind Säuren und Cannabinoid-Vorläuferstoffe. Wird der Säurerest durch Decarboxylierung entfernt (siehe S. 131), entstehen biologisch aktive Cannabinoide. Viele pflanzliche Säuren haben Heilwirkung.

Cannabinoide. THC, CBD, CBG, CBC, CBDV, THCV und CBN sind die biologisch aktiven Hauptkomponenten von Cannabis und vermitteln Heilwirkungen.

Terpene. Beta-Myrcen, Beta-Caryophyllen, D-Limonen, Linalool, Pulegon, Eucalyptol, Alpha-Pinen, Alpha-Terpineol, Terpineol und zahllose weitere Terpene sind in Cannabispflanzen zu finden. Terpene sind chemische Stoffe, die aus sich wiederholenden Kohlenwasserstoff-Sequenzen bestehen, leicht erkennbar am typischen Duft.

Flavonoide. Apigenin, Quercetin, Cannaflavin-A, Beta (β)-Sitosterin, Luteolin, Lutein und Xanthophylle sind die wichtigsten Flavonoide der

Cannabispflanze. Es handelt sich um wasserlösliche Pigmente (gelb, rot, blau, purpurn) mit starken antioxidativen und antientzündlichen Eigenschaften.

Cannabinoide

Cannabinoide sind die Aktivkomponenten der Cannabispflanze und vermitteln Heilwirkungen. Sie entstehen, wenn der Säurerest von den Vorläuferstoffen entfernt wurde.

Tetrahydrocannabinol (THC)

THC (genauer: Δ(delta)-9-trans-Tetrahydrocannabinol) wurde erstmals 1964 isoliert und löste eine Suche nach Rezeptoren aus, an die es binden kann. 1988 fand man den ersten Rezeptor: Cannabinoid 1 (CB1). 1992 entdeckte man ein THC-ähnliches körpereigenes Molekül und in der Folge auch das Endocannabinoidsystem (ECS), das nach wie vor ein wichtiges Forschungsthema ist (siehe S. 70).

THC in der Pflanze. THC wirkt insektizid und fungizid (pilzhemmend). Wenn es aus den Drüsen (Trichomen) freigesetzt wird, verursacht es auch eine Zersetzung (Nekrose) der blütennahen Blätter. Eine Art biologische Alterung. Das heißt, die prallen und klebrigen Blüten werden mehr und mehr entblättert, was die Wahrscheinlichkeit der Befruchtung durch vom Winde verwehte Pollen erhöht. Je mehr Sonnenlicht, desto mehr THC.

THC im menschlichen Körper. Da THC stark lipophil (fettliebend) ist, wird es im Blut an Lipoproteine und Albumin gebunden transportiert. Es kann entweder aus dem Blut in Zielgewebe diffundieren und mit Rezeptoren interagieren (bzw. Wirkungen auslösen) oder weiter zur Leber reisen, wo es verstoffwechselt wird (Entgiftung). Die Leber verarbeitet Substanzen so, dass sie unter Mitwirkung verschiedener Enzyme ausgeschieden werden können. Eines der bekanntesten Enzyme ist Cytochrom P450 (CYP450). THC kann auch in Fettgewebe gespeichert werden. Die Halbwertszeit von THC im Blut beträgt 1–3 Tage.

THC vermittelt im menschlichen Körper zahllose Wirkungen: schmerzlindernd (analgetisch), krampflösend (antikonvulsiv), brechreizhemmend (antiemetisch), schmerzhemmend (antinozizeptiv), antioxidativ, spasmolytisch, angsterzeugend (anxiogen) und angstlösend (anxiolytisch). Es hemmt Gefäßneubildung (Angiogenese), Metastasierung und Tumorwachstum. Es kann als Stimmungsaufheller, Psychotropikum, Muskelrelaxans und

Nervenschutzstoff fungieren, löst Zelltod (Apoptose) aus, potenziert Chemotherapiewirkungen, fördert Opioidrezeptoren und wirkt beruhigend (sedierend).

THC imitiert körpereigene Endocannabinoide und bindet an Endocannabinoid-Rezeptoren, was zu erwünschten Wirkungen führt: Das Immunsystem wird aktiviert und reguliert; Entzündung und Schmerz bessern sich; programmierter Zelltod wird ausgelöst (Apoptose); Entspannung und Schlaf werden gefördert; Kognition, das emotionale Gedächtnis und die Lernfähigkeit profitieren; Übelkeit verschwindet und der Appetit wird angeregt. Je mehr wir über unsere eigenen Systeme erfahren, desto besser verstehen wir, wie die Pflanzenmedizin funktioniert.

• THC im zentralen Nervensystem – Im Gehirn und Rückenmark wirkt THC aktivierend, euphorisierend und psychotrop, verursacht räumliche und zeitliche Wahrnehmungsstörungen, motorische Koordinationsstörungen sowie Defizite beim Kurzzeitgedächtnis, ist psychoaktiv und beruhigend (sedierend) wirksam. Bei höheren Konzentrationen ohne CBD-Kompensation, kann es zu Angststörungen kommen. THC wirkt andererseits auch angstlösend.

• THC und das Immunsystem – Das Immunsystem schützt den Körper vor potenziell schädlichen Eindringlingen und vor eigenen Zellen, die außer Kontrolle geraten sind. Im Fall von Verletzungen stellt es schnelle Hilfe bereit. Das Immunsystem ist auch ein intelligentes Kommunikationssystem und hochgradig lernfähig. THC kann das Immunsystem so beeinflussen, dass Entzündungen und Krebs besser bekämpft werden. THC fördert den Zelltod (Apoptose) von Krebszellen, hemmt die Migration entarteter Zellen (Metastasierung) und drosselt tumorbedingte Gefäßneubildung (Angiogenese) (siehe S. 210).

Pharmakokinetik/-dynamik. Die Pharmakokinetik (wie sich ein Arzneistoff im Körper verändert) und Pharmakodynamik (wie ein Arzneistoff mit lebenden Strukturen interagiert) von THC ist sehr gut untersucht – vor allem wegen seiner psychotropen Eigenschaften.

Mit Ausnahme von CBD hat die Wissenschaft nicht-psychotropen Komponenten von Cannabis deutlich weniger Aufmerksamkeit geschenkt. CBD wird wegen seiner zahlreichen Anwendungen zu Heilzwecken und der vielversprechenden Erwartungen, was Vermarktung und Profite betrifft, in jüngster Zeit intensiv erforscht. Je mehr Studien, desto besser für die Medizin.

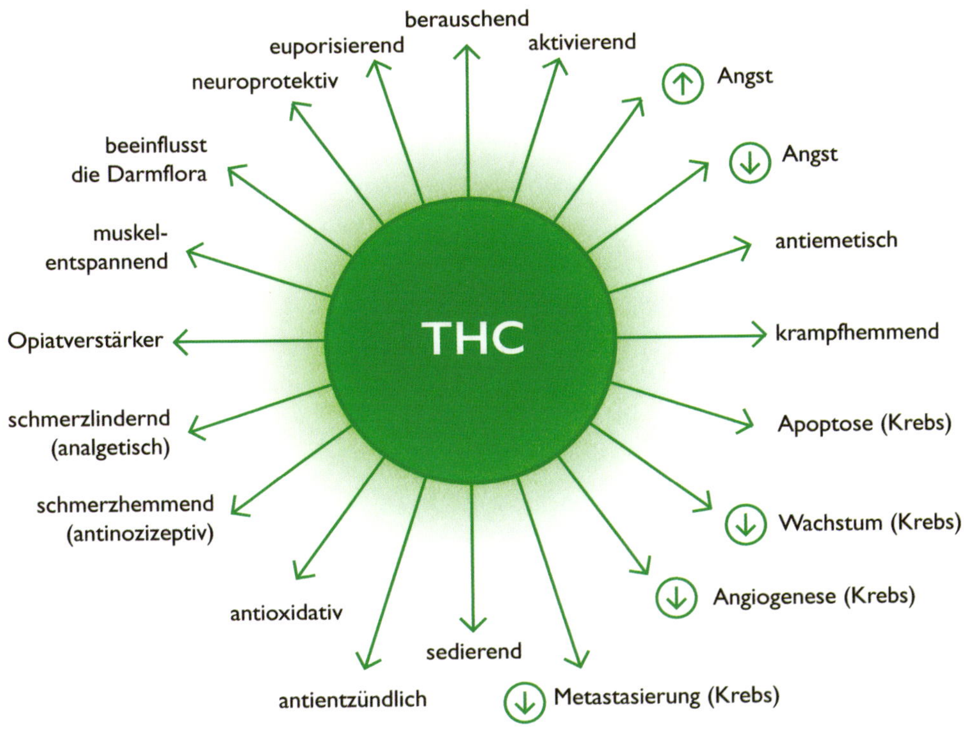

THC-Wirkungen

THC beeinflusst fast alle Körpersysteme, inklusive Immun- und Verdauungssystem. THC aus Cannabispflanzen imitiert die körpereigenen Cannabinoide Arachidonoylethanolamid-Anandamid (AEA) und 2-Arachidonoylglycerol (2-AG) (siehe S. 86, 88).

THC-Aufnahme

THC gelangt am besten via Inhalation über die Lungen oder oral über den Verdauungstrakt ins Blut, kann aber auch via Enddarm (rektal) und über Blutgefäße im Mund unter der Zunge (sublingual) aufgenommen werden. Die THC-Absorption über die Haut (transdermal) ist begrenzt, aber durchaus gut lokal wirksam (topisch).

Inhalation. Wird THC über die Lungenatmung ins Blut aufgenommen, gelangt es zunächst zum Herzen und verteilt sich anschließend im ganzen Körper. Wirkeffekte stellen sich nach etwa 10 Minuten ein. Nur 2–56 Prozent des inhalierten THC schaffen den Sprung ins Blut, je nachdem wie erfahren der Anwender ist und wie stark er inhalieren kann. Ein Teil des inhalierten THC wird in der Leber verstoffwechselt. Im Vergleich zu anderen psychotropen Substanzen setzt die Wirkung von THC relativ langsam ein, da es zu komplexen Wechselwirkungen kommt. In der Regel werden die Effekte von inhaliertem THC – anders als bei anderen psychotropen Wirkstoffen – verzögert wahrgenommen. THC-Wirkungen machen sich nachgelagert, von den primären Bindungsstellen an Cannabinoidrezeptoren vermittelt, bemerkbar.

Oral. Wenn THC via Cannabis in essbarer Form oder als Tinktur verabreicht wird, erreicht es via Darmschleimhaut den Blutstrom. Dann geht die Reise bis zur Leber weiter, wo THC-Anteile im Handumdrehen in 11-Hydroxy-THC verstoffwechselt werden. Dieser THC-Metabolit ist 5 bis 10-fach potenter als THC pur. Ein Teil von 11-Hydroxy-THC (11-OH-THC) wird vor Ort sofort zerlegt. Wenn Sie aber mehr konsumiert haben als die Leber verstoffwechseln und ausscheiden kann, oder wenn die Leber anderweitig beschäftigt ist, gelangt 11-Hydroxy-THC ins Blut und verteilt sich wie inhaliertes THC im ganzen Körper. Mit den gleichen Wirkeffekten. Dass 11-Hydroxy-THC sehr viel potenter als inhaliertes THC ist, spürt man nach dem Genuss essbarer Cannabis-Zubereitungen (*Edibles*).

Es dauert meist deutlich länger (45 Minuten bis 3 Stunden), bis sich eine Wirkung bemerkbar macht, abhängig von Mageninhalt/-fülle, von der Absorption im Darm und der Leberfitness. Tinkturen werden innerhalb von 15–30 Minuten absorbiert – mit den gleichen Verzögerungsfaktoren wie bei essbaren Cannabisprodukten. THC-Spitzenkonzentrationen im Blut werden nach 1–8 Stunden erreicht. Die Bioverfügbarkeit von oralem THC beträgt 6–20 Prozent.

Sublingual. Darreichungsformen von Arzneistoffen, die via Mundschleimhaut unter der Zunge (sublingual) aufgenommen werden, sind in der Medizin weit verbreitet. Studien belegen, dass Cannabiswirkstoffe in Sprays vergleichbar gut aufgenommen werden wie Tinkturzubereitungen. Die Bioverfügbarkeit von sublingual appliziertem THC ist auf etwa 6 Prozent limitiert. Nach initialer Absorption via Mundschleimhaut kommt es zu keinem First-Pass-Effekt in der Leber (siehe S. 60) – was THC aus dem Blutkreislauf entfernt hätte.

Rektal. Die Bioverfügbarkeit von THC nach rektaler Anwendung (im Enddarm) ist doppelt so hoch wie bei oralem Cannabiskonsum, da mehr THC via Darmschleimhaut ins Blut aufgenommen wird und der First-Pass-Effekt in der Leber reduziert ist. THC-Spitzenkonzentrationen im Blut werden nach 2 bis 8 Stunden gemessen.

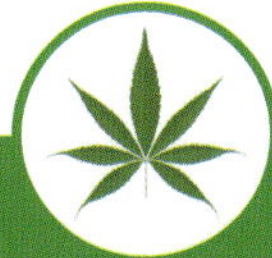

PSYCHIATRISCHE BEGRIFFE

THC wird meist als psychoaktiv und CBD als nicht-psychoaktiv eingestuft. Fakt ist: CBD ist psychoaktiv und beeinflusst die Psyche und das Verhalten. CBD *per se* ist kein Rauschmittel und kein euphorisierender Stoff. Manche Menschen berichten allerdings über gehobene Stimmung nach Anwendung von CBD-reichen Cannabis-sorten.

Anmerkung: CBD stimuliert die Produktion von körpereigenen „Wohlfühl"-Endocannabinoiden (siehe S. 85).

Begriffe der Psychiatrie zur Kennzeichnung von Arzneistoff-/Substanzwirkungen:

PSYCHOAKTIVE STOFFE Arzneistoffe, die die Psyche und das Verhalten beeinflussen.

PSYCHOTOMIMETIKA Arzneistoffe, die psychoseähnliche Zustände bewirken (Modellpsychose).

PSYCHOTROPE STOFFE Arzneistoffe, die die Psyche, Emotionen oder das Verhalten beeinflussen.

PSYCHEDELIKA/ENTHEOGENE Arzneistoffe, die tiefgreifende Bewusstseinsveränderungen hervorrufen, intensive Empfindungen oder Halluzinationen.

RAUSCHMITTEL/DROGEN Stoffe, die stark anregend oder euphorisierend wirken.

Transdermal. Die Aufnahme von THC bei Anwendung von Cannabisprodukten auf der Haut geht gegen null, da Cannabinoide lipophil sind. Das heißt, sie neigen dazu, sich in der Haut anzusammeln, ohne den Blutstrom zu erreichen. Topische THC-Zubereitungen (z. B. Cremes) sind hilfreich und wirksam bei lokaler Anwendung.

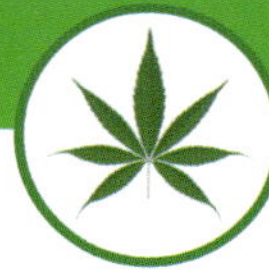

FIRST-PASS-EFFEKT UND HALBWERTSZEIT

Unter First-Pass-Effekt versteht man die Verstoffwechslung eines Arzneistoffs während des ersten Durchgangs (Passage) dieses Stoffs durch die Leber. Viele Cannabishersteller behaupten mit reichlich PR-Getöse, dass bei ihrem Produkt kein First-Pass-Effekt stattfindet. Mit ein wenig physiologischem Wissen, können Sie besser beurteilen, was an solchen Behauptungen dran ist.

Nachdem Cannabinoide (oder andere Wirkstoffe) via Darmschleimhaut ins Blut aufgenommen wurden, übernimmt die Leber die nächsten Verarbeitungsschritte: Verstoffwechslung, Entgiftung und Filterung. Allerdings wird nicht alles beim ersten Leberdurchgang aus dem Blut entfernt – sonst könnten wir ja weder Arznei- noch Nährstoffe im Körper verwerten. Cannabinoide verschwinden durch den First-Pass-Effekt teilweise aus dem Blut, aber der Großteil gelangt von der Leber ins Blut zurück. Sie können an allen passenden Stellen im Körper andocken. Cannabinoide zirkulieren dann im gesamten System, gelangen im Kreislauf zum Herzen, zu den Lungen, erneut zum Herzen und zurück in die Blutbahn. Immer und immer wieder. Bei jeder Leberpassage werden Cannabinoide herausgefiltert.

Als Halbwertszeit eines chemischen Stoffs bezeichnet man die Zeit, die die Leber braucht, um die Hälfte dieses Stoffs aus dem Blut zu entfernen. Die Halbwertszeit von THC beträgt 1–3 Tage, abhängig davon, wie gesund und wie beschäftigt die Leber ist.

Auch bei sublingualer Anwendung von Cannabisprodukten muss man davon ausgehen, dass via Mundschleimhaut absorbierte Wirkstoffe direkt zur Leber gelangen. Vom Mund wandern Cannabinoide im Blutstrom zum Herzen, dann zu den Lungen und wieder zurück zum Herzen. Von dort können sie in viele Richtungen weiterreisen – z. B. zu den Gliedmaßen oder zum Gehirn. Ein Viertel davon landet in der Leber.

Rein technisch gesehen kommt es nach Anwendung des (teuren) Cannabis-Mundsprays nicht zum First-Pass-Effekt. Die Wirkstoffe sind aber in jedem Fall innerhalb einer Minute in der Leber anzutreffen.

Tinkturen mit Cannabismedizin, die Sie herstellen und anwenden, waren, sind und werden immer gute und wirksame Medizin sein.

THC-Stoffwechsel

Obwohl THC im Gehirn, im Dünndarm und in den Lungen chemisch zerlegt werden kann, übernimmt die Leber die Hauptarbeit, was den THC-Stoffwechsel angeht. Dort wird THC in annähernd 100 Stoffwechselprodukte (Metaboliten) verwandelt, größtenteils in 11-Hydroxy-THC (11-OH-THC), das 5 bis 10-fach stärker psychoaktiv ist als reines Tetrahydrocannabinol (THC), da es die Blut-Hirn-Schranke leicht überwindet.

Phase 1. First-Pass-Metabolismus bedeutet, dass THC in der Leber verstoffwechselt wird, bevor es in den Blutkreislauf gelangt und Wirkungen auslöst. Da alles, was via Darmschleimhaut absorbiert wird, zunächst im Blut zur Leber gelangt, sind oral verbreichte Cannabinoide geringer bioverfügbar als inhalierte Cannabinoide.

Phase 2. In der zweiten Stoffwechselphase wird THC in der Leber entgiftet. Dabei entsteht 11-nor-9-Carboxy-THC (THC-COOH), das wasserlöslich und inaktiv ist. Solchermaßen verstoffwechseltes THC wird dann via Nieren ausgeschieden.

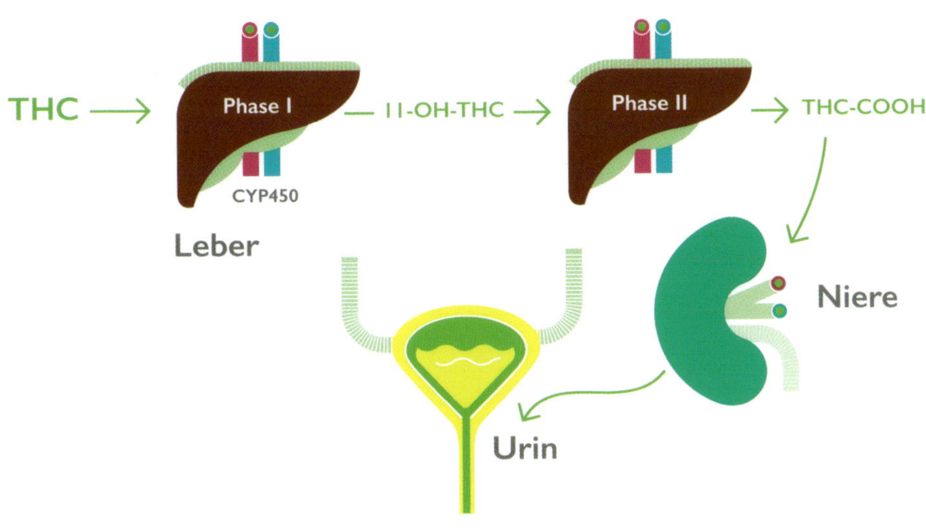

THC-Stoffwechsel

[THC = Tetrahydrocannabinol; 11-OH-THC = 11-Hydroxy-THC; THC-COOH = 11-nor-9-Carboxy-THC; CYP450 = Leberenzym]

THC-Ausscheidung

Etwa 80–90 Prozent des verabreichten THCs werden innerhalb von 5 Tagen ausgeschieden. Davon landen 65 Prozent als 11-Hydroxy-THC (11-OH-THC) im Stuhl. 20 Prozent werden in Form von 11-nor-9-Carboxy-THC (THC-COOH) mit dem Urin ausgeschieden. THC-COOH ist 30 Minuten nach einer Einzeldosis von inhaliertem Cannabis im Urin nachweisbar.

Cannabidiol (CBD)

CBD ist der Newcomer und Shootingstar unter den Cannabinoiden. CBD wurde 1940 isoliert, aber erst 1963 eindeutig identifiziert. Da es weder berauschend noch euphorisierend wirkt, wurden in der Vergangenheit CBD-reiche Pflanzen nicht selektiert. Anders als bei Cannabispflanzen, deren THC-Gehalt hoch gezüchtet wurde. Wie dem auch sei, CBD und THC sind zu gleichen Anteilen in *Cannabis indica afghanica* BLD (breitblättrige Sorten) zu finden. Höchstwahrscheinlich deshalb, weil es Selektionsdruck für Pflanzen mit hohem Harzgehalt gab, was für die Haschischproduktion vorteilhaft ist. Cannabisharz enthält reichlich CBD. Darüber hinaus ist CBD auch ein dominantes Cannabinoid in *Cannabis sativa* NLH (schmalblättrige Sorten).

CBD in der Pflanze. Cannabidiol schützt die Pflanze vor UV-Strahlung, schreckt pflanzenfressende Tiere und Insekten ab.

CBD im menschlichen Körper. Cannabidiol bindet an ein breites Spektrum von Zielstrukturen. Die Bindungsfähigkeit mit unterschiedlichen Rezeptortypen begründet die Heilwirkungen von CBD. Cannabidiol beeinflusst grundsätzlich das Endocannabinoidsystem. Es wirkt schmerzhemmend (analgetisch), gegen Übelkeit (antiemetisch), antientzündlich (antiinflammatorisch), antipsychotisch und angstlösend (anxiolytisch). Es moduliert das Immunsystem und die Wirkung von THC, stimuliert das Wachstum von Nerven (neurogen), Nervenzellfortsätzen (Neuriten) und neuronalen Verknüpfungen (Synapsen), wirkt nervenschützend (neuroprotektiv), nichtberauschend, ist psychoaktiv und verbessert die Denkfähigkeit (prokognitiv). Bemerkenswert!

Modulation des Endocannabinoidsystems

CBD beeinflusst das Endocannabinoidsystem auf zwei Arten:

1. CBD hemmt die Wiederaufnahme des Endocannabinoids Anandamid

(AEA) am Fettsäure-Bindungsprotein (FABP)-Transporter. AEA zirkuliert dann weiter und bleibt im Blut länger aktiv.

2. CBD hemmt das Enzym Fettsäureamid-Hydrolase (FAAH), das AEA abbaut.

Beide Mechanismen erhöhen den AEA-Spiegel im Blut und halten AEA länger im Blutkreislauf. Ein Grund dafür, dass manche Menschen anfangs gut gestimmt sind, wenn sie erstmals CBD-reiche Cannabis konsumieren.

Modulation von THC-Wirkungen

CBD hat keine besondere Vorliebe für Cannabinoid (CB)-Rezeptoren (CB1, CB2). Tatsächlich dockt es nicht an CBs an, die auf Zellmembranen im ganzen Körper zu finden sind und zum Endocannabinoidsystem gehören. Bei sehr niedrigen Konzentrationen verhält sich CBD anders als man es von einem Agonistenmolekül für CB-Rezeptoren erwarten würde: Die schwache Bindung von CBD an den CB-Rezeptor verscheucht so manches THC und verursacht andere THC-Wirkungen: Beruhigung (Sedierung), Angst und Herzrasen (Tachykardie).

Zudem verdrängt die schwache CBD-Bindung auch hochwirksames THC. In der Summe ergibt sich, dass weniger CB1 und CB2 mit THC verbunden sind, was folgende Auswirkungen hat: antipsychotisch, schmerzlindernd (Analgesie), bessere Verträglichkeit von THC, breiteres THC-Wirkspektrum, Volumenvergrößerung im Gehirn (Hippocampus und Mandelkern) sowie starke Schmerz- und Entzündungshemmung. Das sind die Ergebnisse einer Studie, in der 200 mg CBD pro Tag über 10 Tage verabreicht wurden.

CBD und das Immunsystem

Die Auswirkungen von Cannabidiol (CBD) auf das Immunsystem sind nuanciert und ein wenig überraschend. Es gibt zwei Kategorien: Entzündungshemmung und Krebsbekämpfung (siehe S. 209). Cannabis ist kein Heilkraut, das zur Behandlung von Erkältung, Grippe oder bakteriellen Infektionen geeignet ist. Stattdessen wirkt es systemisch entzündungshemmend (vor allem bei chronischen Entzündungen) und krebshemmend. CBD aktiviert außerdem die Produktion von natürlichen Killerzellen (NK-Zellen), die virusinfizierte Zellen und Tumorzellen attackieren.

CBD blockiert die adaptive (lernfähige) Immunabwehr. Es hemmt die Mikroglia-Aktivierung (im Gehirn und Rückenmark), die Vermehrung und

Ausreifung von Neutrophilen (weißen Blutzellen) und löst den programmierten Zelltod (Apoptose) von Monozyten und Lymphozyten (weißen Blutzellen) in der Milz und im Thymus aus.

Die Blockade ist nicht gegen die gesamte Abwehr gerichtet, sondern betrifft Immunzellen und Mikroglia, die bevorzugt entzündliche Signalstoffe (Zytokine) absondern. So funktioniert die CBD-vermittelte Entzündungshemmung. Unkontrollierte Produktion entzündlicher Signalstoffe ist ein Merkmal chronischer Erkrankungen.

Cannabigerol (CBG)

Das Cannabinoid wurde 1964 identifiziert. CBG ist decarboxyliertes CBGA, ein Vorläufermolekül von THC, CBD und Terpenen, das in Nutzhanf und manchen THC-reichen Kultursorten vorkommt. CBG ist kaum erforscht. Es gilt als vielversprechender Stoff gegen Mund-, Prostata- und Brustkrebs und könnte antidepressive, antiemetische, pilzhemmende, antientzündliche, antiseptische und neuroprotektive Eigenschaften haben. CBG senkt den Augeninnendruck und erhöht Arachidonoylethanolamid-Anandamid (AEA) im Blut (siehe S. 86), kann muskelentspannend wirken und das Wachstum von Hautzellen anregen.

Cannabichromen (CBC)

CBCA ist die säurehaltige Form von CBC vor der Decarboxylierung (siehe S. 131). Das Cannabinoid ist in manchen früh blühenden Cannabissorten zu finden und schützt die Pflanze in der Blütezeit vor Pilz- und bakteriellen Infektionen. CBC wirkt schmerzhemmend, antidepressiv, antientzündlich, beruhigend und ist ein starker Hemmstoff der AEA-Wiederaufnahme (siehe S. 87).

Cannabidivarin (CBDV)

CBDV ist ein CBD-Analogon, das bei indischen Wildpflanzen gefunden wurde. Die meisten Kultursorten enthalten aber kein CBDV. Bekannt ist, dass das Cannabinoid schmerzlindernd wirkt und die Produktion des Endocannabinoids 2-AG aktiviert (siehe S. 88). Die Wirksamkeit von CBDV bei Typ-2-Diabetes, Glaukom, Schizophrenie, Krampfleiden und Sauerstoffmangel bei Neugeborenen wird derzeit in Studien untersucht.

Cannabinol (CBN)

Cannabinol ist in lebenden Pflanzen nicht nachweisbar. Es sammelt sich als Oxidationsprodukt von THC und CBD an, wenn die getrockneten Blüten, Harz oder Öl Jahre gealtert sind. CBN wirkt weder berauschend noch euphorisierend. Es hat krampfhemmende, antientzündliche und beruhigende Eigenschaften und hemmt die Vermehrung von Hornzellen der Haut (Keratinozyten) – bei Schuppenflechte (Psoriasis) vorteilhaft.

Tetrahydrocannabivarin (THCV)

Das Cannabinoid ist ein THC-Analogon und chemisch so verändert, dass es weder berauschende noch euphorisierende Wirkungen hat. THCV ist in südafrikanischen Kultursorten nachgewiesen worden. Es wirkt krampfhemmend, unterstützt den Abbau von Körperfett, reduziert CB1- und CB2-bedingte Schmerzempfindlichkeit und Entzündung. THCV schwächt niedrig dosiert THC-Wirkungen ab.

Säuren

Cannabidiolsäure (CBDA). Säurehaltiges CBDA ist ein CBD-Vorläuferstoff. Er ist in lebenden Pflanzen und getrockneten Blüten vorhanden, die nicht decarboxyliert sind. CBDA hat antientzündliche und schmerzlindernde Eigenschaften und bindet 100-fach stärker an Serotoninrezeptoren als CBD. Diese Rezeptorbindung trägt zur Besserung von Übelkeit/Erbrechen, Angst und Depression bei.

Tetrahydrocannabinolsäure (THCA). Die Säure schützt die Pflanze vor Insektenbefall. THCA-Freisetzung verursacht das kontrollierte Absterben von Zellen (Apoptose) beim Insekt. Beim Menschen wirkt THCA antientzündlich, brechreizhemmend und schmerzlindernd.

Terpene

Kohlenwasserstoffketten (Hydrocarbone) sind das chemische Kennzeichen von Terpenen. Cannabis enthält mehr als 200 bekannte Terpene. Je mehr Terpene identifiziert werden und je mehr wir über sie lernen, über ihre Wirkungen in Pflanzen und im menschlichen Körper, umso mehr gewinnen sie an Bedeutung für das Wirkprofil von Cannabissorten. Nimmt man zwei Cannabissorten (z. B. *indica* und *sativa*) mit exakt gleichem Cannabinoidprofil, können sie wegen ihrer Terpenkomposition extrem unterschiedliche Heileigenschaften haben.

Duftende Terpene

Terpene gehören zur pflanzlichen Telekommunikation. Wir riechen Cannabis, weil ihre Terpene flüchtig und geruchsintensiv sind. Unser Geruchssinn (olfaktorische Wahrnehmung) wird im ältesten Teil unseres Gehirns (Riechhirn) verarbeitet. Es speichert Wissen, das sich auf Gifte, verdorbene Nahrungsmittel und Gefühlszustände bezieht.

Flüchtige Terpene werden aus Trichomen freigesetzt und gelangen mit der Luft in die Nase, wo sie an Geruchsrezeptoren im Dach der Nasenhöhle binden. Dort werden Nervensignale ausgelöst, die zum Riechhirn gelangen und dort als Duftmischung registriert werden (z. B. „Pinie mit einem Hauch Lavendel"). Unser Geruchssinn stellt die Verbindung mit der Welt der Pflanzen her. Sie kommunizieren untereinander und mit uns via Terpene. An der Vermessung der Terpene wird noch gearbeitet, während wir weiter die Düfte der Welt schnuppern.

Ich bin Kräuterkundlerin, keine Aromatherapeutin. Mein Wissen über ätherische Öle ist begrenzt. Dennoch ist klar, dass Gerüche ein einfaches und verlässliches diagnostisches Instrument sind. Wenn Sie den Duft einer Pflanze mögen, sind Sie auf dem richtigen Weg, was Anwendungen betrifft. Verabscheuen sie den Geruch, ist die betreffende Sorte für Sie eher ungeeignet.

Sie können davon ausgehen, dass die Pflanze, die Sie vor der Nase haben, nicht unbedingt die vom Händler genannte Pflanze ist. Sie können die Pflanze aber selbst testen: Wirkt sie belebend, sedierend oder angstlösend? Oder Sie orientieren sich am Blütenduft, der Ihnen Heilwirkungen signalisieren kann. Die Nase kennt sich aus und wird Sie nicht belügen.

Terpene in Pflanzen

Terpene und komplexere Sesquiterpene werden wie Cannabinoide in den Trichomen aus Acetyl-Coenzym A (CoA) gebildet, das gemeinsame Vorläufermolekül für Cannabidiol (CBD), Tetrahydrocannabinol (THC) und Cannabigerolsäure (CBGA). Die Anzahl und Arten von Terpenen, die Pflanzen produzieren, sind genetisch vorgegeben. Die Konzentrationen sind vom Sonnenlicht (Erhöhung) und von der Fruchtbarkeit der Böden (Absenkung)

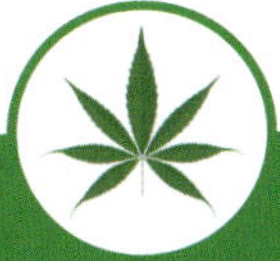

BIOAKTIVE TERPENE

Terpene sind eine medizinische Apotheke für sich. Wer auf die Erhaltung der Terpene achtet, kann wirksamere Cannabismedizin herstellen. Terpene verflüchtigen sich bei 21–38 °C. Bioaktive Terpene in Cannabismedizin bleiben bei Raumtemperatur oder gekühlt erhalten. Wird Cannabis inhaliert, finden sich Terpene im Rauch/Dampf.

Jede Terpenkonzentration über 0,5 Prozent ist bioaktiv. Bei Inhalation profitieren Sie von höheren Terpenkonzentrationen im Vergleich zu anderen Anwendungen. Das interessiert auch die Wissenschaft.

abhängig. Terpene schützen Pflanzen auch vor Fressfeinden. Trichome an exponierten Stellen produzieren bittere Terpene, die Angreifer abschrecken. Terpene und Sesquiterpene sind zudem klebrig und können marodierende Insekten abfangen, bevor sie allzu viel Schaden anrichten. Terpene schützen auch vor Infektionen durch Bakterien und Pilze.

Terpene im Körper

Manche Terpene binden an CB2-, GABA-, NMDA-, Adenosin-A2A- oder Serotonin (5-HT)-Rezeptoren (siehe S. 110). Wie bei allen ätherischen Ölen binden auch Terpene an Geruchsrezeptoren in der Nase. Terpene sind pharmakologisch äußerst vielseitig. Sie können mit Rezeptoren auf der Zellmembran oder mit Ionenkanälen von Muskel- oder Nervenzellen interagieren. Sie beeinflussen die Fließeigenschaften bestimmter Membranen, die Durchlässigkeit der Blut-Hirn-Schranke und der Hautbarriere. Veränderte Fließeigenschaften verbessern die Bindung an THC- und CB1-Rezeptoren und die THC-Aufnahme im Gehirn. Das erklärt die schmerzlindernden und umstimmenden Eigenschaften von THC.

Monoterpene

Die Monoterpene Beta-Myrcen, Limonen und Pinen wirken insektenabschreckend und sind auf den Spitzen der Cannabispflanzen in höchster Konzentration vorhanden.

Beta-Myrcen. Das Terpen ist reichlich in frischen Cannabispflanzen enthalten. Man findet es auch im Hopfen und in Mangogewächsen. Beta-Myrcen wirkt schmerzlindernd, antientzündlich, krebshemmend, antiproliferativ und antipsychotisch, verstärkt auch THC-Wirkungen im Gehirn. Kultursorten mit mehr als 0,5 Prozent Beta-Myrcen wirken sedierend, Sorten mit weniger als 0,5 Prozent belebend.

Limonen. Das Terpen kommt am zweithäufigsten in frischen Cannabispflanzen vor. Man findet es auch hoch konzentriert in Zitrusfrüchten. Limonen wirkt antibakteriell, krampfhemmend, antidepressiv, pilzhemmend und angstlösend, schützt vor Refluxerkrankung und senkt die Stresshormonspiegel (Cortisol im Serum). Es wirkt stimulierend auf das Immunsystem und löst kontrollierten Zelltod (Apoptose) bei Brustkrebszellen aus.

Pinen. Es ist das in der Pflanzenwelt am häufigsten vorkommende Terpen, wirkt bronchialerweiternd und verbessert bei Inhalation die Aufnahme von anderen Wirkstoffkomponenten. Pinen ist zudem antibiotisch und antientzündlich wirksam, verbessert Konzentration und Gedächtnis, energetisiert und ist ein Wohlfühlfaktor. Cannabissorten mit hohem Pinengehalt fördern die Konzentration.

Linalool. Lavendelblüten verdanken ihre typische Duftnote dem Terpen Linalool. Es hat schmerzlindernde, krebshemmende, krampflösende, antipsychotische und angstlösende Eigenschaften. Linalool eignet sich gut zur Lokalanästhesie oder als Beruhigungsmittel und wirkt schlafanstoßend.

Terpinolen. Salbei, Majoran, Rosmarin und Pinie enthalten Terpinolen. Manche Cannabissorten bringen mehr als 53 Prozent Terpinolen mit. Es wirkt antibakteriell, krebs- und pilzhemmend, antioxidativ und sedierend.

Sesquiterpene

Sesquiterpene sind schwere Moleküle, weniger flüchtig und riechen strenger. Sie haben auch antientzündliche und antibakterielle Eigenschaften.

Caryophyllen. Das süß und holzig duftende Sesquiterpen findet sich überreichlich in getrockneten Cannabisblüten, aber auch in schwarzem Pfeffer, Zimt und Gewürznelken. Es ist stark lipophil, was die Überwindung der Blut-Hirn-Schranke erleichtert und die Bioverfügbarkeit im Gehirn verbessert. Caryophyllen wirkt zudem schmerzlindernd, suchthemmend, antibakteriell, antidepressiv, antientzündlich, antioxidativ, antiproliferativ, krampfhemmend und angstlösend.

Alpha-Humulen. Das Sesquiterpen ist in Cannabis, Gewürznelken, Basilikum und Hopfen enthalten. Es hat ein subtil erdiges, holziges Aroma mit würzigen Duftnoten. Alpha-Humulen wirkt schmerzlindernd, antibakteriell, antientzündlich, krebs- und appetithemmend.

Flavonoide

Flavonoide sind als pflanzliche Farbstoffe (Pigmente) bekannt. Sie schützen vor schädlicher UV-Strahlung. Blütenpigmente locken Insekten und Vögel an, die dann ihren Bestäubungstanz aufführen. Sie mögen die purpurne Färbung Ihrer *Blueberry Muffin*-Sorte? Dann bedanken Sie sich bei Anthoxanthin und Anthocyanin. Flavonoide sind hitzeempfindlich. Frischpflanzen-Zubereitungen (Säfte, Tinkturen und kaltgepresste Öle) enthalten reichlich Flavonoide.

Cannabis produziert etwa 20 Flavonoide, inklusive Apigenin, Beta-Sitosterol, Cannaflavin (nur in Cannabis), Kaempferol, Lutein, Luteolin, Orientin, Quercetin, Silymarin (auch in Mariendistel), Vitexin und Xanthophylle. All diese Flavonoide wirken antientzündlich, pilzhemmend, antiviral, antioxidativ und krebshemmend. Flavonoide sind gute Antioxidanzien und Entzündungshemmer, hilfreich zur Vorbeugung von chronisch entzündlichen Erkrankungen. Beispielsweise ist Cannaflavin A 30-fach wirksamer als Aspirin, was den Entzündungsstoff PGE2 betrifft.

Chlorophyll

Chlorophyll ist ein weiteres Pigment. Es gibt Pflanzen die leuchtend grüne Färbung. Chlorophyll ist mit dem Blutfarbstoff Hämoglobin vergleichbar. Beide Farbstoffmoleküle sind fast identisch, unterscheiden sich hauptsächlich in Bezug auf das Element, um das sie gruppiert sind.

Das zentrale Element von Hämoglobin ist Eisen. Das Element von Chlorophyll ist Magnesium. Die wunderschöne Farbe Ihrer Cannabisöle, Tinkturen und Tees ist auf extrahiertes pflanzliches Chlorophyll zurückzuführen. Chlorophyll fördert die Produktion roter Blutzellen, wirkt antientzündlich, antioxidativ und krebshemmend.

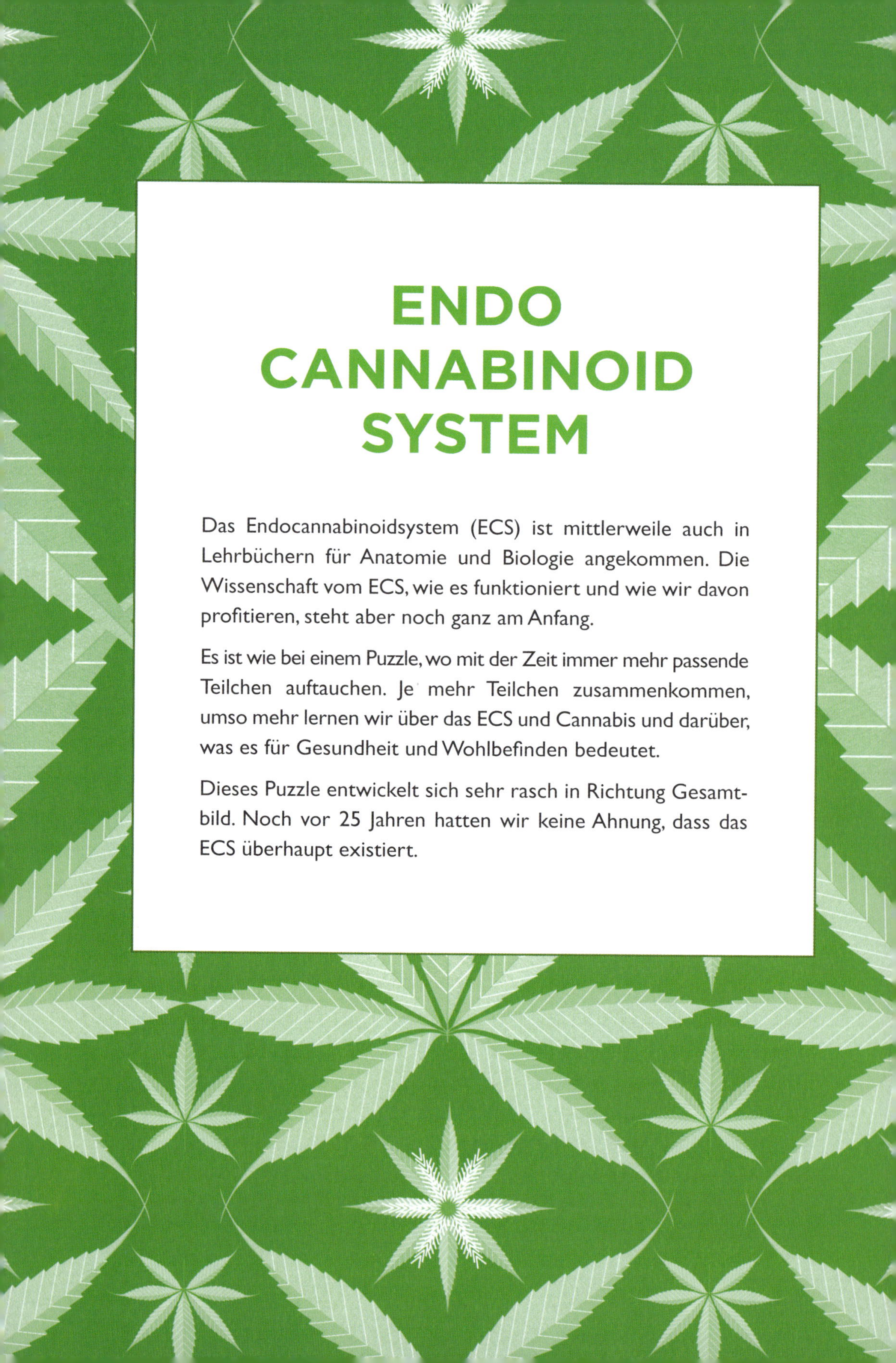

ENDO CANNABINOID SYSTEM

Das Endocannabinoidsystem (ECS) ist mittlerweile auch in Lehrbüchern für Anatomie und Biologie angekommen. Die Wissenschaft vom ECS, wie es funktioniert und wie wir davon profitieren, steht aber noch ganz am Anfang.

Es ist wie bei einem Puzzle, wo mit der Zeit immer mehr passende Teilchen auftauchen. Je mehr Teilchen zusammenkommen, umso mehr lernen wir über das ECS und Cannabis und darüber, was es für Gesundheit und Wohlbefinden bedeutet.

Dieses Puzzle entwickelt sich sehr rasch in Richtung Gesamtbild. Noch vor 25 Jahren hatten wir keine Ahnung, dass das ECS überhaupt existiert.

Das ECS bestimmt die Grundschwingung des menschlichen Wohlbefindens. Beim gesunden Menschen erzeugt es ein sanft vibrierendes Hintergrundsignal mit der Botschaft: „Alles in Ordnung“. Währenddessen erfüllen andere Systeme ihre täglichen Pflichten – hektische Nervosität, Gelassenheit, Abwehralarm, Drüsenaktionen, Darmintelligenz und stürmische Fortpflanzungsphasen inklusive. Das ECS ist der Magier hinter dem Vorhang. Das System der Systeme. Es balanciert und zentriert.

Dieses umfassend integrierte Metasystem beeinflusst jedes Körpersystem in gesunden und kranken Tagen. Das ECS wurde über alle Entwicklungsstufen des Lebens hinweg beibehalten, bei Pflanzen, Tieren und Pilzen. Nur Insekten können nicht mit Cannabinoiden interagieren. Bemerkenswert, dass dieses uralte System erst in den 1990er-Jahren entdeckt wurde.

Funktionell ist das ECS mit dem Immunsystem vergleichbar. Es hat keine anatomischen Bestandteile wie das Herz-Kreislauf- oder Verdauungssystem. Der Weg des Bluts in den Blutgefäßen kann im Kreislauf nachverfolgt werden, ebenso der Weg der Nahrung durch den Verdauungstrakt. Das ECS bezieht sich auf eine kollektive Funktion aller Körperzellen, die entweder Endocannabinoide produzieren oder Endocannabinoid-Rezeptoren haben. Aus der Perspektive der Zelle funktioniert das ECS ähnlich wie das Hormonsystem: Zellen produzieren chemische Stoffe, begeben sich auf die Wanderschaft und binden an Rezeptoren anderer Zellen, um bestimmte Wirkungen auszulösen.

Die chemischen Stoffe des ECS werden Endocannabinoide genannt (*endo* = innen oder innerlich oder intern). Das ECS ist unser internes Cannabissystem. Cannabinoide sind chemische Stoffe, die an ECS-Rezeptoren binden. Wenn wir wissen, wie Endocannabinoid-Moleküle an Rezeptoren binden, verstehen wir, wie THC, CBD und andere chemische Komponenten von Cannabis in unserem Körper funktionieren.

Körperliche Wirkungen nach Cannabiskonsum werden durch pflanzliche Komponenten ausgelöst, die mit unserem ECS interagieren. Pflanzliche Moleküle gelangen via Nase, Lungen, Haut oder Darm und in unseren Körper, verteilen sich dort, binden an zelluläre Cannabisrezeptoren stoßen eine Vielzahl körperlicher Reaktionen und Empfindungen an.

Solche Rezeptoren sind in fast allen Körpergeweben zu finden, was im besten Sinne ganzheitliche Auswirkungen hat. Bei keiner anderen Pflanze ist eine solch intime chemische Beziehung zur menschlichen Spezies bemerkbar. Das ECS ist komplex, weit verzweigt und verflochten wie ein Pilzmyzel. Es ist mehr als bloße Rezeptorchemie. Es ist vielmehr ein vielgestaltiges, körperweit kommunizierendes Zellennetzwerk. Je besser wir dieses System verstehen, umso besser können wir ganzheitliche Strategien pro Gesundheit und Heilung entwickeln.

Entdeckung der Endocannabinoide

Der israelische Chemiker Raphael Mechoulam gilt als Entdecker des Endocannabinoidsystem. Er leitet das Labor für medizinische Chemie an der *Hebrew University of Jerusalem*. Mechoulam gehört zu den Erstbeschreibern isolierter, spezifischer Cannabinoide und deren Strukturen, einschließlich der psychoaktiven Hauptkomponente Delta-9-THC.

1988 identifizierte er erstmals den Cannabinoidrezeptor 1 (CB1) und beschäftigte sich mit den Wirkmechanismen von THC. Er fand heraus, dass THC nach Cannabiskonsum an CB1 gebunden wird, was ein umfassendes Wohlgefühl hervorruft. Er fragte sich, ob im menschlichen Körper ein vergleichbarer, eigener chemischer Stoff existiert, der gleichfalls an diesen Rezeptor bindet.

1992 beschrieb er Arachidonoylethanolamid (AEA), die körpereigene THC-Version. AEA wurde von Mechoulams Team Anandamid getauft (Sanskrit *ananda* = Glückseligkeit). Unser eigenes Glücksmolekül!

Mechoulam selbst bezeichnet das ECS als globales Schutzsystem, da die Hauptfunktion darin besteht, bei akuten und chronischen Störungen den Status von Zellen, Geweben und Organen optimal auszubalancieren, *Allostase* genannt.

Geborgenheit und Wohlbefinden

Unser Grundgefühl von Geborgenheit und Wohlbefinden basiert auf der Aktivität des ECS. Funktioniert das System einwandfrei, arbeiten das Nerven-, Hormon- und Immunsystem im grünen Bereich. Fehlen Alarmsignale, geht alles seinen gewohnten Gang. Alles ist gut. Heilung, „Reparaturen", Verdauung und Reproduktion funktionieren optimal, während wir unser Leben leben. Unser emotionaler und psychischer Zustand spiegelt gleichfalls diesen Alles-ist-gut-Status wider: Wohlbefinden, Neugier und Lebensfreude. Dieser Grundzustand ist ein energieffizienter biologischer *Modus operandi*. Auch Tiere arbeiten in diesem Modus. Es sei denn, sie jagen oder werden gejagt.

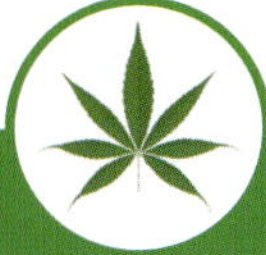

CHECKLISTE ENDOCANNABINOIDSYSTEM

Wer wissen will, wie es um die Gesundheit des ECS steht, sollte zunächst folgende Fragen stellen:

- Fühlen Sie sich überwiegend sicher und geborgen?
- Sind Sie grundsätzlich offen für Neues?
- Können Sie sich entspannen?
- Sind Sie wissbegierig und wollen unbedingt dazulernen?
- Schlafen Sie gut?

Werden alle Fragen bejaht, ist das Ergebnis Wohlbefinden.

Ein problematisches Merkmal des modernen Menschen betrifft das Nervensystem: Wir fühlen uns Tag für Tag allzu oft als Jäger oder Gejagte. Stress ist unser ständiger Begleiter. Das Nervensystem reagiert so, wie es reagieren muss. Alle Empfindungen und Wahrnehmungen werden als Wirklichkeit aufgefasst und umgesetzt – egal ob virtuell, imaginiert oder real.

Hier kommt eine kleine Geschichte zur Veranschaulichung des ECS-Gefühls. Angenommen, Sie besuchen Ihre Großmutter. Es war eine lange und beschwerliche Reise. Dämmerung. Ein kalter Wind kommt auf. Nieselregen durchnässt Ihr Hemd. Sie stolpern durch den grauen Abend. Der Gehweg ist in erbärmlichem Zustand. Ein vorbeifahrendes Auto prescht durch eine Pfütze und bespritzt sie mit Schmutz. Endlich angekommen. Sie öffnen die Tür und werden von der wohligen Wärme des Kaminofens begrüßt. Sie schälen sich aus Ihren nassen Sachen, lassen sich in den bequemen Sessel sinken und Ihre Großmutter sagt: „Eine Tasse Tee wird dir guttun." Sie sind zu Hause angekommen. Geborgenheit.

Am vegetativen Nervensystem sind drei Abteilungen beteiligt: sympathisches Nervensystem (aktivierend, „Kampf oder Flucht"), parasympathisches

Nervensystem (dämpfend, Ruhe, Verdauung) und enterisches Nervensystem („Darmhirn“, Darm-Hirn-Achse). Die drei Abteilungen arbeiten autonom, können willentlich kaum beeinflusst werden und kontrollieren lebenswichtige Funktionen: Herzschlag, Darmbewegung (Peristaltik), Atmung, Pupillenweite und vieles mehr. Das ECS agiert hinter den Kulissen und bestimmt den Grundton.

Übergeordnete Funktionen

Bei Gesunden wird das ECS nach Verletzungen aktiviert. Endocannabinoide werden bei Zellstress freigesetzt, um die Allostase wiederherzustellen („Erreichen von Stabilität durch Veränderung“). Das ECS interagiert mit fast jeder Körperzelle. Eine Hierarchie von oben nach unten wie beim Nervensystem oder eine zentrale chemische Instanz wie das endokrine System gibt es nicht. Fast alle der 50 Billionen Zellen kümmern sich selbst um ihr Wohlergehen. Bekannt ist, dass das gestresste ECS störungsanfällig ist. Das begünstigt Erkrankungen.

Bevor wir näher auf die zellulären und biochemischen Details des ECS eingehen, sollen einige übergeordnete Funktionen angesprochen werden. Dazu gehören Allostase, Schutz, Kognition und Lernen, Emotion, Ernährung und Immunität – nicht zu vergessen das Belohnungssystem. Anschließend befassen wir uns mit dem ECS-Puzzle auf molekularer, chemischer und Rezeptorebene. Wer versteht, wie unser eingebautes Cannabissystem funktioniert, versteht auch, wie Cannabis wirkt und wie es heilen kann.

Allostase

Billionen Körperzellen müssen koordiniert kooperieren, damit wir gesund bleiben, damit die Körpertemperatur, der Blutzucker und die Sauerstoffversorgung, Puls- und Atemfrequenz stimmen. Sind diese Parameter nicht permanent optimal eingestellt, drohen Krankheit oder gar Tod.

Allostase bedeutet Aufrechterhaltung der Stabilität durch physiologische oder Verhaltensveränderungen. Um den Allostasestatus zu erreichen, werden Körperfunktionen umgebungsbedingt nach Bedarf angepasst. Müssen wir uns beispielsweise schnell bewegen, steigt die Pulsfrequenz, damit die Muskulatur mehr Sauerstoff und Nährstoffe bekommt.

Allostase wird auch als *Homöostase* bezeichnet: die Fähigkeit des Körpers in immerwährend wechselnden Umgebungen ein gesundes Gleichgewicht aufrechtzuerhalten. Das ECS ist an der Aufrechterhaltung dieser Balance wesentlich beteiligt.

Schutz

Das ECS bekämpft Entzündungen, die bei allen Erkrankungen präsent sind. Es schützt vor unkontrolliertem Zellwachstum wie bei Krebserkrankungen (siehe S. 209) und beeinflusst auch den Schmerz (siehe S. 180). Es ist ein Sensorium, das Verletzung und Gewebeschäden vorbeugen kann.

Wohlgefühl

Die „Glücksgefühl"-Moleküle des ECS signalisieren „Alles ist gut". Das ECS ist zudem mit verschiedenen Nervenbotenstoffen (Neurotransmittern) vernetzt, die die Gesamtbefindlichkeit beeinflussen: Serotonin, Dopamin, Noradrenalin und GABA. Das gesunde, optimal funktionierende ECS vermittelt ein Grundgefühl der Geborgenheit und fördert erholsamen Schlaf (siehe S. 201).

Kognition und Lernen

ECS-Funktionen im Gehirn sind mit Lernen, Denken (Kognition), Gedächtnis und erweitertem Bewusstsein assoziiert.

Emotionen

Das umfassende Gefühl der Geborgenheit ist mit dem Wohlbefinden eng verflochten. Ein gesundes ECS vetreibt Ängste und regt die Neugier an. Es schützt vor belastenden Gefühlsausbrüchen und stabilisiert das Nervensystem: Wir vergessen, uns vor Zuständen zu fürchten, die längst keine Gefahr mehr darstellen. Wer an einer posttraumatischen Belastungsstörung (PTBS) leidet, hat genau damit große Probleme (siehe S. 198). Das ECS ist auch mit dem emotionalen Gedächtnis vernetzt und ermöglicht Tiefenentspannung.

Ernährung

Das ECS beeinflusst unser Ernährungsverhalten, da es den Appetit anregt. Heißhungerattacken nach Cannabiskonsum sind berüchtigt. Das ECS mischt zudem beim Zellstoffwechsel und der Blutzuckerkontrolle mit. Übelkeit und Erbrechen werden vom ECS sowohl im Gehirn als auch via Darmschleimhaut günstig beeinflusst (siehe S. 203).

Immunität

Das ECS moduliert das Immunsystem durch direkte Beeinflussung von Immunzellen: B-, T- und natürliche Killerzellen (NK-Zellen). Zusammen mit dem Immunsystem kooperiert das ECS bei der Entzündungshemmung (siehe S. 164).

Belohnung

Von Natur aus werden wir bei der Fortpflanzung oder beim Essen mit Wohlgefühlen belohnt. Neurotransmitter aktivieren Lustzentren im Gehirn und überbringen die Botschaft: „Mach das noch mal!" Das ECS hat direkte Verbindungen zum Belohnungssystem im Gehirn und ist ein wichtiger Einflussfaktor dieses Systems.

Organspezifische Funktionen

Bevor wir uns kopfüber in ECS-Funktionen stürzen, die Systeme und Organe betreffen, sollten wir die chemischen Grundfunktionen des Systems kennen. Das ECS besteht aus folgenden Komponenten:

1. Chemische Stoffe, die an Rezeptoren binden, in der Regel AEA (Anandamid) und 2-AG (2-Arachidonoylglycerol).
2. Rezeptoren (CB1 und CB2), die diese chemischen Stoffe binden.
3. Transportmoleküle für Cannabinoide.
4. Enzyme, die Endocannabinoide erzeugen oder zerstören.

Kurz gesagt, Endocannabinoide binden an Rezeptoren auf Zielzellen, die die passenden Rezeptoren mitbringen. Die Zelle ist dann aktiviert und löst Funktionen aus, die das Rezeptorsignal vorgibt. Wer die Kommunikation des gesunden ECS mit anderen Körpersystemen kennt, kann die Vorzüge der Cannabischemie leicht nachvollziehen.

In Utero

Das ECS hat im Frühstadium der Schwangerschaft für die Entwicklung des embryonalen und vorgeburtlichen Gehirns größte Bedeutung. Im Tierversuch

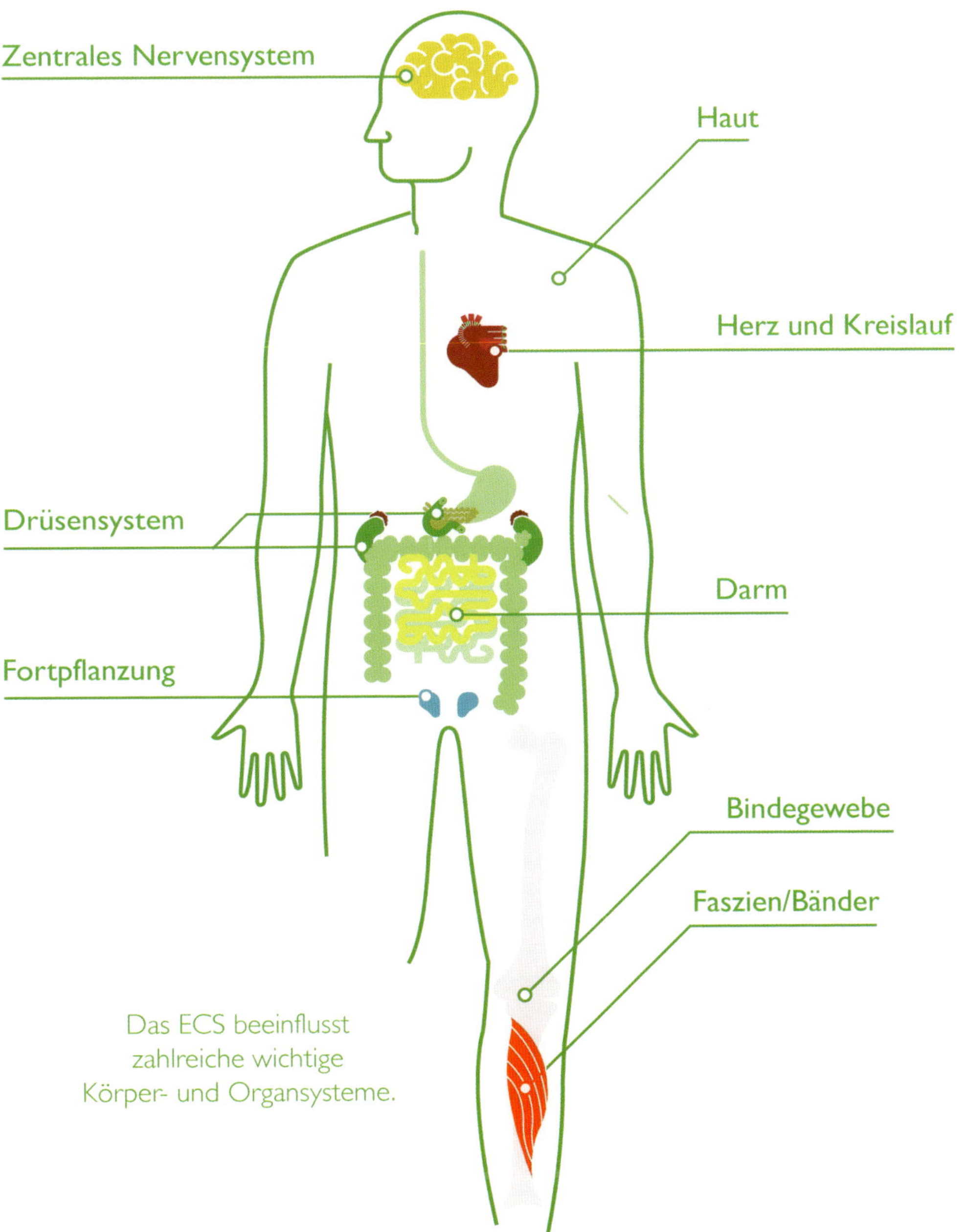

Systemische ECS-Funktionen

fand man bei zwei Tage alten Mausembryos CB1. Von Anfang an ist das ECS unser Begleiter: Befruchtete Eizellen bevorzugen AEA-reiche Regionen der Gebärmutterschleimhaut, um sich einzunisten. AEA-Glücksmoleküle sind bengalisches Feuer für befruchtete Eier.

Das ECS ist zudem stark in die Entwicklung des Nervensystems eingebunden: Vermehrung und Differenzierung neuronaler Stammzellen, Nervenzellwachstum, Produktion intakter Synapsen, Koordinierung der Migration und Verbindungen von Nervenzellausläufern (Axone), Beeinflussung der aktivierenden oder hemmenden Signalwirkungen an Synapsen im Gehirn und Rückenmark von Neugeborenen.

Nervensystem

Im Nervensystem beeinflusst das ECS die Neurogenese (Wachstum), Neuroprotektion (Schutz) und Neuroplastizität (Lernfähigkeit), den vegetativen Tonus, Stressreaktionen und die Schmerzverarbeitung.

Neurogenese. Das ECS ist ein wichtiger Faktor für die Stimulation von Nervenwachstum.

Neuroprotektion. Wird Nervengewebe chemisch oder physikalisch geschädigt, produziert es nervenschützendes AEA und 2-AG und vermehrt CB2. Dann können Endocannabinoide an die Rezeptoren binden, was antientzündlich wirkt und vor Nervenschäden schützt. Der aktivierende (exzitatorische) Neurotransmitter Glutamat kann Nervenzellen buchstäblich zu Tode erregen. Bei Nervenschäden nach Schädel-Hirn-Trauma oder einem Schlaganfall kann es zur unkontrollierten Glutamat-Produktion kommen. Das ECS begrenzt diese toxische Erregbarkeit und verringert die Krampfneigung im Gehirn (siehe S. 179).

Neuroplastizität. Im zentralen Nervensystem können lebenslang neue Nervenverbindungen geknüpft und Vernetzungen reorganisiert werden, Neuroplastizität genannt. Nervenzellen im Gehirn reagieren mit Neuroplastizität auf Verletzungen und Erkrankungen oder veränderte Umgebungsbedingungen und Situationen. Endocannabinoide regen in einigen Hirnregionen die Produktion von Nervenzellen an (Neurogenese).

Vegetatives Nervensystem. Das ECS interagiert mit allen Anteilen des vegetativen Nervensystems via CB1 auf Nervenzellen und benachbarter Neuroglia. Im sympathischen Anteil des Systems binden Endocannabinoide an CB1, um die Freisetzung von Noradrenalin (aktiviert Hormone und

Neurotransmitter) zu verzögern. Endocannabinoide reduzieren auch sympathisch vermittelten Schmerz und den beeinflussen die Hypothalamus-Hypophysen-Nebennierenrinden-Achse, der Hauptweg für Stressreaktionen. Im parasympathischen Anteil des Systems binden Endocannabinoide an Rezeptoren, die Übelkeit und Erbrechen hemmen (siehe S. 203).

Stressreaktionen. Das intakte ECS ist eine wesentliche Komponente für passende Stressantworten und Erholung nach belastenden Ereignissen. Es sorgt für angemessene Antworten auf Stress und schützt vor unnötigen Überreaktionen. Das ECS leitet auch das Ende der Stressreaktion ein. Wenn eine Gefahr erkannt und Alarm ausgelöst wurde, reagiert der ganze Körper.

Die Kampf-oder-Flucht-Reaktion ist ein clever orchestrierter Ablauf von Mechanismen, überlebenswichtig für unsere Urahnen. Wer nicht extrem aufmerksam, achtsam und reaktionsschnell war (Hypervigilanz), musste mit vorzeitigem Ableben rechnen. Hypervigilanz ist nur in Gefahrensituationen nützlich, ansonsten ungesund und kontraproduktiv.

Das moderne Problem sind chronische Stressreaktionen ohne wirklichen Anlass. Der permanent hohe Stresspegel gehört zu den wichtigsten Krankmacherfaktoren für viele „Volkskrankheiten" unserer Zeit.

Wie kann es sein, dass Sie bei einer Gelegenheit durch ein lautes Geräusch zu Tode erschreckt werden und bei der nächsten nicht? Antwort: Wir können unsere Reaktionsbereitschaft einstellen und anpassen. Das dafür zuständige Hirnzentrum ist der Mandelkern (Amygdala). Alarmreaktionen beginnen hier. Stresssignale werden dort mit Informationen über frühere Stresserfahrungen abgeglichen. Passende Signale stuft der Mandelkern als ernste Gefahr ein und löst Alarm aus. Die Auslösereinstellung hängt von vielen Faktoren ab. Vor allem davon, wie stark Außenwahrnehmungen die Aktivität des Mandelkerns beeinflussen.

Signale übergeordneter Hirnregionen können die aktivierte Amygdala aber außer Kraft setzen und beruhigend einwirken, bevor die höchste Alarmstufe ausgelöst wird. Der Hippocampus hemmt erregende (exzitatorische) Reaktionen, indem er die Amygdala mit Informationen versorgt, die das Label „ungefährlich/harmlos" tragen.

Das Stresshormon Cortisol kann zur Schrumpfung des Hippocoampus beitragen. Umgekehrt vergrößert sich das Volumen des Hippocampus bei sinkenden Cortisolspiegeln. Endocannabinoide binden an CB1 und stabilisieren Hippocampus-Strukturen. Der präfrontale Cortex ist die übergeordnete Hirnregion, die den aktivierten Mandelkern blockieren kann. Unter

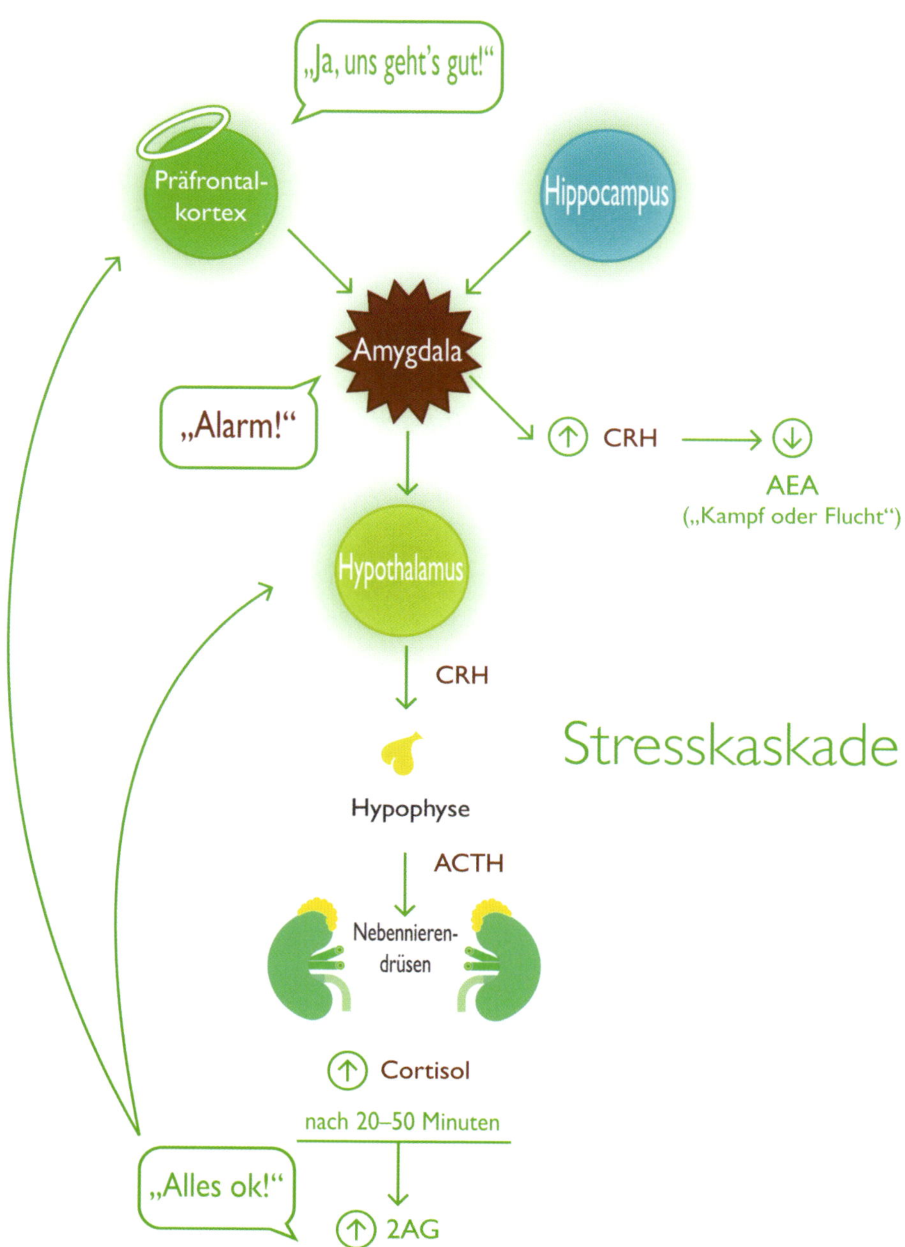

Das ECS ist am Ablauf normaler Stressreaktionen („Kampf oder Flucht") wesentlich beteiligt. [CRH = Corticotropin-releasing Hormon; ACTH = Adrenocorticotropes Hormon; AEA = Arachidonylethanolamid; 2-AG = 2-Arachidonylglycerol]

Stressbedingungen reagiert die Amygdala auf potenzielle Gefahr, bevor die Information in der Hirnrinde verarbeitet wurde. Wer durch Achtsamkeit und Meditation starke synaptische Verbindungen geknüpft hat, kann via Präfrontalkortex die Amygdala daran hindern, die volle Kontrolle über Emotionen an sich zu reißen. Meditation stärkt die Stressresistenz und verhilft zu mehr Gelassenheit.

Auch vom Herzen kann ein Stoppsignal für die Amygdala kommen. Das Herz ist mit jeder Hirnregion neurologisch vernetzt, Mandelkern inklusive. Das Gehirn wird auf solche Signale reagieren. Mit Atemtechniken, die sich auf die Beeinflussung der Herztätigkeit beziehen, kann man die Amygdala bei Stressbelastung besänftigen.

Wenn wir die Welt permanent als bedrohlich wahrnehmen, ist unser Nervensystem in ständiger Alarmbereitschaft. Wir sind dann so konditioniert, dass wir überall Gefahren wittern. Das treibt den Cortisolspiegel nach oben. Der Hippocampus schrumpft und wir fühlen uns chronisch unsicher. Ein Teufelskreis.

Die Amygdala setzt unter anderem den Botenstoff CRH (Corticotropin-releasing Hormon) frei, der die AEA-Spiegel absenkt, was den Alarmzustand aufrechterhält. Permanente Aktivierung des Mandelkerns erleichtert die Auslösung der Kampf-oder-Flucht-Reaktion.

Das ECS trägt dazu bei, dass akute Stressreaktionen weniger heftig ausfallen. Gesunde AEA-Spiegel dämpfen die Amygdalaaktivität in vermeintlichen Gefahrensituationen. Soll die Stressreaktion beendet werden, stimulieren hohe Cortisolspiegel die 2-AG-Produktion, was Stress abbaut, Ängste vertreibt und die Erholungsphase einleitet. Endocannabinoidmangel macht stressanfällig, begünstigt Überreaktionen und behindert erholsame Entspannung.

Schmerz. Das ECS ist auf mehreren Ebenen an der Schmerzlinderung beteiligt, vom traumatischen Schmerz bis hin zur Schmerzwahrnehmung im Gehirn. Es beeinflusst Wundschmerz, Schmerzrezeptoren, Immunzellen und das zentrale Nervensystem (siehe S. 180).

- Wunde/Trauma – Wird Gewebe verletzt, produzieren Zellen chemische Stoffe, die auf eine Verletzung hinweisen und Schmerzempfindung vermitteln: Histamine, Prostaglandine, Bradykinin, Noradrenalin, Substanz P, Wasserstoffionen, Kaliumionen, Leukotriene, Adenosintriphosphat (ATP) u. a. Die Endocannabinoide 2-AG und AEA hemmen die Produktion solcher Stoffe und tragen zur Schmerzlinderung bei.

• Schmerzrezeptoren (Nozizeptoren) – Endocannabinoide binden an spezielle Schmerzrezeptoren, was deren Signalaktivität hemmt. Weniger Schmerzsignale erreichen das Gehirn. Der Schmerz lässt nach.

• Immunzellen – Binden Endocannabinoide an CB2 auf Mastzellen und Makrophagen, verringert sich die Produktion von chemischen Stoffen für die Nozizeptorbindung. Das erzeugt wiederum weniger Schmerzsignale. Nach Verletzungen werden zur Schmerzkontrolle und Entzündungshemmung vermehrt CB2 auf Immunzellen exprimiert.

• Zentrales Nervensystem – Das zentrale Nervensystem verfügt über mehrere Mechanismen, die mit Unterstützung des ECS das Schmerzgeschehen beeinflussen (siehe S. 180).

• Spastik/Krampfneigung – Manche Erkrankungen sind mit Muskelspasmen assoziiert, beispielsweise Rückenmarkverletzungen, Multiple Sklerose, Hirnerkrankungen bei Kindern (infantile Zerebralparese), Schlaganfall, Schädel-Hirn-Trauma, Amyotrophe Lateralsklerose (AMS) oder Spastische Paraplegie.

Spastik und Muskelkontraktionen treten dann auf, wenn Motoneuronen ständig „feuern". Endocannabinoide tragen dazu bei, dass der Neurotransmitter GABA vermehrt ausgeschüttet wird, was Nervensignale zum Muskel hemmt und Entspannung vermittelt (siehe S. 181).

Herz-Kreislauf-System

CB1 und CB2 sind im gesamten Herz-Kreislauf-System zu finden. Normalerweise spielt das ECS für die Herzfunktion eine untergeordnete Rolle. Bei Schock (septisch oder durch Blutungen), Herzinfarkt, fortgeschrittener Leberzirrhose oder Herzinsuffizienz schwächt das ECS die Herzaktion ab, was den Blutdruck senkt. Die Bindung von Endocannabinoiden an CB1 und TRPV1 (Vanilloidrezeptoren, siehe S. 112) löst Gefäßerweiterung aus (Vasodilatation) und trägt zur Blutdrucksenkung bei. Tierversuche ergaben, dass das ECS Herzgewebe vor Schäden durch Sauerstoffmangel (Ischämie) schützt.

Immunsystem

Das ECS arbeitet eng mit dem Immunsystem zusammen. Es beeinflusst Funktionen von Immunzellen und wirkt antientzündlich. Endocannabinoide binden an CB2 auf T-Helferzellen. Entzündliche Zytokine werden gehemmt und antientzündliche Zytokine aktiviert. Auf dieselbe Weise beeinflusst das ECS auch T-, B-Zellen und natürliche Killerzellen (NK-Zellen).

Endocannabinoide, CB1 und CB2 werden in Tumorgewebe aufreguliert, was Krebszellen empfindlicher für Endocannabinoidwirkungen macht. Chemotherapie tötet alle Zellen ab, die sich schnell teilen – gesunde Zellen und Krebszellen! Endocannabinoide richten sich ausschließlich gegen Krebszellen. Sie lösen kontrolliertes Absterben (Apoptose) und „Selbstverdauung" (Autophagie) entarteter Zellen aus, blockieren die Gefäßneubildung (Angiogenese) und hemmen die Migration (Metastasierung) von Krebszellen (siehe S. 210).

Apoptose. Programmierter Zelltod ist die genetisch vorgegebene Selbstzerstörung der Zelle. Es handelt sich um einen normalen und kontrollierten Vorgang, der für Wachstum und Gesundheit größte Bedeutung hat. Die Bindung von Endocannabinoiden an CB1 stimuliert Apoptose.

Autophagie. Bei „Selbstverdauung" zerlegen sich Zellen in ihre Bestandteile. Es ist eine Möglichkeit, defekte Zellen zu entsorgen und durch neue zu ersetzen. Die Bindung von Endocannabinoiden an Cannabinoidrezeptoren aktiviert zelluläre Enzyme, die den Zellinhalt verdauen. Dies ist vor allem bei Immunzellen, die körperfremde oder Krebszellen eingefangen haben, von Bedeutung. Dieser natürliche Regenerationsprozess findet auf Zellebene statt, kann Krankheitsanfälligkeit verringern und das Leben verlängern.

Angiogenese-Hemmung. Tumorzellen schütten chemische Stoffe aus, die das Wachstum von Blutgefäßen anregen. Binden Endocannabinoide an Cannabinoidrezeptoren, wird die Produktion dieser Stoffe gestoppt. Der Tumor ist von der Blutversorgung abgeschnitten und „verhungert".

Migrationshemmung. Manche Krebszellen neigen dazu, in andere Körpergewebe auszuwandern (Metastasierung), wo die Blutversorgung besser ist. Die Bindung von Endocannabinoiden an Cannabinoidrezeptoren auf Tumorzellen hemmt die Migration von Krebszellen.

Bindegewebe

Zum Bindegewebe zählen das Blut, Knochen, Faszien, Bänder (Ligamente) und Knorpel. Es ist die umfangreichste Gewebekategorie des Körpers. Alle Bindegewebe profitieren von der Interaktion mit dem ECS.

Knochen. Knochengewebe ist dynamisch und entsteht aus der permanenten Aktivität von Knochen aufbauenden (Osteoblasten) und Knochen abbauenden Zellen (Osteoklasten). Beide Zelltypen produzieren AEA und 2-AG und CB2. Wenn AEA und 2-AG an Osteoklasten binden, wird der Knochenabbau verlangsamt. Binden AEA und 2-AG an Osteoblasten, wird der Knochenaufbau aktiviert.

Wenn AEA und 2-AG an CB1 auf Nervenzellen in der Nachbarschaft von Osteoblasten binden, ist die Ausschüttung von Noradrenalin blockiert. Dieser Neurotransmitter gehört zum Stressreaktionssystem und hemmt die Knochenbildung. Bei chronischem Stress ist die Bereitstellung von Grundstoffen der Knochenbildung unterbrochen, da die Ressourcen für Kampf-oder-Flucht-Reaktionen gebraucht werden.

Faszien und Knorpel. Am Aufbau von Faszien und Bändern sind Fibroblasten beteiligt. Knorpelgewebe wird von Chondroblasten produziert. Beide Zelltypen exprimieren CB1 und CB2 sowie Enzyme für den Cannabinoidstoffwechsel. Cannabinoide und höchstwahrscheinlich auch Endocannabinoide beeinflussen das Faszien-Remodeling, schützen Knorpelgewebe und wirken antientzündlich.

Verdauung

CB1 und CB2 sind auch im Darm zu finden: CB1 überwiegend im enterischen Nervensystem (Darmanteil des vegetativen Nervensystems), CB2 im Darm selbst. Hunger/Appetit und der Zellstoffwechsel werden vom ECS reguliert. Es beeinflusst auch die Hormone Ghrelin, Orexin und Adiponektin, die den Appetit und die Verdauung beeinflussen.

Wenn CB1 im Darmhirn durch 2-AG und AEA gebunden werden, verlangsamt sich der Verdauungsprozess. Die Ausschüttung von Magensäure und die Magenbeweglichkeit (Motilität) nehmen ab. Der Schließmuskel der Speiseröhre (Ösophagussphinkter) entspannt. Der Magen entleert sich verzögert.

CB2 sind wahrscheinlich antientzündlich wirksam und lindern Eingeweideschmerz. Bei Übergewicht und Fettleibigkeit werden massenhaft Fettzellen (Adipozyten) inklusive CB1 und Endocannabinoide produziert. Das regt den Appetit an und es wird mehr gegessen. Ein Teufelskreis.

Leberfunktion

In der gesunden Leber hat man relativ wenig CB1 und CB2 sowie niedrige AEA- und 2-AG-Spiegel beobachtet. Auch das Abbauenzym FAAH (Fettsäureamid-Hydrolase) ist nur in geringer Menge präsent. All das ändert sich, wenn Lebergewebe verletzt ist. Dann findet man vermehrt CB2 und ansteigende 2-AG-Spiegel.

Werden Endocannabinoide an CB1 gebunden, kommt es im Lebergewebe zur Fibrosierung (Faserbildung). Bei aktivierten CB2 wird die Fibrosierung gehemmt. Da CB2-Aktivierung nachweislich antientzündlich wirkt, sind auch leberschützende ECS-Effekte zu erwarten.

Psychische Gesundheit

Das ECS gibt den Grundton „glückseliges Wohlbehagen" vor. Das schafft bei Tieren inklusive Mensch die Voraussetzung dafür, dass man neue Dinge ausprobieren und Neugier ausleben kann. Ausruhen, entspannen, essen und erfinden. Das Geheimrezept für diesen Zustand sind Endocannabinoide, die an CB1, CB2 und TRPV1 gebunden werden. Mit folgenden Wirkungen ist zu rechnen:

- Wir lassen uns Zeit (Entkopplung der Reiz-Antwort-Reaktion).
- Schmerzhafte Erinnerungen verblassen.
- Wunden der verletzten Seele vernarben.
- Wir sind gelassener.

ECS-Botenstoffe

Endocannabinoide starten als Vorläufermoleküle in Zellmembranen. Diese Moleküle wandern ins Zellinnere und interagieren mit Enzymen, die die Umwandlung in verschiedene Endocannabinoide vermitteln. Anschließend werden die Moleküle aus der Zelle heraus transportiert und binden an nächstgelegene Rezeptoren. Ist ein Rezeptor stimuliert, werden sie wieder ins Zellinnere zurücktransportiert, zerlegt und recycelt.

Endocannabinoide sind die Botenstoffe des ECS. Auch andere Körpersysteme verfügen über chemische Botenstoffe: Das Drüsensystem nutzt Hormone, das Nervensystem Neurotransmitter, das Immunsystem Zytokine und das Verdauungssystem Peptide. Dieselben chemischen Botenstoffe haben, bezogen auf ihre Standorte verschiedene Namen. Serotonin wird beispielsweise im Darm Peptid genannt und im Nervensystem Neurotransmitter. Endocannabinoide sind bevorzugt in Synapsen, im Blut und in der extrazellulären Flüssigkeit zu finden. Endocannabinoide werden nicht wie im endokrinen System in einer Drüse produziert und dann an periphere Ziele verschickt. Jede Zelle verfügt über die nötigen Enzyme, um Endocannabinoide bei Bedarf selbst herzustellen. Und jede Zelle regelt ihre ECS-Balance selbst. Bislang sind 7 Endocannabinoide bekannt:

- AEA (Arachidonoylethanolamid-Anandamid)
- 2-AG (2-Arachidonoylglycerol)
- 2-AGE/Noladinether (2-Arachidonoylglycerylether)
- Virodhamin (O-Arachidonoylethanolamid)
- NADA (N-Arachidonoyldopamin)
- PEA (Palmitoylethanolamin)
- OEA (Oleoylethanolamid).

AEA und 2-AG sind die bekanntesten und am besten erforschten Endocannabinoide.

AEA (Arachidonoylethanolamid-Anandamid)

AEA ist das „Glücksmolekül" und das erste Endocannabinoid, das entdeckt wurde. Es kommt im Gehirn, in der Milz, im Herzen, in der Haut, im Bindegewebe, in Knochen und in den Fortpflanzungsorganen vor. Das Molekül ist ein partieller Agonist von CB1, wenn es isoliert vorliegt und bei Präsenz von Lipoxin A4 mit hoher Affinität gebunden wird. AEA ist im Gehirn weniger häufig anzutreffen als 2-AG, wird aber bei Bedarf dort rasch und reichlich hergestellt. AEA ist unser ureigenes THC!

AEA wird nach Anforderung durch ein chemisches Signal aus der essenziellen Fettsäure Arachidonsäure gebildet. Arachidonsäure kommt auch in der Phospholipid-Doppelschicht von Zellmembranen vor. AEA wird in einer Abfolge von Reaktionen mit chemischen Zwischenprodukten und passenden Enzymen produziert und nicht gespeichert.

Endocannabinoide können nur mit Hilfe von Transportmolekülen die Zellmembran überwinden. Das Fettsäurebindungsmolekül (FABP) ist der Transporter von AEA. Das Enzym Fettsäureamid-Hydrolase (FAAH) zerlegt AEA in Arachidonsäure und Ethanolamid. Ist FAAH blockiert oder liegt mehr AEA vor, als FAAH abbauen kann, bleibt AEA für weitere Rezeptorbindungen verfügbar oder wird in einem anderen Stoffwechselweg durch Cyclooxygenase-2 (COX-2) und nachfolgende Enzyme in entzündliches Prostaglandin E2 umgewandelt.

CBD kann durch Hemmung des Enzyms FAAH die AEA-Spiegel erhöhen. Sowohl nichtsteroidale Antirheumatika (NSAR, z. B. Ibuprofen) als auch

CBD hemmen FAAH. Das heißt, es wird weniger AEA verstoffwechselt. AEA steht dann vermehrt zur Rezeptorbindung zur Verfügung. Zudem wird dadurch die Produktion entzündlicher Zytokine gedrosselt. THC und CBD behindern an mehreren Stellen gezielt den AEA-Transport, was gleichfalls die Verfügbarkeit von AEA für Rezeptorbindungen erhöht.

AEA-Molekül

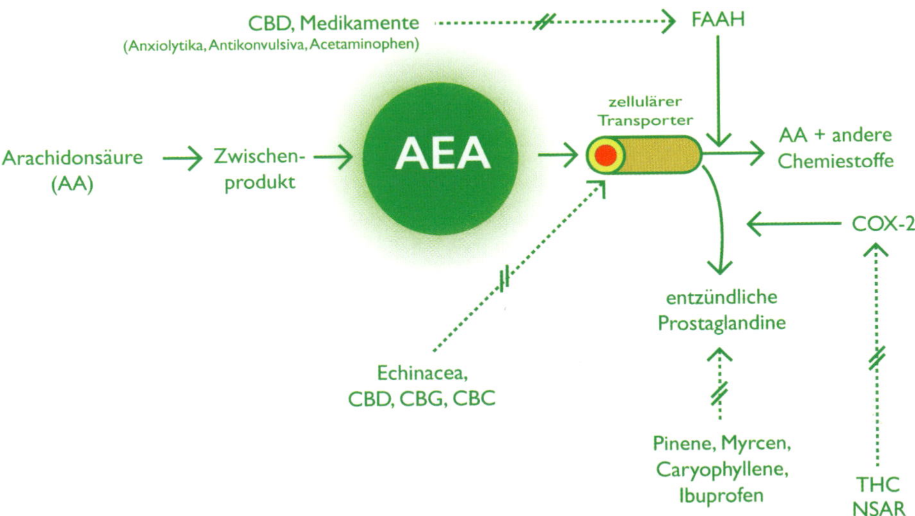

Mechanismen der Entzündungshemmung durch AEA im Blutstrom.

[AA = Arachidonsäure; FAAH = Fettsäureamid-Hydrolase; THC = Tetrahydrocannabinol; NSAID = nichtsteroidale Entzündungshemmer; COX-2 = Cyclooxygenase-2; CBG = Cannabigerol; CBD = Cannabidiol; CBC = Cannabichromen]

2-AG (2-Arachidonoylglycerol)

2-AG ist ein echter CB1-Agonist. Im Gehirn ist das Endocannabinoid tausendfach häufiger anzutreffen als AEA. Es bindet mit mäßig bis geringer Affinität an dieselben Rezeptoren wie AEA: CB1, CB2, GPR55 (G-Protein-gekoppelter Rezeptor 55), TRPV1 (*transient receptor potential cation channel subfamily V member 1*) und PPAR (Peroxisom-Proliferator-aktivierte Rezeptoren).

Die Synthese von 2-AG beginnt gleichfalls in der Phospholipid-Doppelschicht von Zellmembranen. Es wird in einer Abfolge von Reaktionen aus dem Vorläufermolekül DAG (Diacylglycerol) gebildet. Mit dem Transportmolekül FABP verlässt 2-AG die Zelle, um an nächstgelegene Rezeptoren zu binden. Es wird durch das Enzym MAGL (Monoacylglycerol-Lipase) zu Arachidonatglycerol abgebaut. 2-AG wird auch durch COX-2 (Cyclooxygenase-2) zerlegt, wobei das entzündliche Zytokin PGE2 (Prostaglandin E2) entstehen kann.

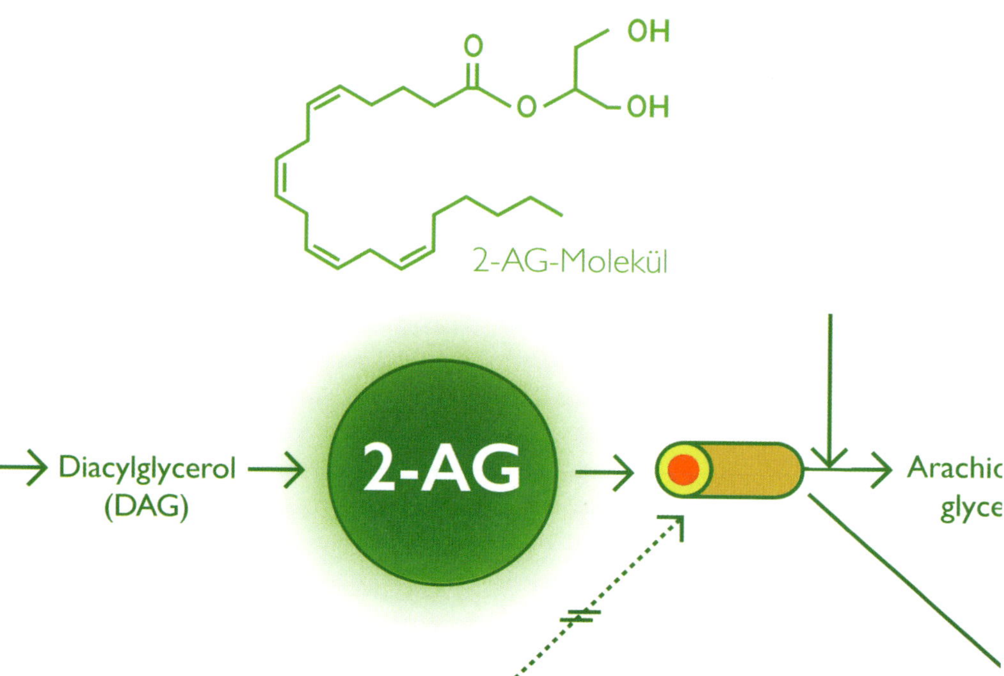

Mechanismen der Entzündungshemmung durch 2-AG im Blutstrom.

[DAG = Diacylglycerol; 2-AG = 2-Arachidonoylglycerol; MAGL = Monoacylglycerol-Lipase; THC = Tetrahydrocannabinol; NSAID = nichtsteroidale Entzündungshemmer; COX-2 = Cyclooxygenase-2; CBG = Cannabigerol; CBD = Cannabidiol; CBC = Cannabichromen]

Endocannabinoide unter der Lupe

Nachfolgend vertiefen wir uns in die Details der Endocannabinoid-Chemie. Wer es nicht so genau wissen will, liest auf S. 120 weiter.

Verwandtschaft

Die Endocannabinoide PEA (N-Palmitoylethanolamin) und OEA (Oleoylethanolamid) gehören zur Stoffgruppe der N-Acylethanolamine, binden an Rezeptoren, werden aus Fettsäuren hergestellt und durch Enzyme abgebaut. Da sie nicht als echte Endocannabinoide gelten (binden nicht an spezifische CB-Rezeptoren), kann man sie hier als „Verwandtschaft" bezeichnen. PEA und OEA binden an einige Nicht-CB-Rezeptoren und funktionieren ähnlich wie Endocannabinoide.

PEA (Palmitoylethanolamin). PEA bindet an PPAR (Peroxisom-Proliferator-aktivierte Rezeptoren), GRP55 (G-Protein-gekoppelter Rezeptor 55) und TRPV1 (*transient receptor potential cation channel subfamily V member 1*) -Rezeptoren. PEA wirkt antientzündlich, schmerzhemmend, nervenschützend und krampfhemmend.

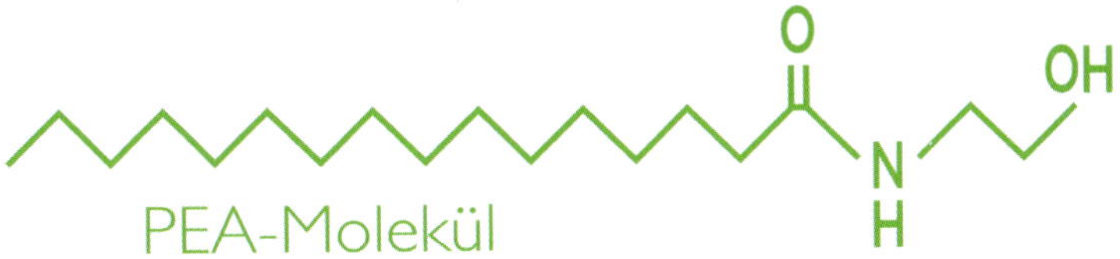

PEA-Molekül

OEA (Oleoylethanolamid). OEA bindet an PPAR (Peroxisom-Proliferator-aktivierte Rezeptoren) und TRPV1-Rezeptoren. OEA stimuliert den Fettstoffwechsel und beeinflusst die Nahrungsaufnahme.

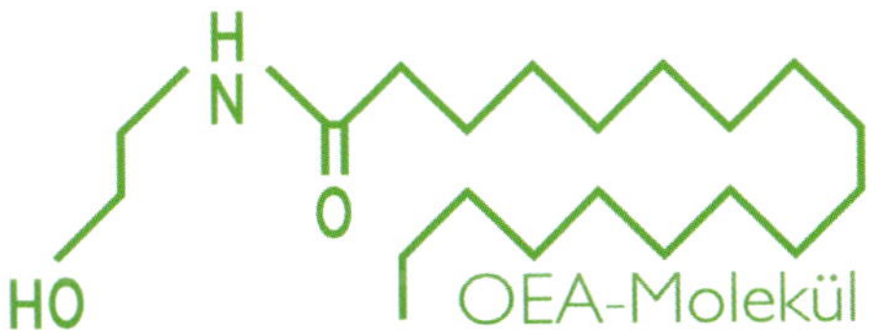

OEA-Molekül

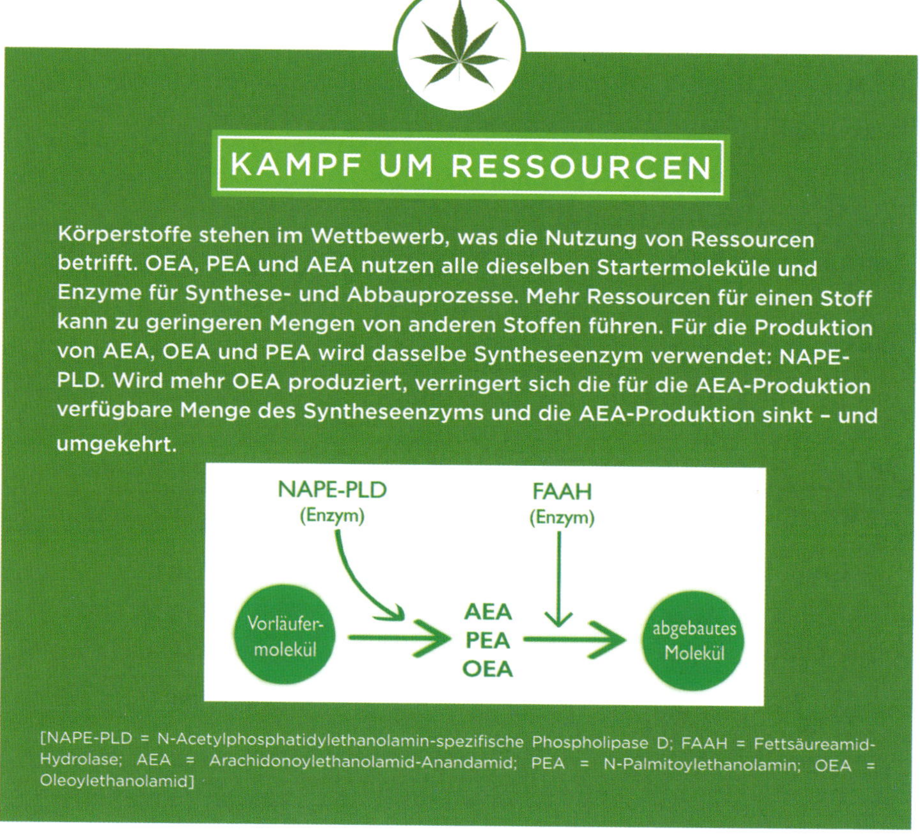

KAMPF UM RESSOURCEN

Körperstoffe stehen im Wettbewerb, was die Nutzung von Ressourcen betrifft. OEA, PEA und AEA nutzen alle dieselben Startermoleküle und Enzyme für Synthese- und Abbauprozesse. Mehr Ressourcen für einen Stoff kann zu geringeren Mengen von anderen Stoffen führen. Für die Produktion von AEA, OEA und PEA wird dasselbe Syntheseenzym verwendet: NAPE-PLD. Wird mehr OEA produziert, verringert sich die für die AEA-Produktion verfügbare Menge des Syntheseenzyms und die AEA-Produktion sinkt – und umgekehrt.

[NAPE-PLD = N-Acetylphosphatidylethanolamin-spezifische Phospholipase D; FAAH = Fettsäureamid-Hydrolase; AEA = Arachidonoylethanolamid-Anandamid; PEA = N-Palmitoylethanolamin; OEA = Oleoylethanolamid]

Chemische Funktionen der Endocannabinoide

In der Regel hemmen Endocannabinoide die Freisetzung entzündlicher Stoffe und von Neurotransmittern. AEA und 2-AG funktionieren ähnlich, wenn sie an Rezeptoren binden. Die wesentlichen Unterschiede beziehen sich darauf, wo sie wirksam werden und wie stark sie an Rezeptoren binden. Wenn man die Biochemie der Endocannabinoide kennt, kann man dieses Wissen auf Cannabinoide übertragen, die an dieselben Rezeptoren binden.

Endocannabinoide als Neurotransmitter

Informationen werden im Nervensystem via elektrische Impulse in Nerven übermittelt. Nerven bestehen aus Zellen, die Neuronen genannt werden. Milliarden Neuronen sind im Gehirn und Rückenmark verknüpft. Die Kontaktstelle von Neuronen ist die Synapse. Ein winziger (synaptischer) Spalt verhindert den direkten Kontakt von Neuronen. Nervensignale werden bis zur Synapse weitergeleitet, können den synaptischen Spalt aber nicht ohne Weiteres überwinden.

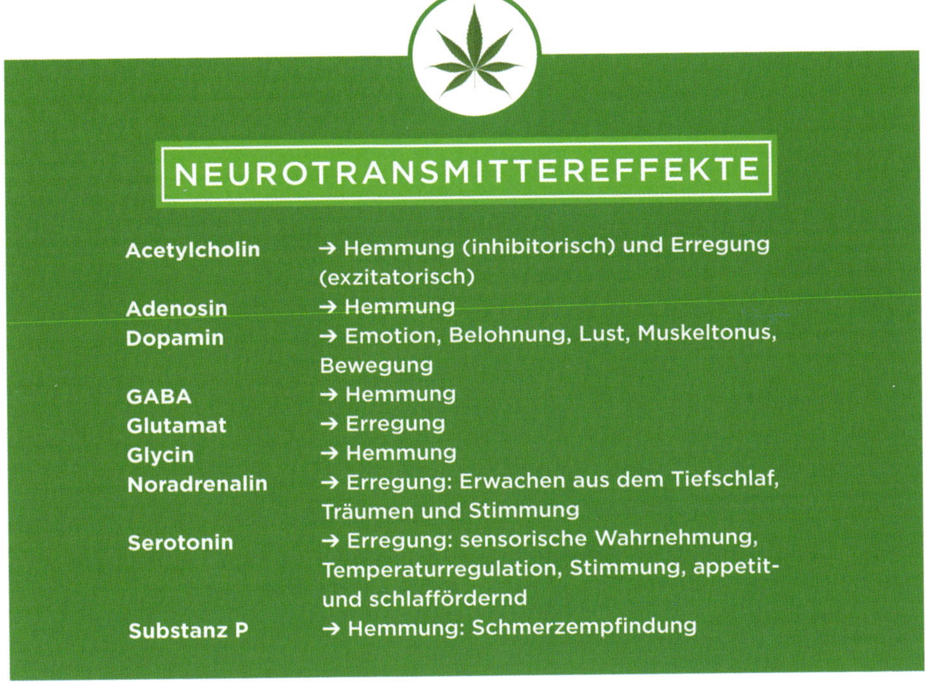

NEUROTRANSMITTEREFFEKTE

Acetylcholin	→ Hemmung (inhibitorisch) und Erregung (exzitatorisch)
Adenosin	→ Hemmung
Dopamin	→ Emotion, Belohnung, Lust, Muskeltonus, Bewegung
GABA	→ Hemmung
Glutamat	→ Erregung
Glycin	→ Hemmung
Noradrenalin	→ Erregung: Erwachen aus dem Tiefschlaf, Träumen und Stimmung
Serotonin	→ Erregung: sensorische Wahrnehmung, Temperaturregulation, Stimmung, appetit- und schlaffördernd
Substanz P	→ Hemmung: Schmerzempfindung

Hier kommen Neurotransmitter ins Spiel, die als chemische Botenstoffe durch ein elektrisch aktiviertes, präsynaptisches Neuron freigesetzt werden. Diese Botenstoffe überqueren den synaptischen Spalt, um an Rezeptoren des postsynaptischen Neurons zu binden. Das postsynaptische Neuron kann dann erregt oder gehemmt werden. Die Wirkung aller Endocannabinoide und Cannabinoide entfaltet sich genau hier, an den Synapsen.

Sowohl AEA als auch 2-AG werden bedarfsabhängig vom postsynaptischen Neuron produziert. Nachdem sie dort freigesetzt wurden, wandern sie zurück zum präsynaptischen Neuron und binden auf dessen Zelloberfläche an CB1. Das verhindert, dass Neurotransmitter im präsynaptischen Neuron hängen bleiben.

Endocannabinoide/Cannabinoide, die an präsynaptische CB1 binden, können hemmend (inhibitorisch) oder erregend (exzitatorisch) wirksam sein – je nachdem, welcher Neurotransmitter am präsynaptischen Neuron andockt. Wird beispielsweise die Ausschüttung des exzitatorischen Neurotransmitters GABA unterbunden, kommt es zur Hemmung. Ein Schutzmechanismus, der verhindert, dass das Neuron durch Übererregung (Exzitotoxizität) den Heldentod stirbt. Blockieren Endocannabinoide/Cannabinoide die Freisetzung hemmender Moleküle (beispielsweise GABA), kommt es zu stimulierenden oder erregenden Wirkungen.

Endocannabinoide können auch an Nicht-CB-Rezeptoren binden und diese so beeinflussen, dass sie eine stärkere oder schwächere Affinität für einen bestimmten Bindungspartner (Ligand) haben. Beispielsweise ist AEA ein positiv allosterischer Modulator (Verstärker) des Glycinrezeptors und verstärkt dessen Bindung und Aktivierung. Die Glycinbindung hemmt die neuronale Aktivierung. Da AEA die Glycinbindung verstärkt, wird auch dessen Hemmwirkung verstärkt.

Endocannabinoide als chemische Botenstoffe

Nicht vom Nervensystem produzierte Endocannabinoide fungieren als chemische Botenstoffe, die zu anderen Zellen wandern und an deren Rezeptoren binden, um Wirkungen auszulösen – wie Hormone. Die Hauptwirkung besteht darin, dass weniger entzündliche Zytokine (Signalstoffe von Immunzellen) produziert werden und weniger Immunzellen in entzündete Regionen einwandern. Immunzellen stellen chemische Stoffe her, die Entzündungen begünstigen.

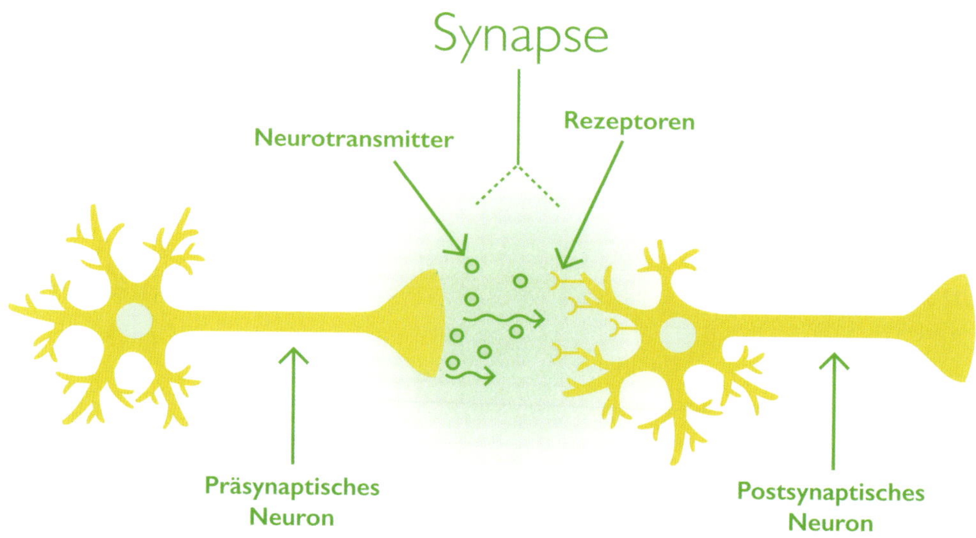

Synapsen sind Verbindungsstellen von Nerven. Cannabinoide und Endocannabinoide überwinden den synaptischen Spalt. Sie sind lebenswichtige chemische Botenstoffe und Teil der Informationsübertragung im Nervensystem.

ECS-Rezeptoren

Derzeit sind 15 Typen von ECS-Rezeptoren bekannt. Davon gelten 5 als „typische" Rezeptoren, die direkt mit Endocannabinoiden interagieren. Die restlichen 10 (atypischen) Rezeptoren sind für das ECS nicht spezifisch, werden aber von Endocannabinoiden beeinflusst. Sie verändern auch die Interaktion atypischer Rezeptoren mit den eigenen (spezifischen) Botenstoffen.

Schlüssel und Schloss

Aus Schulzeiten wissen wir, dass die Bindung von Botenstoffen an Rezeptoren nach dem „Schlüssel-Schloss"-Modell funktioniert: Ein bestimmtes Molekül bindet nur an den passenden Rezeptor. Diese Grundvorstellung trifft zwar zu, könnte aber eine Aktualisierung vertragen. Beide Partner, Botenstoffe und Rezeptoren, sind dynamische, „vibrierende", wandelbare Strukturen. Das Gegenteil von statisch und in ständiger Bewegung.

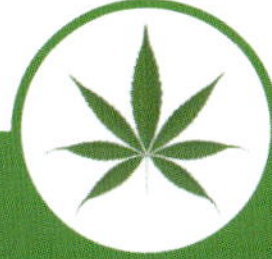

ENDOCANNABINOIDE IM ÜBERBLICK

- Bedarfsabhängige Produktion aus Vorläufermolekülen in Zellmembranen mit sofortiger Freisetzung.
- Enzymatischer Abbau von AEA durch FAAH (Fettsäureamid-Hydrolase) und von 2-AG durch MAGL (Monoacylglycerol-Lipase).
- Retrograde Botenstoffe im Nervensystem: Rückwärtsmigration via Synapse.
- In der Regel hemmend wirksam (inhibitorisch).
- Optional erregend wirksam (exzitatorisch).
- Chemische Entzündungsmediatoren.

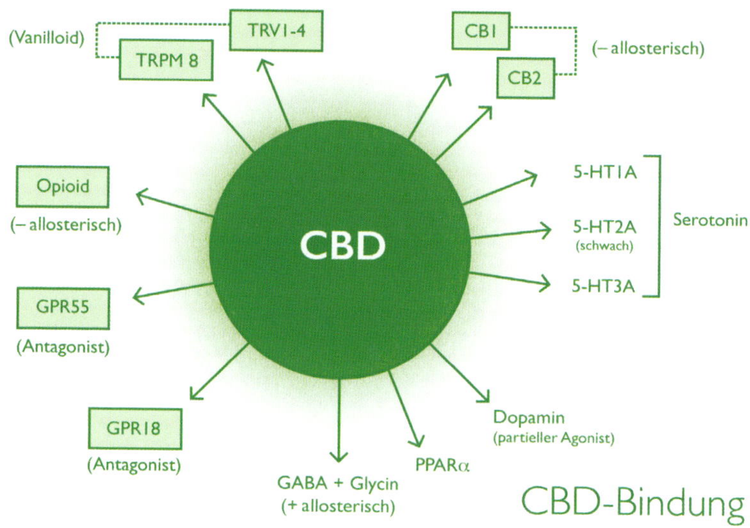

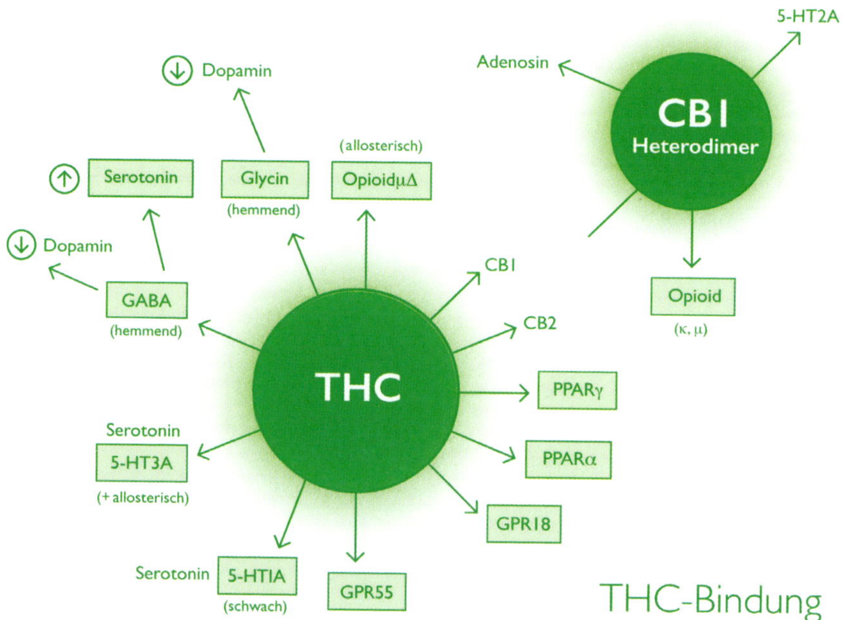

• **Typische Cannabinoidrezeptoren** CB1, CB2, GPR18, GPR19 und GPR55.

• **Atypische Cannabinoidrezeptoren** GABA, Serotonin (5-HT1A, -2A, -3), Dopamin, Adenosin, Acetylcholin, Glycin, Glutamat, PPAR, TRP und Opioidrezeptoren.

[CB1 = Cannabinoidrezeptor 1; CB2 = Cannabinoidrezeptor 2; 5-HT = Serotonin; PPAR = Peroxisom-Proliferator-aktivierte Rezeptoren; GABA = γ-Aminobuttersäure; GPR = G-Protein-gekoppelter Rezeptor; TRP = *transient receptor potential cation channel;* THC = Tetrahydrocannabinol]

DAS MEMBRANKONGLOMERAT DER ZELLE

Die Membran, die jede einzelne Körperzelle umgibt, stellt man sich am besten als extrem zähflüssigen Ozean vor. Es ist die Oberfläche einer Phospholipid-Doppelschicht-Membran. Aus der Vogelperspektive sieht sie aus wie ein Meer von Dauerlutschern, die Stiele zelleinwärts gerichtet. Die Stiele bestehen aus essenziellen Fettsäuren, beispielsweise Arachidonsäure und Eicosapentaensäure, Vorläuferstoffe von Endocannabinoiden und entzündlichen oder antientzündlichen Zytokinen.

Auf dem zähflüssigen Membranglobus entdeckt man Rezeptoren, Transporter und Kanäle, die an der Aktivierung von Zellfunktionen oder dem Im- und Export chemischer Stoffe an der Membrangrenze beteiligt sind. Das Membrankonglomerat ist ständig in Bewegung, alles fließt. Rezeptoren können in Membranregionen auswandern, wo sich mehr chemische Botenstoffe versammeln, bewegen sich in die Zelle hinein oder aus ihr heraus.

Im Inneren der Zelle ist ein Rezeptor inaktiv, da er dort nicht mit einem chemischen Botenstoff interagieren kann. Zellen regulieren ihre Empfindlichkeit für bestimmte chemische Stoffe durch Aktivierung oder Deaktivierung von Rezeptoren. Bewundernswert, wie jede einzelne Zelle ihr eigenes Leben im Griff hat

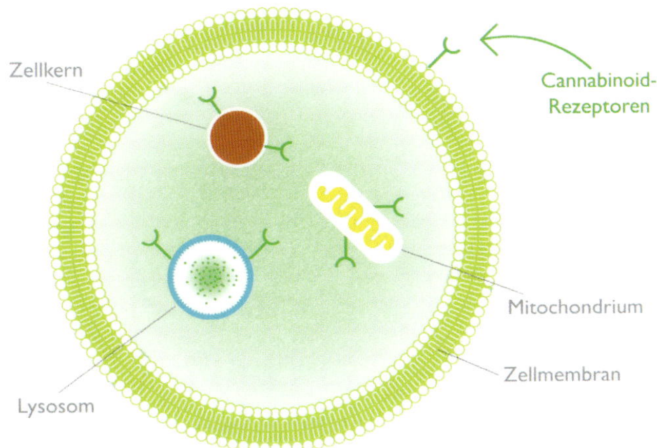

Cannabinoidrezeptoren der Zelle

Es ist nicht unbedingt eine physische Bindung, sondern vielmehr die Einstimmung auf „Vibrationen" des passenden Rezeptors, die aktivierend wirken. Die Hintergründe des Phänomens der „heilenden Vibrationen" sind kaum erforscht. Die alternative Heilkunst nutzt dieses seit Jahrtausenden bekannte Behandlungsprinzip (z. B. Qigong oder Heilende Hände)

Rezeptoren haben mehr als eine Stelle, an die Stoffe binden können. Die primär aktive Bindungsstelle wird als *orthosterisch* bezeichnet. Andere Bindungsstellen nennt man *allosterisch*. Allosterische Molekülbindung verändert die Rezeptorform, was die orthosterische Bindung des Botenstoffs verstärkt oder abschwächt – oder überhaupt nicht tangiert.

- Beispielsweise passt die Form von CB1 perfekt zur 2-AG-Bindung. Deshalb ist 2-AG ein Agonist mit höherer CB1-Affinität als AEA, das ein partieller Agonist ist.
- AEA bindet deshalb nicht so stark an CB1, weil es nicht so perfekt passend geformt ist wie 2-AG. Lipoxin A4, ein antientzündliches Stoffwechselprodukt der Arachidonsäure, bindet an einer allosterischen Stelle des Rezeptors, was dessen Form verändert und AEA „passender" macht. Lipoxin A4 ist demnach ein allosterischer Verstärker von AEA.
- CBD bindet gleichfalls allosterisch an CB1 und verändert seine Form so, dass THC schwächer binden kann. CBD ist demnach ein negativ allosterischer Modulator für THC. Das erklärt die Modulationseffekte von CBD in Bezug auf THC-Wirkungen.

Bindungsmodalitäten

Die Rezeptorbindung von chemischen Stoffen kann unterschiedlich stark ausfallen. Es gibt eine lange Liste von Bindungsmodalitäten. Manche Botenstoffe binden voller Energie und mit hoher Affinität an Rezeptoren, andere finden dort kaum Halt. Agonisten sind Stoffe, die an einen Rezeptor binden und ihn dazu bewegen, eine biologische Antwort zu produzieren.

Echter Agonist. Ein chemischer Stoff, der an einen Rezeptor bindet und eine starke biologische Antwort bekommt. Beispielsweise ist THC ein echter CB1-Agonist. Er bindet so fest an den Rezeptor, dass die Wirkung intensiver ist als bei partiellen Agonisten mit schwächerer Bindungskapazität (etwa AEA oder THC).

Partieller Agonist. Ein chemischer Stoff, der an einen Rezeptor bindet und eine partielle biologische Antwort bekommt. AEA, 2-AG und THC sind partielle CB1-Agonisten.

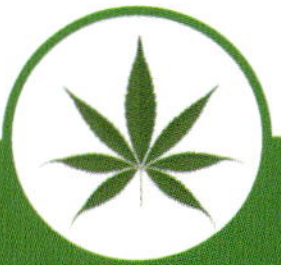

DIE ZELLMEMBRAN EIN FLÜSSIGES MOSAIK

Die Bindung von chemischen Stoffen an Cannabinoidrezeptoren (CB) ist weder linear noch binär. Wer seine Rezeptoren mit der ganzen Bandbreite von Botenstoffen versorgt, wird andere Wirkungen bekommen – im Vergleich zur Bindung an nur einige wenige Rezeptoren. Hinzu kommt, dass CB die Ausschüttung anderer Neurotransmitter beeinflussen und dass CB1 Heterodimere bilden können. Das heißt, sie tun sich mit 10 weiteren Rezeptoren zusammen, um hemmende (inhibitorische) oder erregende (exzitatorische) Wirkungen auszulösen. Das Meer der Botenstoffe ist komplexer und vielfältiger als die vorliegende Forschung vermuten lässt!

Neutraler Agonist. Ein chemischer Stoff, der an einen Rezeptor bindet und keine Antwort bekommt. Neutrale Agonisten fungieren als Platzanweiser (Verdrängung) oder Bindungsblocker für Agonisten. Das führt zur abgeschwächten Rezeptorfunktion der Agonistenbindung.

Inverser Agonist. Ein chemischer Stoff, der an zweitrangige Stellen des Rezeptors bindet und die für einen Agonisten gegenteilige Antwort bekommt.

Positiv allosterischer Modulator. Ein chemischer Stoff, der an einen Rezeptor bindet und das Agonistensignal verstärkt. Entweder durch Intensivierung der Agonistenbindung oder durch erhöhte Rezeptorempfindlichkeit.

Negativ allosterischer Modulator. Ein chemischer Stoff, der an zweitrangige Stellen des Rezeptors bindet und das Agonistensignal abschwächt. Entweder durch Abschwächung der Agonistenbindung oder durch erhöhte Rezeptorempfindlichkeit.

Antagonist. Ein chemischer Stoff, der Wirkungen von Agonisten blockiert.

Cannabinoidrezeptoren

Cannabinoidrezeptoren (CB) sind bei allen Wirbeltieren sowie bei vielen Wirbellosen und bei Pflanzen zu finden, nicht bei Insekten. Sie zählen zu den ältesten bekannten Rezeptortypen, reichen 600 Millionen Jahre zurück und gehören zur Klasse der G-Protein-gekoppelten Rezeptoren (GPCR). GPCR kommen auf der gesamten Zellmembran vor. Rezeptoranteile enthalten die gleichen Moleküle wie die Zellmembran.

Die verschiedenen GPCR (inklusive CB1, CB2, GABA, Dopamin und Serotonin) unterscheiden sich in Bezug auf die Anteile, die aus der Zellmembran herausragen und Bindungspartner für Botenstoffe sind. Sie funktionieren wie Baseball-Fanghandschuhe. Die Rezeptoren werden nur dann aktiviert, wenn sie spezifisch geformte Botenstoffe einfangen. Ist der Botenstoff am Rezeptor gebunden, wird eine Kaskadenreaktion in der Zelle in Gang gesetzt, die die beabsichtigte Wirkung hervorruft.

Cannabinoidrezeptorbindung

Am Rezeptor spielt die Musik. Alle ECS-Funktionen beruhen auf der Bindung von Endocannabinoiden an Rezeptoren. Das gilt auch für Cannabis. Im ECS gibt es 15 verschiedene Rezeptortypen, in fast jedem Körpergewebe. Deshalb gehört das ECS zu den wichtigsten regulatorischen Systemen. Eine übergeordnete Instanz für das Nerven-, Drüsen-, Immun-, Verdauungs-, Fortpflanzungs- und Herz-Kreislauf-System.

Jede Zelle, die Rezeptoren mitbringt, ist ein potenzielles Ziel. Botenstoffe, die mit hoher Affinität binden, sind hochwirksam. Botenstoffe mit geringer Affinität sind schwächer wirksam. Zudem kann die Stärke der Bindung durch allosterische Bindungsmoleküle verändert werden.

Wir nutzen unser Wissen über das ECS für die praktische Anwendung von Cannabis und ihrer chemischen Komponenten. Cannabis kommuniziert mit uns, wenn ihre Cannabinoide an unsere ECS-Rezeptoren andocken. Die strukturelle Ähnlichkeit der Cannabisstoffe mit körpereigenen Molekülen ist so groß, dass sie an ECS-Rezeptoren binden können und die gleichen Wirkungen wie Endocannabinoide auslösen.

CB1 (Cannabinoidrezeptor 1)

CB1 war der erste ECS-Rezeptor, der entdeckt wurde. Im Gehirn sind CB1 in zahlreichen Regionen nachweisbar: Amygdala, Hippocampus, Kleinhirn,

CB1-REZEPTORBINDUNG

Jeder Rezeptor hat einen spezifischen chemischen Botenstoff, der gebunden wird. Wenn man weiß, welcher Stoff an welchen Rezeptor bindet, kann Cannabismedizin gezielt für bestimmte Heilzwecke hergestellt werden.

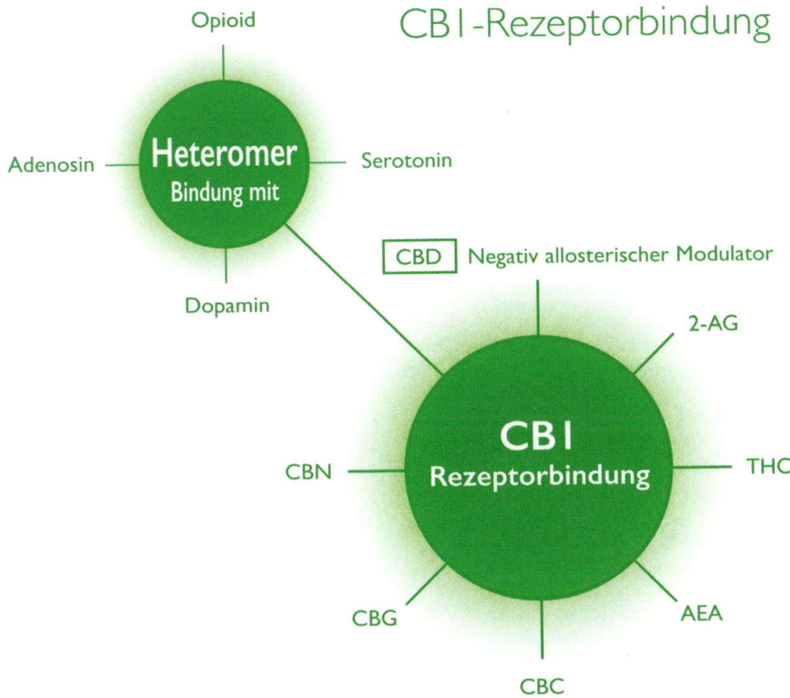

- **Partieller Agonist mit starker Bindungsaffinität** 2-AG, THC
- **Partieller Agonist mit schwacher Bindungsaffinität** AEA, CBC, CBG, CBN
- **Negativ allosterischer Modulator** CBD
- **Inverser Agonist** CBD
- **Heteromer** mit Serotonin-, Dopamin-, Adenosin-, Opioid-, Orexin- und Chemokinrezeptoren

[2-AG = 2-Arachidonoylglycerol 1; THC = Tetrahydrocannabinol; AEA = Arachidonoylethanolamid-Anandamid; CBC = Cannabichromen; CBG = Cannabigerol; CBN = Cannabinol; CBD = Cannabidiol]

Hirnrinde, Riechkolben und Basalganglien. Im Stammhirn, das die Atmung und die Herzaktion steuert, fehlen CB1. Ein Grund dafür, dass eine Überdosis Cannabis nicht tödlich ist. Anders als bei Opiaten, die an Opioidrezeptoren im Stammhirn binden, was Atem- und Herzstillstand verursachen kann.

CB1 kommen auch in peripheren Nerven vor, in der Schilddrüse, auf Fettzellen (Adipozyten), in der Gebärmutter und der Hypophyse, in Leberzellen, in den Nebennierendrüsen und Geschlechtsorganen, in der Skelettmuskulatur, in den Lungen, im Knochenmark und Knochengewebe, in der Blase, der Bauchspeicheldrüse, im Hirngewebe (Mikroglia und Astrozyten), in Hautneuronen, Immunzellen und im Darm.

CB1-Funktionen. CB1 ist der häufigste G-Protein-gekoppelte Rezeptor (GPCR) im Gehirn, 10 bis 50-fach häufiger als Opioid- oder Dopaminrezeptoren. CB1-Bindung blockiert die Freisetzung von Neurotransmittern aus der Nervenzelle. Ein Mechanismus, der im zentralen Nervensystem Lernen, Gedächtnis, Gefühlsregungen, die Körpertemperatur, motorische Funktionen, Belohnung und Sucht beeinflusst. Zudem modulieren CB1-Bindungen den Appetit, den Stoffwechsel und die Nahrungsaufnahme, den Knochenstoffwechsel sowie bestimmte Tumorzellen. CB1 schützen Hirngewebe vor Entzündungen, lindern Schmerz, sichern das Überleben von Nervenzellen und haben für die Entwicklung/Reifung des Gehirns größte Bedeutung.

CB1-Standorte. Cannabinoidrezeptoren befinden sich auf der Oberfläche von Zellen (extrazellulär) und sind Komponenten der Zellmembran:

- **Neuronen**. Wenn CB1 ihren Bindungspartner auf einer Nervenzelle (Neuron) gefunden haben, wird die Freisetzung von Neurotransmittern blockiert. CB1 sind auf Nervenzellen zu finden, die GABA, Glutamat, Serotonin, Dopamin, Acetylcholin, Noradrenalin, Adrenocorticotropin (ACTH, Stresshormonsteuerung), Cholecystokinin, Dynorphin und Substanz P freisetzen (siehe s. 183).
- **Immunzellen**. Wenn Botenstoffe mit CB1 auf Immunzellen Bindungen eingehen, wird die Produktion/Freisetzung entzündlicher Zytokine und von Chemokinen, die Immunzellen anlocken, gedrosselt. Insgesamt kommt es zur Entzündungshemmung.
- **Endothelzellen**. Die Innenbeschichtung von Blutgefäßen besteht aus Endothelzellen. Botenstoffe, die an CB1 binden, bewirken einen Anstieg der NO (Stickstoffmonoxid)-Produktion, was zur Gefäßerweiterung (Blutdruck sinkt) und zur geringeren Verklumpungsneigung von Blutplättchen beiträgt (Blutfluss verbessert).

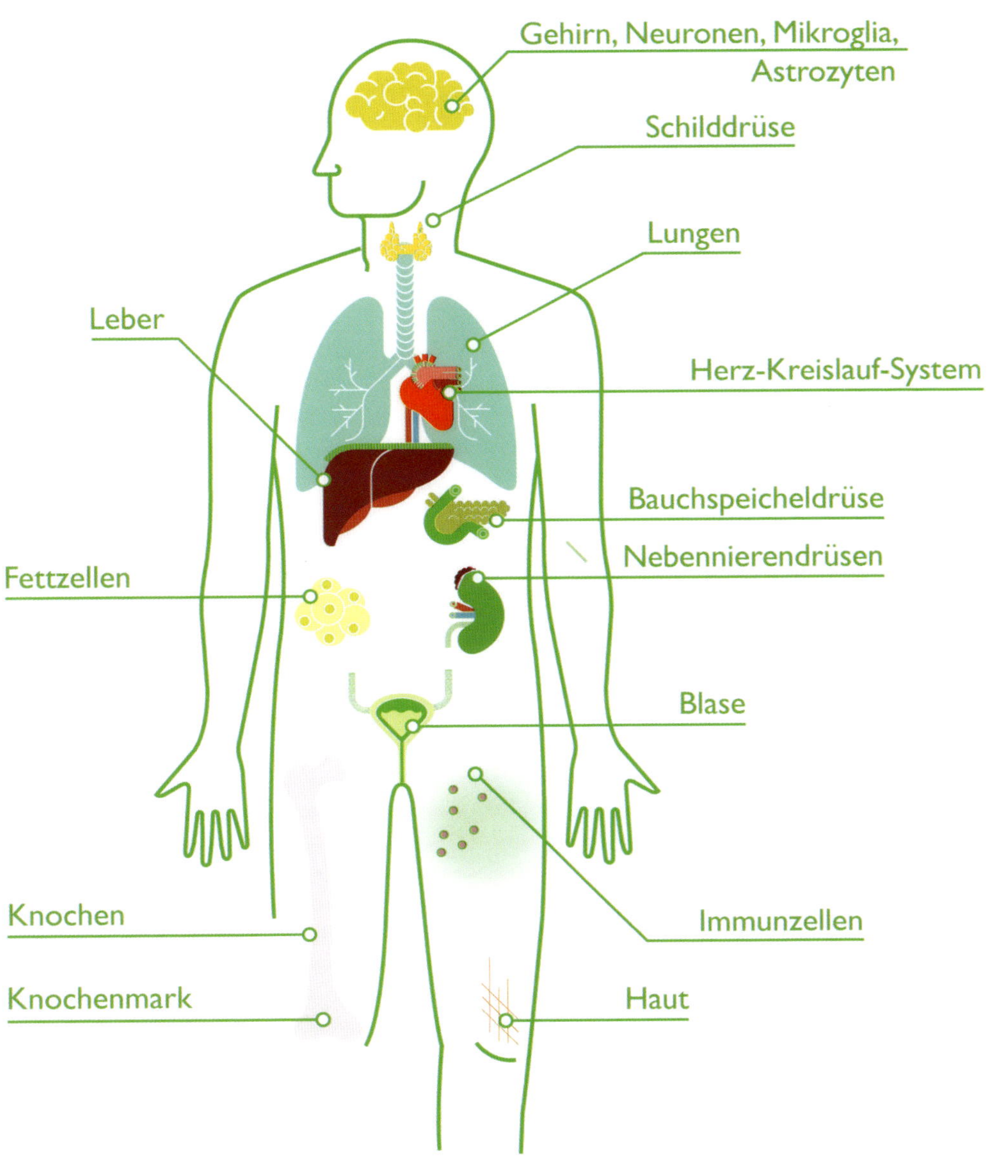

CB1-Rezeptorregionen

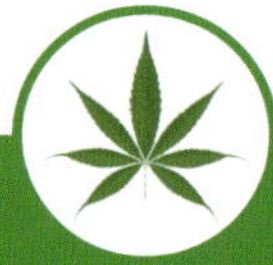

LEBEN OHNE CB1-REZEPTOREN?

Bei Versuchstieren, deren CB1 dauerhaft blockiert waren, beobachtete man Angst, Depression und erhöhte Sterblichkeit, Kontaktscheu, Depression und Ängstlichkeit.

Studien zeigten, dass Menschen mit Angststörungen, chronischem Schmerz und posttraumatischer Belastungsstörung (PTBS) weniger CB1 oder Rezeptoren mit schwächerer Bindungskapazität hatten. Im Botenstoff-Rezeptor-System führen weniger funktionelle Rezeptoren zu Einbußen im gesamten System. Der CB1-Blocker Rimonabant wurde als Medikament bei Übergewicht zugelassen und wieder aus dem Verkehr gezogen, da viele Patienten unter Depression und Suizidneigung litten.

Cannabinoidrezeptoren wurden auch intrazellulär nachgewiesen: auf Mitochondrien, Lysosomen und am Zellkern (siehe S. 95):

- **Mitochondrien**. Wenn sich der Bindungspartner am Mitochondrium befindet, werden die Zellatmung und Funktionen des Signalmoleküls cAMP (cyclisches Adenosinmonophosphat) gehemmt. Da Mitochondrien Sauerstoff für die Energiegewinnung benötigen, produzieren die Zellorganellen dann weniger Energie. Man geht davon aus, dass Nervenzellen mit Energiemangel zu Gedächtnisstörungen beitragen.
- **Lysosomen**. CB1 wurden auch auf der Oberfläche von Lysosomen gefunden. Die winzigen Zellorganellen enthalten Abbauenzyme zur Entsorgung von Bakterien oder defekten Zellbestandteilen. Sie können auch die Freisetzung von intrazellulärem Calcium aus anderen Organellen auslösen. Zellen, die Selbstverdauung (Autophagie) betreiben, nutzen Lysosome.
- **Zellkern**. Botenstoffe, die an CB1 auf dem Zellkern binden, unterstützen die Vermehrung (Proliferation), kontrolliertes Absterben (Apoptose), Differenzierung und das Überleben von Nervenzellen im wachsenden Gehirn. CB1-Bindung schützt Nervenzellen vor Nährstoffmangel und Degeneration.

NAHAUFNAHME

CB1-Chemie

Die **Aktivität von CB1** ist konstitutiv. Das heißt, sie ist permanent minimal spürbar – auch ohne Agonistenbindung. Wird diese Aktivität auf niedrigem Niveau mit einem inversen Agonisten blockiert, nimmt Ängstlichkeit zu (wenn weniger GABA verfügbar ist). CB1-Signale verbessern die Verfügbarkeit von GABA-Botenstoffen, was angstlösend wirkt.

Das Medikament **Rimonabant**, ein inverser CB1-Agonist und Mittel zum Abnehmen, wurde vom Markt genommen, weil Teilnehmer depressiv und suizidal wurden. Minimale CB1-Aktivität ist lebenswichtig und sollte nicht blockiert werden.

CB1 driften wie alle GPCR (G-Protein-gekoppelten Rezeptoren) auf der Zellmembran. Ständig werden Komponenten ein- und ausgebaut oder erneuert: Fettsäuren, Rezeptoren, Ionenkanäle. Gelangen CB1 in die Zelle (Endozytose), werden sie „abgeschaltet" (abreguliert). Auf- und Abregulierung ist der primäre Weg, um Funktionen auf Zellebene zu beeinflussen. Im Gehirn werden nicht alle CB1 gleichermaßen abreguliert. Eine Erklärung dafür, dass es bei einigen THC-Wirkungen zur Toleranz kommt, bei anderen nicht.

Die Hälfte aller Arzneistoffe nutzen **GPCR**. Alle GPCR inklusive CB1 bestehen aus den gleichen Grundbausteinen. Das könnte zum Problem werden, wenn jemand viele Medikamente einnimmt. Dann muss der Körper mehrere Rezeptortypen herstellen. Das kostet Ressourcen, die zur Produktion von CB-Rezeptoren gebraucht werden. Medikamente schwächen das ECS.

„Diebstahl" von Bausteinen eines Rezeptors, die für andere Rezeptoren genutzt werden, nennt sich **bullying**. Das kommt bei überaktiven Rezeptoren vor, wenn viele Medikamente eingenommen werden. Kapert die Zelle Teile von ECS-Rezeptoren, kann es in Richtung Mangel gehen, da weniger Bindungspartner für Endocannabinoide präsent sind (siehe S. 117).

CB2 (Cannabinoidrezeptor 2)

CB2 kommen hauptsächlich im Immunsystem auf natürlichen Killerzellen (NK), B-Zellen, Mastzellen, Makrophagen, T-Zellen, in Rachenmandel-, Milz-, Thymus- und Lebergewebe (Kupffer-Zellen) vor. Auch im Herz-Kreislauf-System (Herzmuskel, Gefäßendothel), in der Haut, in Fortpflanzungsorganen, Knochen, Bindegewebe, in der Bauchspeicheldrüse, Tumor-, Hirn- und Darmgewebe sind CB2 zu finden. CB2 wirken hemmend, wenn sie an passende Botenstoffe andocken. Im Nervensystem kommen sie auf Mikrogliazellen vor, seltener im Gehirn. Es sei denn, Nervengewebe ist verletzt oder entzündet. Dann werden mehr CB2 auf Nervenzellen, Mikrogliazellen und Astrozyten produziert.

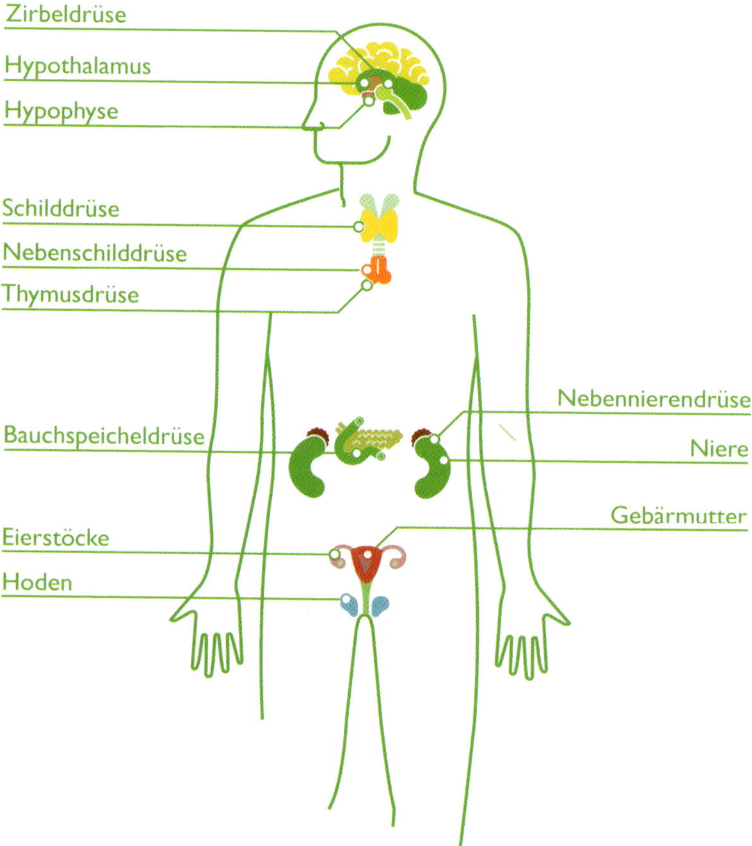

CB2-Rezeptorregionen

CB2-REZEPTORBINDUNG

CB2 lindert Schmerz (Nozizeption) und schützt vor Osteoporose, Arteriosklerose, chronischer Lebererkrankung, Neurodegeneration, Stoffwechselerkrankungen, Entzündung und Suchterkrankung.

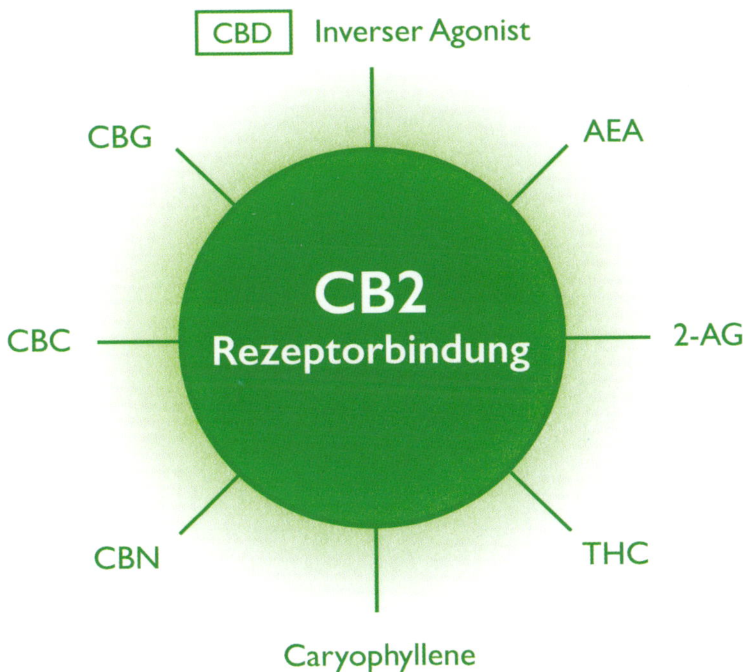

- **Starker Agonist** AEA, 2-AG, THC, Caryophyllene (Terpene)
- **Schwacher Agonist** CBN, CBC, CBG
- **Inverser Agonist** CBD

[2-AG = 2-Arachidonoylglycerol 1; THC = Tetrahydrocannabinol; AEA = Arachidonoylethanolamid-Anandamid; CBC = Cannabichromen; CBG = Cannabigerol; CBN = Cannabinol; CBD = Cannabidiol]

Atypische Cannabinoidrezeptoren

Es gibt mindestens 9 „atypische“ Cannabinoidrezeptoren. Sie wurden vor dem ECS entdeckt, mit anderen Körpersystemen assoziiert und binden entweder orthosterisch oder allosterisch an Endocannabinoide/Cannabinoide. Manchmal beeinflussen Cannabinoide den Transport des rezeptorspezifischen Botenstoffs, demzufolge auch die Rezeptorfunktion.

GPR18

Er gilt als „verwaister“ (*orphan*) Rezeptor (GPR = G-Protein-gekoppelter Rezeptor). Man hatte bemerkt, dass GPR18 (wie CB1 und CB2) ein Rezeptor ist, der mit Endocannabinoiden interagiert. GPR18 wurde 2006 „adoptiert“. Man fand heraus, dass er schwach an AEA bindet und stark an N-Arachidonoylglycerin (ein AEA-Stoffwechselprodukt). Wir wissen zudem, dass THC an GPR18 bindet und CBD hier antagonistisch wirkt. GPR18 beeinflussen etwa den Blutdruck und unterstützen Chemotaxis (eine Immunfunktion, die Abwehrzellen anlockt). Vorkommen: Rückenmark, Dünndarm, Immunzellen, Milz, Knochenmark, Thymus, Lungen, Hoden, Kleinhirn.

GPR55

Ein gleichfalls „verwaister“ Rezeptor, der 2007 „adoptiert“ und als Cannabinoidrezeptor für AEA, 2-AG und THC eingestuft wurde. CBD ist ein GPR55-Antagonist. Rezeptorbindung wirkt blutdrucksenkend und antientzündlich, lindert Schmerz, beeinflusst den Energieumsatz (von Bedeutung bei Übergewicht und Diabetes), den Knochenumbau und schützt vor Neurodegeneration. Vorkommen: zentrales Nervensystem, Nebennieren, Darm, Lungen, Leber, Gebärmutter, Harnblase, Nieren.

GPR19

Der dritte adoptierte Rezeptor GPR19 wurde 2009 entdeckt, bindet schwach an AEA und 2-AG und stark agonistisch an OEA. Er hemmt die Nahrungsaufnahme, hilft beim Abnehmen und verbessert die Blutzuckerwerte. Vorkommen: Bauchspeicheldrüse, Darm.

Acetylcholin-Rezeptor

ACh-Rezeptoren vermitteln entweder erregende (exzitatorisch) oder hemmende Wirkungen (inhibitorisch), je nach Standort. Es gibt zwei ACh-Typen:

nikotinische und muskarinische GPR (G-Protein-Rezeptoren). ACh vermittelt die kognitiven Wirkungen von Nikotin. Die Rezeptoren beeinflussen Gedächtnis, Lernen und Aufmerksamkeit. Vorkommen: Gehirn (Hirnrinde, Thalamus, Hippocampus), neuromuskuläre Kontaktstellen, autonome Nervenganglien.

ACh-Rezeptorbindung
Nicht-kompetitiver Agonist AEA.
Negativ allosterischer Modulator CBD.

Adenosinrezeptoren

Rezeptorenbindung wirkt beruhigend (hemmend), da die Übertragung von Nervensignalen im Gehirn und Rückenmark reduziert wird. Koffein wirkt als Rezeptorantagonist. Adenosinbindung verursacht Benommenheit und Gedächtnisstörungen, beeinflusst kognitive Funktionen, die Stimmung und die Motorik – im Grunde Koffeinwirkungen: länger aufbleiben, schneller denken und Bücher schreiben!

Adenosin fördert erholsamen Schlaf und wirkt gefäßerweiternd, bei AEA-Bindung auch antientzündlich. Rezeptorbindung vermittelt zudem bekannte CBD- und THC-Wirkungen: weniger Angst und besser schlafen. Beide Cannabinoide hemmen den Adenosin-Transporter und halten Adenosin in der Synapse, was die Wirkung verlängert. Vorkommen: Dorsales Striatum. Eine Hirnregion, die an motorischen Aktivitäten, kognitiven Funktionen und der Stimmung beteiligt ist.

Dopamin & Rezeptoren

Das ECS beeinflusst den Dopaminspiegel indirekt durch Bindung an Glutamat und GABA. Dopamin ist ein relativ bekannter Neurotransmitter („Glückshormon"), der mit Belohnung und Stimmung, Motivation und Lernen zu tun hat. Dopamin vermittelt manche THC-Wirkungen: Heißhungerattacken, Denkstörungen, Psychose und Suchtprobleme. Solche Wirkungen sind unter Cannabis im Vergleich zu Kokain und Amphetaminen deutlich schwächer ausgeprägt.

CB1-Agonisten (THC, 2-AG, AEA) können die Dopaminspiegel entweder erhöhen oder absenken, je nachdem an welche dopaminergen Neuronen sie binden. CB1-Agonisten, die an Glutamatrezeptoren binden, verstärken die Freisetzung von Dopamin. CB1-Agonisten mit GABA-Bindung hemmen sie. Dopaminerge Neuronen produzieren Endocannabinoide mit Feedback zu Glutamat- und GABA-Rezeptoren und regulieren so die Freisetzung von Dopamin. CBD ist ein partieller Agonist des Dopaminrezeptors. Wirkungen wie Benommenheit, Erschöpfung, Durchfall und Appetitverlust könnten damit zusammenhängen. Vorkommen: Mittelhirn, präfrontaler Cortex, dorsales Striatum, Basalganglien.

GABA & Rezeptoren

Der Neurotransmitter GABA (γ-Aminobuttersäure) wirkt wie Glycin hemmend (inhibitorisch) und beeinflusst überwiegend Hirnfunktionen. GABA ist der primäre inhibitorische Neurotransmitter im zentralen Nervensystem. Die hemmende GABA-Wirkung wird mit Beruhigung (Sedierung), angst- und krampflösenden Eigenschaften assoziiert. Alkohol hemmt die Hirnaktivität via GABA-Aktivierung. Wer GABA-Mangel hat, ist für psychomimetische THC-Wirkungen anfälliger. Entzugssymptome (Alkohol, Beruhigungsmittel wie Benzodiazepine) werden durch GABA-Mangel verursacht. Werden GABA-Stimulanzien eingenommen, verringert sich die körpereigene GABA-Produktion. Vorkommen: Gehirn, Rückenmark, Bauchspeicheldrüse; auch Eingeweide, weibliche Reproduktionsorgane, Hoden, Nieren, Harnblase, Lungen, Leber, Immunzellen.

GABA-Rezeptorbindung

Agonisten CBD und CBDA (Angstlösung, geringe Sedierung), Barbiturate, Benzodiazepine, Alkohol, Antikonvulsiva.

Positiv allosterische Modulatoren CBD und CBDA.

THC erhöht GABA durch Wiederaufnahmehemmung.

Glutamatrezeptoren

Glutamat ist der am häufigsten vorkommende erregende (exzitatorische) Neurotransmitter im Gehirn und der Hauptbindungspartner von NMDA (N-Methyl-D-Aspartat)-Rezeptoren. Er ist an den meisten normalen Hirnfunktionen beteiligt, einschließlich Kognition, Lernen, Gedächtnis und motorischer Aktivität. Zu viel Glutamat kann toxische Übererregbarkeit von Nervenzellen verursachen, zu wenig Glutamat Konzentrationsstörungen und geistige Erschöpfung. Ist CB1 an seinen Agonisten gebunden, verringert sich die Glutamat-Bindungskapazität auf NMDA-disponierten Nervenzellen. CB1-Bindung kann auf Nervenzellen auch NMDA-Rezeptoren reduzieren.

All dies dient dem Schutz der Nervenzelle vor Glutamat-bedingter toxischer Übererregbarkeit (Exzitotoxizität).

Glycinrezeptoren

Glycin ist der primäre inhibitorische (hemmende) Neurotransmitter im Rückenmark. Glycinrezeptoren sind ionotrope Ionenkanal-Rezeptoren. Glycinbindung wirkt nervenschützend und antientzündlich, hemmt die Schmerzübertragung und Freisetzung von Dopamin. Vorkommen: Rückenmark, Gehirn (Hippocampus, Amygdala, Hirnrinde).

Glycin-Rezeptorbindung
Agonisten Glycin, AEA, 2-AG, THC (niedrig dosiert), CBD.
Positiv allosterische Modulatoren THC, CBD.

Opioidrezeptoren

Bindung an Opioidrezeptoren (OR) blockiert die Schmerzübertragung im peripheren und zentralen Nervensystem. Man kennt vier OR-Subtypen, die meist auf präsynaptischen Neuronen vorkommen: Kappa (κ)-OR, Delta (Δ)-OR, Gamma (γ)-OR und Mu (μ)-OR. Endocannabinoide regulieren Schmerz mit verschiedenen Strategien. OR-Bindung ist eine solche Strategie. OR hemmen die Schmerzübertragung durch Blockade der Freisetzung von Substanz P und Glutamat (siehe S. 182). Vorkommen: Gehirn, Rückenmark, periphere Nerven, Darm.

Delta (Δ)-OR-Bindung
Rezeptorbindung wirkt schmerzlindernd, antidepressiv und suchterzeugend (Opiatabhängigkeit).
Agonisten Endorphine, Enkephaline, Dynorphine.
Negativ allosterische Modulatoren CBG/THC (möglicher Mechanismus für Opiateinsparung, Toleranzprävention und Hilfe beim Opiatentzug).
Heterodimer mit CB1 Hemmung von Bindungsfunktionen. CB1-Agonisten verstärken (niedrig dosiert) die Aktivität von Δ-OR.

Kappa (κ)-OR-Bindung
Rezeptorbindung wirkt schmerzlindernd, antidepressiv und suchterzeugend (Opiatabhängigkeit).
Agonisten Endorphine, Enkephaline, Dynorphine.
Negativ allosterische Modulatoren CBG/THC (Toleranzprävention).

Mu (μ)-OR-Bindung

Rezeptorbindung wirkt schmerzlindernd, suchterzeugend, euphorisierend, hemmt die Atmung und Magen-Darm-Beweglichkeit. μ-OR ist der einzige Opiatrezeptor, der an Opiate bindet.

Agonisten Endorphine, Enkephaline, Dynorphine, Opiate

Negativ allosterische Modulatoren CBG/THC

PPAR

Peroxisom-Proliferator-aktivierte Rezeptoren (PPAR) sind Rezeptoren des Zellkerns. Man unterscheidet mehrere Subtypen: PPARα, PPARβ/δ und PPARγ. Alle PPAR kommen im Zellkern vor. Sie werden durch Bindungspartner aktiviert und regulieren die Expression zahlreicher Gene. Insbesondere solche, die für den Fett- und Zuckerstoffwechsel, die Insulinempfindlichkeit, Entzündung, Schmerz, Zellproliferation und Leberenzyme zuständig sind. Vorkommen: PPARα – Leber, Nieren, Herz, Skelettmuskulatur, Fettgewebe; PPARγ – Herz, Muskulatur, Grimmdarm, Nieren, Bauchspeicheldrüse, Milz.

PPAR-Bindung

Schwache PPARα-Agonisten Fettsäuren, Eicosanoide, 2-AG, AEA, PEA, OEA, THC, CBD, CBC, CBG.

Schwache PPARγ-Agonisten 2-AG, AEA, PEA, OEA, THC.

Serotoninrezeptoren

Serotonin = 5-HT = 5-Hydroxytryptamin. Bindung an Serotoninrezeptoren reguliert Blutdruck und Puls, die Stimmung, Lernen, Gedächtnis, Schlaf, Körpertemperatur, Appetit, Übelkeit/Erbrechen, die Hirndurchblutung und akute Stressreaktionen. Rezeptorbindung wirkt angst-, paniklösend und antidepressiv.

5-HT-Rezeptoren kommen im ganzen Körper vor. Diverse Serotoninwirkungen werden durch Bindung an 7 unterschiedliche Subtypen vermittelt: 5-HT1 (A–F), 5-HT2 und 5-HT3, je nach Standort und Funktion. Agonistenbindung kann bei Ausschüttung folgender Neurotransmitter hemmend oder erregend wirken: Glutamat, GABA, Dopamin, Adrenalin und Noradrenalin, Acetylcholin, Oxytocin, Prolaktin, Vasopressin, Cortisol und Substanz P. Medikamente, die auf 5-HT-Rezeptoren abzielen, sind Antidepressiva (Serotonin-Wiederaufnahmehemmer, SSRI), Antipsychotika (Aripiprazol),

Anorektika, Antiemetika, Migränemittel und Halluzinogene. Die Aktivierung von CB1 an Serotoninsynapsen, GABA- und Glutamatrezeptoren verstärkt die Freisetzung von Serotonin.

Rezeptor Typ	Standorte	Bindungspartner	Funktion
5-HT1A	Blutgefäße, Gehirn, Rückenmark	Agonisten: CBD, CBDA; partieller Agonist: THC Antagonist: CBG	antidepressiv, angstlösend, Stimmung, Schlaf, Vasokonstriktion
5-HT2A	Blutgefäße, ZNS, Magen/Darm, Blutplättchen, periphere Nerven, glatte Muskulatur	CBD (schwach), LSD, Mescalin, DMT, Psilocybin, CB1-Heterodimer	Sucht, Angst, Appetit, Kognition, Lernen, Gedächtnis, Stimmung, Schlaf, Vasokonstriktion
5-HT3A	ZNS, Magen/Darm, periphere Nerven	Allosterische Modulatoren: CBD/THC Antagonist: AEA	Angst, Sucht, Magen/Darm, Lernen, Gedächtnis, Übelkeit/Erbrechen

5-HT1A. Der Rezeptor kommt im Gehirn vor: Hirnrinde, Hippocampus, Amygdala, Septum, Raphe-Kerne. Rezeptorbindung senkt den Blutdruck, die Pulsfrequenz und Körpertemperatur, wirkt antiemetisch und analgetisch. Die Hirndurchblutung verbessert sich, Stressreaktionen stoppen. Angst, Panik und Depression verschwinden.

5-HT1A-Rezeptorbindung

Agonisten CBDA (100-fach stärker als CBD), CBD; Medikamente: Buspiron, SSRI, MDMA.

Partieller Agonist THC.

Antagonist CBG.

5-HT2A. Der Rezeptor kommt im Gehirn vor: Hirnrinde, Hippocampus, Amygdala, Septum, Raphe-Kerne. Rezeptorbindung beeinflusst Gefühle, Lernen, Gedächtnis und Schmerz.

5-HT2A-Rezeptorbindung
Agonisten Entheogene (Psychedelika): Mescalin, Psilocybin, DMT, LSD; Medikamente: Antidepressiva, Antipsychotika.
Schwacher Agonist CBD.
Heterodimer THC: niedrig dosiert: angstlösend; hoch dosiert: beeinträchtigt das Gedächtnis.

5-HT3A. Der Rezeptor kommt im Gehirn vor: Hirnrinde, Hippocampus, Amygdala, Septum, Raphe-Kerne. Rezeptorbindung beeinflusst Gefühle, Lernen, Gedächtnis und Schmerz.

5-HT3A-Rezeptorbindung
Antagonist AEA.
Negativ allosterische Modulatoren CBD, THC.

TRP-Kationenkanäle

TRP = *transient receptor potential channels*. TRP sind auf Zellmembranen zu finden. Man unterscheidet etwa 30 Typen – je nachdem, wo sie vorkommen: zentrales Nervensystem, sensorische Neuronen, Immunzellen (Makrophagen, dendritische Zellen, Langerhans-Zellen), Endothel, Epithel, Epidermis, Haarfollikel, Keratinozyten, Hautzellen, perivaskuläres Gewebe, Eingeweide, Nieren, Plazenta, Milz, Lungen und glatte Muskulatur. Rezeptoren der TRPV-Gruppe (V = Vanilloid) sind wie CB1 und CB2 auch in sensorischen Neuronen des Gehirns und der Haut vorhanden.

TRPV sind eine eigene Rezeptorkategorie der Zellmembran. Sie vermitteln brennenden Schmerz (wie bei Chili) plus Gefäßerweiterung (Hautrötung) sowie sinkende Körpertemperatur. TRPV werden auch aktiviert, wenn Gewebe „versauert“ (niedriger pH-Wert), etwa bei Entzündung oder Durchblutungsstörung (Ischämie). Schmerz fungiert als Alarmsignal. Entzündungsmediatoren wie Bradykinin, Serotonin, Histamin und Prostaglandine aktivieren gleichfalls TRPV.

Weitere Rezeptoragonisten sind Hitze (> 43 °C), Menthol (Minze), Piperin (Schwarzer Pfeffer), Vanillylaceton/Zingerone (Ingwer) und Isothiocyanate (Wasabi und Senf).

TRPV können abreguliert und deaktiviert werden. Das wird therapeutisch genutzt, beispielsweise mit capsaicinhaltigen Chili- oder Menthol-Cremes/Salben bei Gelenkschmerzen. Permanente TRPV-Stimulierung durch Capsaicin, AEA, OEA oder CBD deaktiviert den Rezeptor und schaltet die

Schmerzübertragung ab. CBD ist innerlich und äußerlich zur Schmerztherapie (via TRPV) geeignet. Cannabis brennt nicht auf der Haut wie Chili!

TRP-Rezeptorbindung

Agonisten AEA, 2-AG, THC, THCV, CBD, CBN, CBC, CBG, PEA, OEA; CBD ist die einzige Cannabis-Komponente, die alle TRP deaktivieren kann.

Andere Agonisten Hitze ab 43 °C, niedriger pH-Wert, Chili (Capsaicin), Minze (Menthol), Pfeffer (Piperin), Ingwer (Zingeron), Wasabi (Isothiocyanat).

Vanilloid Rezeptoren	Standorte	Bindungspartner	Funktionen
TRPV1	Dorsalwurzelganglien (DRG) Trigeminusganglien (TG), Hoden, Blase, Haut, Pankreas	Agonisten: PEA, OEA, 2-AG, AEA, CBD, DRG, CBC, THCV, CBN Antagonist: CBG	Schmerz, Nozizeption, Temperaturempfindung
TRPV2	DRG, Gehirn, Milz, Magen/Darm, Mastzellen, glatte, Herz-, Skelettmuskelzellen	Agonisten: THC, CBD, CBC Antagonist: CBG	Nozizeption, Analgesie, Temperaturempfindung
TRPV3	DRG, TG, ZNS, Haut, Zunge, Hoden, Haarfollikel	THC, CBD, CBC, THCV, CBDV, CBG	Nozizeption, Analgesie, Temperaturempfindung, Antiproliferation
TRPVA1	DRG, TG, Haarzellen, Fibroblasten, Eierstock, Milz, Hoden, Magen/Darm	CBD, CBN, CBG, CBC, THC	Kälteempfindung, Menthol, patholog. Kälteschmerz, inflammatorischer und nozizeptiver Schmerz

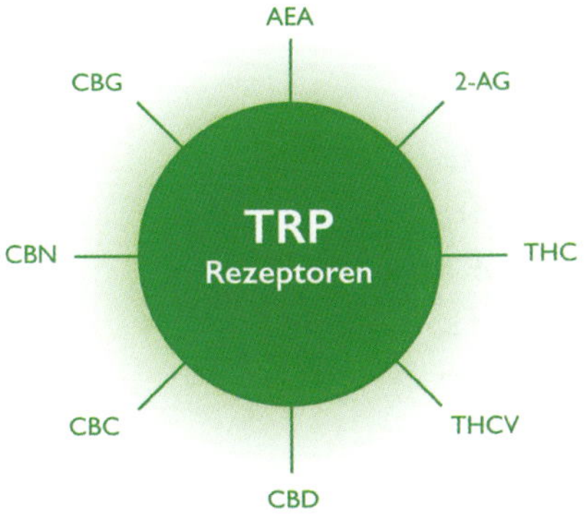

[2-AG = 2-Arachidonoylglycerol l; THC = Tetrahydrocannabinol; THCV = Tetrahydrocannabivarin; AEA = Arachidonoylethanolamid-Anandamid; CBC = Cannabichromen; CBG = Cannabigerol; CBN = Cannabinol; CBD = Cannabidiol]

ECS-Unterstützung

Es gibt viele Möglichkeiten, das Endocannabinoidsystem und das Immunsystem zu unterstützen, damit es gesund und fit bleibt. Die beste Strategie ist der gesunde Lebensstil: optimale Ernährung (vollwertig, biologisch), optimale Vitalstoffversorgung (Vitamine & Co.), Gelassenheit (Stressabbau) und reichlich Bewegung (Sport und Alltag).

Mehr Omega-3-Fettsäuren!

Omega-3-Fettsäuren versprechen mehrfachen Nutzen. Sie erhöhen CB1 und CB2 sowie Endocannabinoidenzyme, die für die Produktion von 2-AG und AEA gebraucht werden. Omega-3 verbessern auch ECS-Signalfunktionen.

DHA (Docosahexaensäure) und EPA (Eicosapentaensäure), beides Omega-3-Fettsäuren, sind Vorläuferstoffe der AEA-Synthese. Wer mehr Omega-3 konsumiert, unterstützt das ECS: mehr Bindungspartner = mehr Syntheseenzyme = mehr Rezeptoren. Hochwertige Omega-3-Fettsäuren sind in Kaltwasserfisch enthalten (Kabeljau, Lachs u. a.), aber auch in Nahrung pflanzlichen Ursprungs: Samen (Hanfsamen, Walnüsse, Chiasamen, Sesam u. a.), hochwertige, kalt gepresste Pflanzenöle (Hanf-, Lein-, Raps-, Sesamöl u. a.) und *Schizochytrium*-Mikroalgen (Algenöl).

Übergewichtige sollten auf ihre Omega-3-Zufuhr achten. Zu viel davon verringert die Verfügbarkeit von Endocannabinoiden, vor allem bei Fettstoffwechselstörung und Fettleber. Für Normalgewichtige kann Omega-3-Nahrungsergänzung empfohlen werden. Exzessiver Omega-6-Konsum (Eigelb, Schwein, Thunfisch u. a.) verursacht CB1-Abregulierung und ECS-Überreaktionen. In Industriestaaten werden überreichlich Omega-6-Fettsäuren konsumiert – bis zu 20 bis 30-fach mehr Omega-6 als Omega-3. Das Ungleichgewicht begünstigt Entzündung und Schmerz.

Der beste Weg: Verzichten Sie auf Fleischprodukte aus der Massentierhaltung, die reichlich Omega-6-Fettsäuren enthalten. Bevorzugen Sie Bioprodukte mit Omega-3-Fettsäuren.

Weniger Zucker und ungesunde Fette!

Transfettsäuren („Frittenfett“) und Zucker ebnen den Weg zum Übergewicht und stören das ECS. Solche Nahrungsstoffe führen zur exzessiven Produktion von Endocannabinoiden, Syntheseenzymen und CB1 – im

Bauchfett, in der Leber, Bauchspeicheldrüse und Skelettmuskulatur. Ungesunde Ernährung verursacht Diabetes, Fettleibigkeit, Arteriosklerose und Herzerkrankungen.

Endocannabinoidflutung führt zur ständigen CB1-Aktivierung. Das begünstigt die Fettbildung (Lipogenese) und Ansammlung von Fettpolstern (Übergewicht). Gefürchtete Folgen sind Insulinresistenz/Diabetes, Herz-Kreislauf-Erkrankungen und Krebs. Das ECS beeinflusst unter anderem den Appetit. Gut ausbalanciert helfen Endocannabinoide beim Abnehmen und stabilisieren langfristig ein gesundes Körpergewicht. Eine gute Voraussetzung für optimale ECS-Wellness.

Gesunde Darmflora!

Gesunde Mitbewohner im Darm sind lebenswichtig. Die Darmflora beeinflusst die CB1- und CB2-Expression und reguliert CB2 auf. Probiotika (z. B. Joghurt) und fermentierte Nahrungsmittel (Sauerkraut, Sojaprodukte, Kefir u. a.) sowie vollwertige pflanzliche Kost sind eine Wohltat für die hilfreichen Bakterienvölker im Darm. Eine gesunde Darmflora fördert die Produktion von CB1 und μ-OR in der Darmschleimhaut, was uns für Endocannabinoide und Endorphine empfänglicher macht. Da fühlt man sich gleich wohler, sicher und geborgen.

Pflanzliche Helfer!

Außer Cannabis gibt es noch andere Kräuter und Gewächse, die Stoffe mitbringen, die an CB-Rezeptoren binden und als CB1- und CB2-Agonisten fungieren.

- CB1-Agonisten sind Baumharz (Copal), Absinth (Wermut, Anis, Fenchel), Azteken-Salbei (*Salvia divinorum*), Tee (*Camellia sinensis*), Kava (*Piper methysticum*), Echinacea, Gemüse, Bärlappgewächse, Algen, Lebermoose (*Marchantiophyta*) und Strohblumen (*Helichrysum*) sowie manche Pilze.
- CB2-Agonisten sind Baumharz (Copal), Echinacea und Weinraute (*Ruta graveolens*).

Chemische Gifte meiden!

Das Insektizid Pyrethrum wird in der konventionellen Landwirtschaft eingesetzt und ist ein CB1-Antagonist. Dasselbe gilt für Phenylphthalat, ein

Weichmacher in Plastik, der zudem das Hormonsystem stört und krebserregend ist. Ernähren Sie sich biologisch! Vermeiden Sie Plastik!

Stressmanagement!

Stressreaktionen sind lebenswichtig und für die Gesundheit und lebenslanges Lernen absolut nötig. Das Problem: Wir sind chronisch gestresst. Ein Problem, das oftmals schwere Erkrankungen verursacht.

Akuter Stress (Anstieg der Glucocorticoid-/Cortisolspiegel) unterstützt das ECS. Chronischer Stress führt zu permanent erhöhten Cortisolspiegeln. Das schwächt das ECS. Stresshormone verringern AEA und 2-AG im Netzwerk des zentralen Nervensystems. Dann ist der Mandelkern (Amygdala) aktiviert, der für die Verarbeitung von Emotionen und Stressreaktionen zuständig ist (siehe S. 80). Am besten, Sie verordnen sich eine Entspannungsmassage. Bei Gesunden steigen die AEA-Spiegel dann um 168 Prozent an!

Mehr Bewegung!

Körperliche Bewegung hält fit und gesund, macht stressresistent und ist das Mittel Nummer eins, wenn die Stimmung schlecht ist. Bewegung aktiviert die AEA- und CB1-Expression via ECS. Bekanntermaßen erleben Langstreckenläufer und Sportler manchmal besondere Glücksgefühle (*Runners high*), wenn reichlich Endorphine und Endocannabinoide im Blut zirkulieren. Woher wissen wir das? Forscher haben in Studien beide Stoffe isoliert und beobachtet, dass sie positive Gefühle erzeugen, wenn wir körperlich aktiv sind. Ausreichend Bewegung und Sport gehören unbedingt zum gesunden Lebensstil.

Vorsicht Medikamente!

Angstlöser (Anxiolytika) erhöhen AEA (durch FAAH-Hemmung). Antidepressiva, Antipsychotika und Antikonvulsiva lassen CB1 ansteigen, was zum erhöhten ECS-Tonus und zur Anregung des Appetits führt. Wer solche Medikamente einnimmt, muss deshalb mit Gewichtszunahme rechnen. Sporadische Opiatgaben verstärken die ECS-Funktion, da mehr CB1 produziert werden. Chronische Opiatnutzung reguliert das ECS allerdings ab (siehe S. 189).

Alkohol und Kaffee in Maßen!

Moderater Alkoholkonsum unterstützt die ECS-Balance. Chronischer Alkoholkonsum reguliert CB1 ab. Der Einfluss von Alkohol/Kaffee auf die AEA- und 2-AG-Spiegel ist noch unklar.

Die anregende Wirkung von Koffein kommt durch die Blockade von Adenosinrezeptoren zustande. Adenosin fungiert als „Bremse" für überstimulierte Nervenzellen. Fehlende Adenosinbindungen verhindern, dass sich die Zellen erholen können. Adenosin hemmt auch CB1, was die Ausschüttung von Dopamin und Glutamat verstärkt (siehe S. 107). Glückliche Kaffeetrinker!

Endocannabinoidmangel-Syndrom (ECDS)

Chronische Störungen können das ECS aus dem Gleichgewicht bringen: zu viel oder zu wenig Endocannabinoide. Funktioniert das ECS nicht optimal, spricht man vom *Endocannabinoid Deficiency Syndrome* (ECDS). Ein Risikofaktor für viele Erkrankungen: Migräne (siehe S. 206), Reizdarm (siehe S. 204), Fibromyalgie, Depression, Angststörungen (siehe S. 190), Multiple Sklerose (siehe S. 217), Krampfleiden (siehe S. 179), Reisekrankheit, Anorexie, Schizophrenie (siehe S. 200), Parkinson-Erkrankung (siehe S. 175), Wachstumsstörungen und posttraumatische Belastungsstörung (PTBS, siehe S. 198).

Damit das ECS störungsfrei arbeiten kann, müssen Botenstoffe und Rezeptoren ausreichend und ausgewogen vorhanden sein. Werden überreichlich Botenstoffe oder zu viele Rezeptoren produziert, kommt es zum Ungleichgewicht. Das ist auf Dauer ungesund. Wie bei der Schilddrüse: Zu wenig oder zu viel Schilddrüsenhormone machen krank.

Da das ECS mit dem vegetativen Nervensystem vernetzt ist, kann Endocannabinoidmangel an vielen Erkrankungen beteiligt sein, vor allem chronisch-entzündlichen Erkrankungen.

Therapiestrategien

Botenstoffsynthese verbessern. Die bestmögliche Versorgung mit gesunden Nährstoffen ist der erste Schritt. Für die Endocannabinoidproduktion sind Omega-3-Fettsäuren erstklassiger Rohstoff. Bei ECDS ist Omega-3-Nahrungsergänzung empfehlenswert.

Ligandenabbau hemmen. Wenn der enzymatische Abbau von Endocannabinoid-Bindungspartnern (Liganden) blockiert wird, bleiben die Liganden intakt und sind für CB-Bindungen frei verfügbar. Manche Kräuter können Abbauenzyme von FAAH und MAGL blockieren (siehe S. 87, 88): Flavonoide in Rotklee, Soja und Tee, Echinacea und CBD in Cannabis.

Rezeptorzahl erhöhen. Je mehr Rezeptoren an Botenstoffe gebunden werden, umso fitter ist das ECS. Eine gesunde Darmflora (Mikrobiom), reichlich Omega-3-Fettsäuren, viel Bewegung und Cannabismedizin sind bewährte Mittel für mehr CB-Rezeptoren und mehr ECS-Fitness.

Cannabisintervention

Cannabis bei akutem Endocannabinoidmangel ist der positive Kickstart für das ECS. THC verstärkt nachhaltig die CB1-Dichte (bis zu 14 Tage) und die Bindungsbereitschaft aller CB1-Liganden. Es stimuliert die AEA-Produktion und hemmt das intrazelluläre Recycling von AEA und 2-AG. CBD verzögert die Wiederaufnahme von 2-AG und AEA an der Synapse (Hemmung des Transporters und des AEA-Abbaus durch FAAH, siehe S. 87).

Regelmäßiger Konsum von Cannabis mit reichlich THC deaktiviert/reduziert langfristig CB1 und CB2, insbesondere im Hippocampus. Eine Hypothese besagt, dass AEA und 2-AG unterschiedliche CB1 im Gehirn aktivieren und durch exogenes THC unterschiedlich beeinflusst werden. Bei manchen chronischen Cannabiskonsumenten beobachtete man deaktivierte CB1 in Kernregionen, bei anderen nicht.

THC in Ganzpflanzenextrakten ist ein partieller CB1-Agonist, synthetisches THC ein echter Agonist (siehe S. 55). Zubereitungen von ganzen Pflanzen sind im Vergleich zu synthetischen Produkten doppelt so wirksam, was die CB1-Aktivierung betrifft. Zudem kommen bei Ganzpflanzenextrakten seltener Gewöhnungseffekte vor (nachlassende Wirkung) als bei synthetischem THC. 2-AG ist ein echter Agonist von CB1. Wenn natürliches oder synthetisches THC an CB1 andockt, ist die 2-AG-Bindung nicht möglich.

Wenn es um Auf- oder Abregulierung des ECS geht, taucht häufig die Frage auf: „Ich verwende Cannabisextrakte zur Schmerzlinderung. Wird das ECS auch dann abgeschwächt?“ Mehr oder weniger ja. Verwendet man Cannabis zur Behandlung von Erkrankungen, muss grundsätzlich mit Abschwächung gerechnet werden. Es ist aber bekannt, dass pflanzliche Cannabismedizin fehlende Endocannabinoide ersetzen kann. Cannabismedizin gezielt gegen Beschwerden und bestimmte Krankheiten zu nutzen ist grundverschieden von Cannabiskonsum zur ECS-Aktivierung.

Wie kann man Cannabiskonsum am besten beenden? Wer regelmäßig Cannabismedizin eingenommen hat, verringert die tägliche Dosis schrittweise bis auf null (innerhalb von drei Wochen). Dann stellt sich mit der Zeit eine neue Balance der körpereigenen Cannabinoide ein.

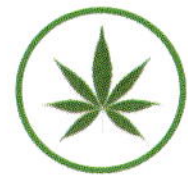

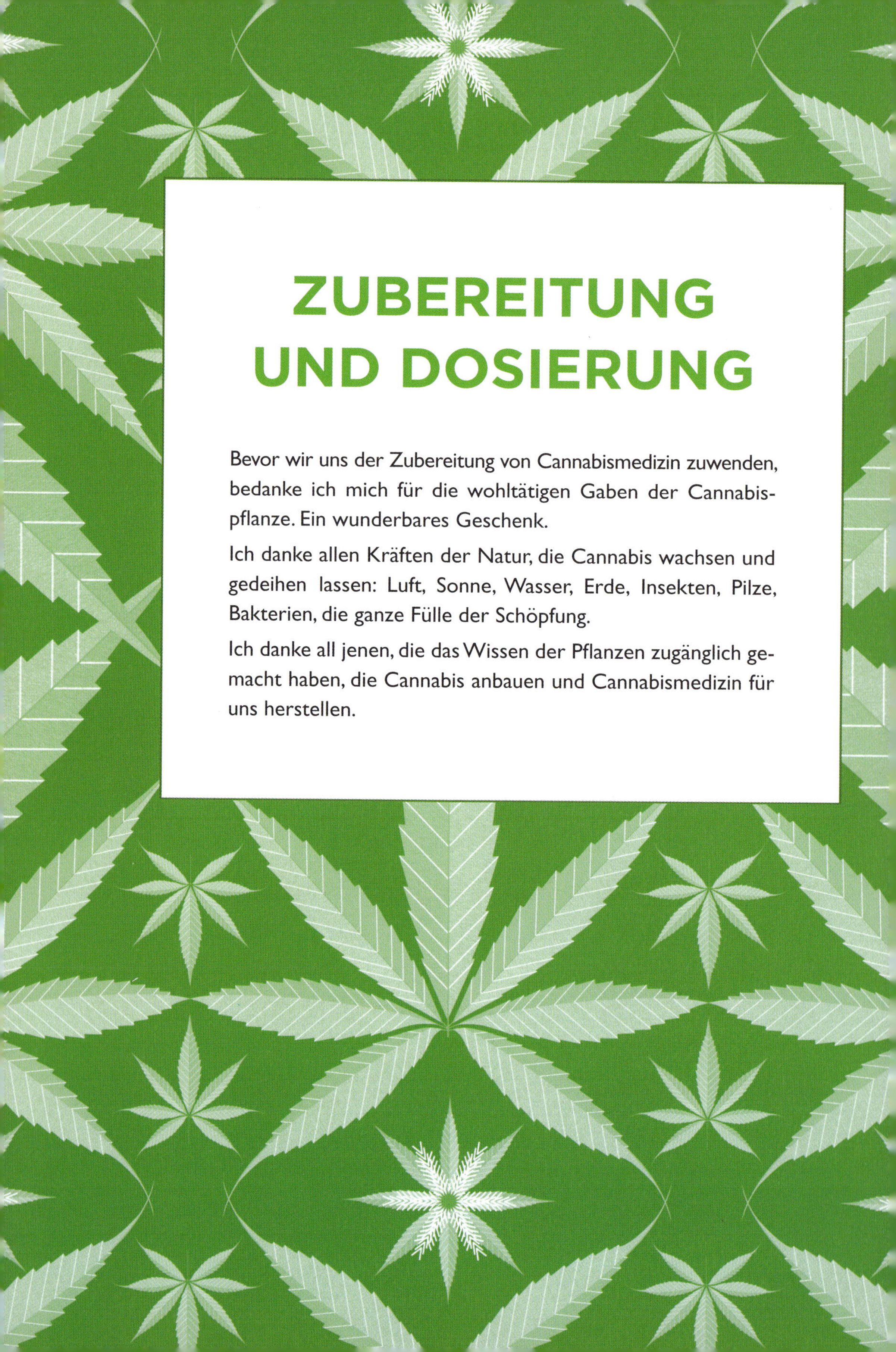

ZUBEREITUNG UND DOSIERUNG

Bevor wir uns der Zubereitung von Cannabismedizin zuwenden, bedanke ich mich für die wohltätigen Gaben der Cannabispflanze. Ein wunderbares Geschenk.

Ich danke allen Kräften der Natur, die Cannabis wachsen und gedeihen lassen: Luft, Sonne, Wasser, Erde, Insekten, Pilze, Bakterien, die ganze Fülle der Schöpfung.

Ich danke all jenen, die das Wissen der Pflanzen zugänglich gemacht haben, die Cannabis anbauen und Cannabismedizin für uns herstellen.

Materialkunde

Wer nach Pflanzenmaterial für medizinische Zwecke sucht (Cannabis inklusive), setzt alle seine Sinne ein.

- Schauen Sie auf die Blüten: Strahlend, obwohl sie getrocknet sind? Grün, purpurn oder braun? Braune Blüten sind ungeeignet, entweder zu alt oder unsachgemäß getrocknet.
- Brechen Sie einige Blüten auf: Sehen Sie Samen? Falls ja, können Sie mindestens 30 Prozent Preisnachlass verlangen, falls Ihr Händler den Preis nicht bereits reduziert hat. Samen machen 30–35 Gewichtsprozent befruchteter Blüten aus.
- Ist Schimmelbefall bemerkbar? Schimmel auf Cannabis ist unerwünscht.
- Wie klebrig ist das Blütenmaterial? Je klebriger umso besser. Klebrigkeit ist ein Indiz für reichlich Harz.
- Härtetest: Wie riechen die Blüten? Sie sollten den köstlichen und einzigartigen Cannabisduft verströmen. Falls nicht, sind es keine Blüten bester Qualität. Obwohl die CBD- und THC-Anteile immer noch hoch sein können, fehlen hilfreiche flüchtige Terpene.

Kultursorten

Die Auswahl der Kultursorte, die Sie für Ihre Cannabismedizin verwenden, hat größte Bedeutung. Cannabis ist eine Apotheke für sich. Man kann das ganze Leben damit zubringen, die Wirkeigenschaften verschiedener Sorten zu erforschen!

Nehmen Sie sich Zeit, um bestimmte Sorten durch eigene Anschauung und Experimentieren kennzulernen. Es kann dauern, bis sie die für Ihre Zwecke geeignete Cannabismedizin zubereiten können. In der Regel hilft Cannabis in bestimmten Fällen, beispielsweise bei Angstzuständen. Das gilt aber nicht für jede Kultursorte. Manche Sorten verursachen sogar Angstzustände. Lesen Sie sich in die Materie ein und sammeln Sie Informationen über Cannabissorten. Sie können niemals sicher sein, dass die Sorte *Bubba Kush*, die Ihnen offeriert wird, auch das *Bubba Kush* ist, das vor ihnen liegt.

Spielt Geld keine Rolle, lassen Sie Ihre Blüten, Tinkturen und Öle im Labor testen. Dann kennen Sie die Prozentanteile der Cannabiskomponenten in Ihren Blüten. Bei Cannabis in Ausgabestellen sollten solche Informationen angegeben sein (auch ein Grund für höhere Preise). Wenn Sie Medizin mit konsistenter Wirkstärke über mehrere Chargen herstellen wollen, lassen Sie

Ihre Tinkturen testen. Nebenbei kommt dann auch Ihr Geschick für Extraktionen auf den Prüfstand.

- Klar ist auf jeden Fall: Sie können wunderbar wirksame Cannabismedizin auch ohne Tests mit reproduzierbaren Ergebnissen herstellen.
- Kernbotschaft: Sie möchten die Wirkungen genau der medizinischen Charge kennen, die vor Ihnen liegt.

Alle Cannabinoide und Terpene vermitteln bestimmte Wirkungen. Die Kunst und Wissenschaft der Zubereitung besteht darin, die passende Medizin zum vorliegenden Zustand zu finden. Wenn Sie wissen, wie Cannabis bei einem bestimmten Zustand funktioniert, machen Sie den nächsten Schritt. Sie finden die passende Kultursorte. Es kann länger dauern, bis Sie diese Hürde genommen haben und wirksame Cannabismedizin produzieren.

Heilkräftige Kräuter

Wenn es um Heilmittel geht, bemerkt man häufig einen Unterschied zwischen industriell produzierter Arznei und sorgfältig kultivierten Heilkräutern. Für die Auswahl der Kräuter haben die Umgebungsbedingungen größte Bedeutung. Standort, Bodenbeschaffenheit, Nährstoffe und der Umgang des Züchters mit Cannabispflanzen sind wichtige Faktoren, wenn man Cannabismedizin herstellen möchte.

Die Wachstumsbedingungen lassen sich an Zahlen erkennen, etwa am Terpenprofil, und an der nicht messbaren Heilenergie. Vergleichen Sie Holundersirup aus der Großproduktion mit Holundersirup von Ihrem Kräuterhändler in der Nachbarschaft! Kriterien für die Auswahl von Cannabispflanzen für medizinische Zwecke finden Sie auf S. 22.

Wissenschaftliche Cannabismedizin

Da Cannabis in den USA gesetzlich als Droge der Kategorie 1 eingestuft ist, wurde die Erforschung der medizinischen Wirkungen von Cannabispflanzen praktisch unterbunden. Man sah sich deshalb gezwungen, mit synthetischen Analoga von Cannabiskomponenten zu arbeiten. Wissenschaftler, die Mittel für Studien beantragen, brauchen die Zustimmung zahlreicher Behörden: *Food and Drug Administration* (FDA), *Drug Enforcement Administration* (DEA), *National Institutes of Health* (NIH), *National Institute on Drug Abuse*. Auch in Europa sind die institutionellen Hürden für die Bewilligung von Cannabis-Studien außerordentlich hoch.

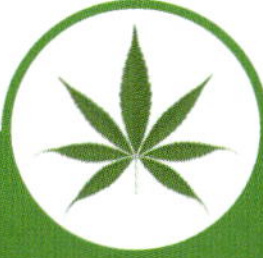

NEBENWIRKUNGEN

Die Pharmaindustrie kennzeichnet unerwünschte oder ungewollte Wirkungen von Medikamenten mit dem Begriff „Nebenwirkungen". Was heißt das genau? Es bedeutet, dass das Medikament unerwünschte, unerwartete und unkontrollierte Wirkungen verursachen kann. Die bloße Existenz von Nebenwirkungen verdeutlicht, dass es unmöglich ist, Wege und Wirkungen von Wirkstoffen im ganzheitlichen Kontext lebender Wesen exakt vorauszusagen und zu beherrschen. Jeder Extrakt mit isolierten Wirkstoffen (inklusive Pflanzenextrakte) erhöht das Risiko für gefährliche Nebenwirkungen.

Man braucht Durchhaltevermögen, Hingabe und Kompromissbereitschaft, bis Mittel für ein wissenschaftliches Cannabisprojekt bereitgestellt werden. Im Erfolgsfall muss man beispielsweise die Arbeit mit suboptimalen Blüten akzeptieren. Ein Kräuterkundiger würde sich damit nicht zufrieden geben. Darüber hinaus favorisiert die Mainstream-Medizin Einzelkomponenten und Standardisierungen. Das trägt nicht dazu bei, dass wir mehr über die Wirksamkeit von Cannabismedizin aus ganzen Pflanzen bei bestimmten Krankheitszuständen erfahren.

Leider gibt es kaum brauchbare, öffentlich zugängliche Empfehlungen für medizinische Cannabisdosierungen. Wenn Sie nach Dosisinformationen in wissenschaftlichen Studien suchen, sollten Sie daran denken, dass in den meisten Studien keine Ganzpflanzenextrakte verwendet wurden. Obwohl bekannt ist, dass die ganze Pflanze verglichen mit isolierten Komponenten mehr als 300-fach besser wirksam sein kann! Für Herbalisten sind die therapeutische Breite und die Wirkungsvielfalt der ganzen Pflanze die entscheidenden Faktoren. Ausgestattet mit dem Wissen, wie das Endocannabinoidsystem und Cannabispflanzen funktionieren, sind Kräuterkundige die Pioniere und führenden Experten der Heilkunst mit Cannabismedizin.

CBD-Produkte
Fragen und Antworten

Wenn Sie als Verbraucher in einem Geschäft oder im Internet nach einem hoch dosierten CBD-Produkt suchen, befinden Sie sich auf schwankendem Boden. Sie können nicht sicher sein, dass die Herstellerangaben bezüglich Inhaltsstoffen und Menge auch tatsächlich zutreffen. Da wird etwa von „vollem Pflanzenspektrum“ oder „Naturextrakt“ gesprochen.

Die Frage bleibt: Wo bekommen Sie CBD-Qualitätsmedizin? Die beste Antwort: Sie stellen sie selbst her. Die zweitbeste Antwort: Sie kaufen bei einem Kräuterhändler/-kundigen, der Tinkturen oder Ölextrakte im Angebot hat und sich mit Heilkräutern und Pflanzenmedizin auskennt. Sie können auch in Ihrem näheren Umfeld jemanden ausfindig machen, der Cannabis anbaut und weiß, wie die Blütenextrakte hergestellt wurden.

Egal ob Sie bei einem kleinen oder großen Unternehmen fündig werden, Sie stellen in jedem Fall dieselben Fragen.

Sie möchten, dass Ihre Medizin alles enthält, was das Cannabisgewächs zu bieten hat: Cannabinoide, Terpene, Flavonoide, Fettsäuren, Wachs und Chlorophyll. Manche Hersteller entfernen eine oder mehrere Komponenten.

- Sie möchten solche Stoffe von der Pflanze selbst bekommen, nicht als Zusatz aus anderen Quellen (z. B. Terpene).

- Wenn das CBD-Produkt nicht nach Cannabis riecht, enthält es keine Terpene.

- Sie möchten nicht zuletzt durch Ihr Kaufverhalten die Welt ein klein wenig besser machen, wenn Sie direkt beim Cannabiserzeuger zu fairen Preisen einkaufen.

Auf der Suche nach dem bestmöglichen CBD-Produkt stellen Sie auf jeden Fall folgende Fragen:

Wurden biologische Blüten für die CBD-Medizin benutzt?

Sie möchten biologische Blüten.

Wie wurde extrahiert?

Ist die Antwort „mit Butan", ok. Ethanol und überkritisches Kohlenstoffdioxid sind Industriestandards. Wer Cannabismedizin selbst macht, benutzt Ethanol oder Butan. Ich rate von Butan ab.

Wurden die Produkte oder Blüten in Bezug auf mögliche Belastungen mit Schwermetallen, Pestiziden und Schimmelpilz getestet?

Sie möchten Cannabismedizin ohne Schadstoffbelastung.

Was wurde bei Extraktionen entfernt und was ist erhalten geblieben?

Manchmal enthalten Cannabisblüten mehr als die in Deutschland erlaubten 0,2 Prozent THC (in den USA 0,3 Prozent). Manche Hersteller entfernen so viel THC, dass es unter dem gesetzlichen Grenzwert liegt. Sie möchten aber mindestens 0,2 Prozent THC in Ihrer CBD-Medizin. Sie brauchen THC! Die beste Medizin sind Produkte mit gleichen Anteilen von CBD und THC. Das ist leider fast überall illegal. Sind irgendwelche anderen Komponenten entfernt worden, verzichten Sie auf das Produkt.

Duftet das Produkt wie Cannabis?

Sie sollten die Terpene riechen können. Riecht es nicht wie Cannabis, wurde das Produkt aus isolierten Komponenten hergestellt. Nichts für Sie.

Wurde nach der Extraktion irgendetwas hinzugefügt?

Falls ja, verzichten Sie auf das Produkt. Oftmals verwenden Hersteller Zusatzstoffe. Beispielsweise isoliertes CBD, um minderwertige Blüten zu kompensieren. Dann kann das Produkt als „Vollspektrum" oder „Naturextrakt" deklariert werden. Additive CBD-Isolate können die Medizin ein wenig wirksamer machen, sind aber viel teurer.

Enthält das Produkt Einzelkomponenten („Isolate")?

Falls ja, verzichten Sie auf das Produkt.

Cannabisanwendungen

Primäre Anwendungen von Cannabismedizin sind die Inhalation und die orale Einnahme. Man kann Cannabisrauch/-dampf inhalieren und Tinkturen/Öle schlucken. Die orale Aufnahme von Cannabismedizin ist die bevorzugte Anwendung bei allen Gesundheitsproblemen. Die Inhalation eignet sich am besten zur Behandlung von Akutzuständen.

Inhalation von Cannabinoiden

Der schnellste und kürzeste Weg ins Blut führt über die Lungen. Dringt Rauch/Dampf über die Atemwege bis zu den Lungenbläschen (Alveolen) vor, gelangen Wirkstoffe von dort leicht in die Blutbahn. Bei der Verbrennung von Cannabisblüten entsteht Rauch, der durch eine Pfeife, einen *Bong* (Wasserpfeife) oder Joint eingeatmet wird. Weitere Methoden sind die Inhalation von Blütendämpfen via Zerstäuber/Verdampfer oder von verdampftem Harzextrakt (im Fachjargon: *dab*, *shatter*, *wax*).

Mit zwei Ausnahmen ist die Inhalation von Harzextrakten für medizinische Zwecke nicht zu empfehlen. Glauben Sie niemandem, der Ihnen etwas anderes erzählt! Die Anwendung verursacht einen extrem starken Anstieg der Canannbinoidspiegel im Blut, gefolgt von rasch sinkenden Blutspiegeln, weshalb Mehrfachdosierungen nötig sind. Außer bei extremen Schmerzen ist der langsame, verzögerte Anstieg der Cannabinoid-Konzentrationen im Blut der bessere Weg.

Verbrennung ist *Lowtech* und preiswert. Zigarrettenpapier kostet nicht viel. Sie können aber auch ein paar Hundert Euro für einen handgefertigten Bong oder eine Pfeife aus mundgeblasenem Glas ausgeben. Nachteil der Verbrennung ist die Lungenreizung durch inhalierte toxische Stoffwechselprodukte. Wasserpfeifen eliminieren manche Schadstoffe (etwa Nitrosamine, Ammoniak, Acetaldehyd, Benzen und Kohlenmonoxid), aber nicht die polyzyklischen Kohlenwasserstoffe. Verdampfung benötigt niedrigere Temperaturen als Verbrennung und schützt vor Schadstoffen inklusive Kohlenwasserstoffe.

Inhalation plus orale Einnahme ist als Akutanwendung bei Schmerz und Angst geeignet, beispielsweise bei plötzlich hochschießendem Arthroseschmerz im Knie. Fortgesetzte Dosierungen via Inhalation tagsüber sind nicht zu empfehlen, da die Bioverfügbarkeit im Blut deutlich kürzer ist als bei oraler Anwendung.

Inhalation ist demnach keine medizinische Standardanwendung für Cannabismedizin. Man müsste zu oft dosieren, um anhaltend wirksame Konzentrationen aufrechtzuerhalten. In Rauch/Dampf sind zwar alle Cannabinoide und Terpene enthalten, aber keine Flavonoide.

Inhalation ermöglicht problemlos mittelstarke Dosierungen, deren Wirkung nach 5–10 Minuten einsetzt. Wegen des raschen Wirkeintritts können Dosierungen leicht angepasst werden. Spitzenkonzentrationen im Blut sind nach 30 Minuten zu erwarten. Nach 3 Stunden ist der Blutwert für Cannabinoide auf unter 5 ng/ml abgesunken (der legale Grenzwert im US-Staat Colorado).

Studien haben die Wirksamkeit der THC-Zufuhr bei Anwendung unterschiedlicher Inhalationsmethoden untersucht. Handgerollte Cannabiszigaretten oder Joints erzielten 27 Prozent bioverfügbares THC im Blut, Pfeifen 50 Prozent und Wasserpfeifen 10–20 Prozent. Bemerkenswerter Nebenbefund: Zwar unterschieden sich die Inhalationsmethoden in der Wirksamkeit, die resultierenden THC-Blutspiegel waren aber bei den Teilnehmern in etwa gleich. Offenbar werden Inhalationen von Anwendern unbewusst optimal angewendet.

Orale Einnahme von Cannabismedizin

Orale Cannabisanwendungen sind Tinkturen, Öle, Kapseln, Essbares (*Edibles*), wässrige Auszüge und Tees. Alle chronischen Gesundheitsprobleme sind am besten mit oraler Cannabismedizin zu behandeln. Die Wirkdauer beträgt 5–8 Stunden, mit Spitzenkonzentrationen nach 1–8 Stunden (im Durchschnitt 4–6 Stunden). Mit einer Dosis alle 6 Stunden erreicht man gleichbleibende Cannabinoidspiegel im Blut, anders als bei Inhalation. Die Halbwertszeit von oraler Cannabinoidmedizin liegt bei 18–32 Stunden.

Das heißt: 24 Stunden nach der Einnahme von 10 mg THC in essbarer Form (z. B. Kekse) zirkulieren noch 5 mg THC im Blut. Nach einer Dosis von 5 bis 10 mg THC dauert es etwa 4 Stunden, bis die THC-Spiegel im Blut auf unter 5 ng/ml gefallen sind. Anwender gelten dann als nüchtern. Grundsätzlich sind 6–20 Prozent der oralen Cannabinoide bioverfügbar.

Die Wirkung nach oraler Anwendung setzt nach 15 Minuten (Tinktur) bis hin zu 3 Stunden (Essbares) ein – abhängig davon, ob der Magen gefüllt ist oder nicht und wie gut die Leber arbeitet. Man sollte gelassen bleiben und nicht ungeduldig auf die einsetzende Wirkung warten. Das gilt ganz

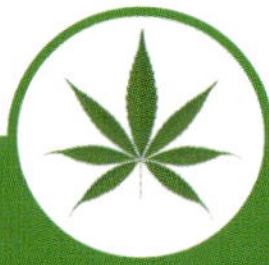

CANNABISKOMMERZ?

Hersteller preisen ihre Cannabisprodukte häufig mit Worten an, die „Wissenschaftlichkeit" suggerieren. Die „Bioverfügbarkeit" des Produkts wird gerne genannt. Wenn Sie eine Tinktur mit nur 6 Prozent Bioverfügbarkeit herstellen, haben Sie gute Medizin. Sie haben sie selbst gemacht, kennen die Herkunft der Blüten und haben eine bessere pflanzliche Quelle verwendet, verglichen mit industrieprodukten. Die Tatsache, dass Sie Medizin aus ganzen Pflanzen zubereiten, vervielfacht die Überlegenheit Ihres Produkts in puncto Bioverfügbarkeit!

Sublingualtropfen und Mundsprays sind schlichtes Marketing und für medizinische Zwecke nicht zwingend nötig. Cannabinoide werden dann etwas schneller absorbiert und der First-Pass-Effekt bleibt aus. Ein solches Produkt ist mitnichten besser als das Produkt, dass Sie selbst herstellen!

besonders für essbare Cannabiskreationen (*Edibles*). Wenn nach 3 Stunden keine Wirkung spürbar ist, nehmen Sie ein Viertel der Originaldosis ein und warten Sie weitere 3 Stunden.

In Studien, die orale Anwendungen verglichen haben, erwiesen sich Tinkturen in Bezug auf Bioverfügbarkeit, konsistente Absorption der THC-Zufuhr via Kapseln (und Edibles) überlegen. Leider wurden diese Studien mit isoliertem synthetischem THC durchgeführt.

Tinkturen und Öle in Essbarem werden im Darm absorbiert. Da Cannabinoide fettlöslich sind, gibt man wässrigen Zubereitungen und Tees Fett/Öl zu. Wird Cannabis bei Temperaturen unter 38 °C extrahiert, bleiben die Terpene und Flavonoide erhalten.

Als orale Standarddosierung werden 2,5 mg THC empfohlen. Bei Bedarf können es auch 10–15 mg sein. Das ist die ideale Dosis (im Fachjargon: *sweet spot*) bei den häufigsten Gesundheitsproblemen, vor allem bei Schmerz. Pro Dosis profitieren Sie von 10 bis 15 mg THC am meisten. Höhere Dosierungen sind selten noch besser wirksam.

Richtlinien der medizinischen Zubereitung

Für die Zubereitung von Cannabismedizin sollten Sie folgende Punkte im Hinterkopf behalten:

- Cannabinoide sind fettlöslich. Wenn Sie Auszüge mit Wasser (z. B. Tee) machen, ist eine Fettzugabe empfehlenswert (z. B. Kokosmilch oder Sahne).
- Cannabinoide werden durch Decarboxylierung aktiviert. Wenn Sie die Säureform von Cannabinoiden bevorzugen, müssen Sie nicht decarboxylieren. Sie treffen Ihre gut begründete Entscheidung, welche Komponenten Sie in der Medizin haben wollen. Anschließend entscheiden Sie, ob Sie decarboxylieren oder nicht (siehe S. 131).
- Flavonoide bleiben nur in nicht erhitzten Zubereitungen erhalten (siehe S. 69).
- Terpene verflüchtigen sich bei Temperaturen von 21 bis 38 °C. Decarboxylierung mit Hitze zerstört viele Terpene. Wenn Sie bei der Decarboxylierung Cannabisduft riechen, verlieren Sie Terpene. Wenn Ihre Medizin nach Cannabis duftet, haben Sie einige davon gerettet.
- Werden Cannabinoide zu stark oder zu lange erhitzt, entsteht CBN, unwiderruflich. Von inaktivem CBN führt kein Weg zurück (siehe S. 65).

Oberfläche des Pflanzenmaterials maximieren

Für die Zubereitung einer Tinktur (oder eines Ölextrakts) zu beachten: Je mehr Oberfläche des pflanzlichen Materials der Hitze bei Decarboxylierung und Alkohol oder Öl ausgesetzt ist, umso mehr Komponenten werden extrahiert und umso stärker ist Ihre Medizin. Cannabinoide und Terpene befinden sich in den Trichomen. Je mehr Trichome Alkohol oder Öl ausgesetzt sind, umso stärker ist die Medizin.

Sie möchten Cannabispflanzen weiterverarbeiten? Vorschläge für den nächsten Schritt:

- Mahlen Sie getrocknetes Pflanzenmaterial in der Kaffeemühle und Sie bekommen feine Partikel. Spendieren Sie Ihren Pflanzen eine eigene Mühle, sonst schmeckt und riecht Ihr Kaffee nach Cannabis.
- Zerkleinern Sie getrocknetes Pflanzenmaterial im elektrischen Mixer. Empfehlenswert, wenn größere Mengen gebraucht werden.
- Zerreiben Sie Cannabisblüten im Sieb.
- Geben Sie reichlich Pflanzenmaterial in die Häckselmaschine (für Holz). Empfehlenswert für die Großproduktion.

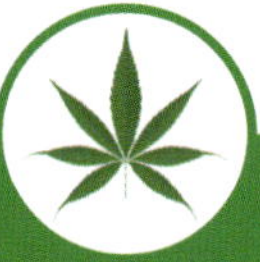

MYTHOS FREEZING

Sie haben vielleicht von einem zusätzlichen Verarbeitungsschritt gehört. Manch einer stellt den Alkohol und gemahlenes Pflanzenmaterial getrennt 24 Stunden ins Gefrierfach. Anschließend wird beides kombiniert und erneut tiefgekühlt, um dort zu mazerieren. Dadurch soll weniger Chlorophyll extrahiert werden. Stimmt. Ist aber unnötig und unerwünscht, wenn es um die Herstellung von Tinkturen geht.

Es ist eine Frage der Ästhetik, wenn man Harzextrakt (im Fachjargon: *dab*, *shatter*, *wax*) für die Inhalation herstellt und eine Goldfärbung haben möchte. Außerdem wird behauptet, Chlorophyll habe einen unerwünschten Beigeschmack. Freezing soll da Abhilfe schaffen. Na und?

Wir wollen die Heilkraft der ganzen Pflanze! Alles, was Cannabis zu bieten hat.

Wir mixen keine leckeren Getränke. Wir machen Medizin!

Standardisierung

Wenn Sie konsistente (verlässliche) Dosisgrößen bei mehreren Chargen Ihrer Cannabismedizin möchten, können zusätzliche Maßnahmen hilfreich sein:

- Sie mahlen die Blüten so lange, bis jede Charge die gleiche Konsistenz hat. Ich verwende einen Mixer. Sie können aber auch ein Sieb nehmen.
- Das Gewicht der Blüten wird mit Gramm (g) angegeben.
- Die Menge des Alkohols wird in Millilitern (ml) angegeben.
- Sie bestimmen das Verhältnis (*Ratio*) von Blüten zu Alkohol und beachten es konsequent und penibel. Nicht vergessen: Gramm Blüten : Milliliter Alkohol. Die empfehlenswerte Ratio reicht von 1 g Blüten : 5 ml Alkohol bis zur 1:10-Ratio. Eine 1:5-Ratio ergibt einen wirksameren Extrakt.

Beispiel: 114 g Blüten auf 570 ml Alkohol entsprechen einer Ratio von 1:5. 114 g Blüten auf 1140 ml Alkohol entsprechen einer Ratio von 1:10. Wenn Sie das Blütengewicht und die Menge des Lösungsmittels kennen, können Sie Ihre Dosierungen berechnen.

Was ist Decarboxylierung, und brauche ich sie?

Im Trichom existiert eine ganz eigene Welt chemischer Reaktionen. Dort werden Metaboliten für das Überleben der Cannabispflanze produziert. Die für uns relevanten Cannabinoide liegen in Säureform (THCA, CBDA und CBCA, siehe S. 54) in den Trichomen sorgfältig geernteter Pflanzen vor. Auch die Säureformen vermitteln medizinische Wirkungen. Bei aktiven Cannabinoiden (THC, CBD, CBG, CBC, THCV, CBDV) fehlen die Säurereste (siehe S. 55).

Das Verfahren zur Entfernung von Säuren heißt *Decarboxylierung*. Es gibt zwei Möglichkeit, Säuren zu entfernen: viel Zeit oder Hitzeeinwirkung. Wenn Sie eine Tinktur- oder Ölzubereitung hergestellt haben und sie ein Jahr stehen lassen, kommt es zur Decarboxylierung. Da niemand so viel Zeit hat, nutzt man Hitze.

Aktive Cannabinoide oxidieren und verwandeln sich in die inaktive Form Cannabinol (CBN), gleichfalls durch Hitze oder im Lauf der Zeit. Die Kunst der Cannabismedizin besteht darin, die Säureformen zu aktiven Cannabinoiden zu decarboxylieren, ohne dass CBN entsteht. Eine CBN-Konversion kann nicht rückgängig gemacht werden. Langjährige Cannabisnutzer wissen, dass Cannabis im Glas irgendwann ihre Wirksamkeit einbüßt. Es kann sein (oder auch nicht), dass gealterte Cannabis euphorisierend wirkt. Die sedierenden Wirkungen bleiben aber erhalten. Einfrieren (*Freezing*) von Cannabis ändert daran nichts. Auch im Tiefkühlfach läuft die Zeit weiter.

Werden getrocknete Blüten verdampft oder verbrannt, kommt es zur Decarboxylierung und sofortigen Freisetzung aktiver Cannabinoide, inklusive der flüchtigen Terpene. Wenn Sie heißes Wasser über Cannabisblüten gießen, um Tee zu machen, wirkt die Hitze decarboxylierend. Damit die Cannabinoide besser absorbiert werden, geben Sie dem Tee ein wenig Fett zu (z. B. Sahne).

Decarboxylierung im Backofen

Für den Hausgebrauch wird meist der Backofen zur Decarboxylierung verwendet. Die einfachste Methode bei Cannabissorten mit hohem CBD- oder THC-Gehalt (oder Mischungen von beiden) besteht darin, gesiebte oder gemixte Blüten in einer etwa 1 cm dicken Schicht auf ein Backblech oder in eine Pfanne zu geben und im Backofen bei 120 °C 1 Stunde zu erhitzen. Alle 15–20 Minuten umrühren. Obwohl THC und CBD bei leicht unterschiedlichen

Temperaturen decarboxylieren, werden beide Cannabinoide mit dieser Methode ohne CBN-Konversion zuverlässig extrahiert.

Je besser Sie mit der Handhabung Ihres Backofens und der Vermahlung vertraut sind, umso genauer können Sie die Decarboxylierung steuern: längere Erhitzung oder höhere Temperatur.

Vergessen Sie Ihr Ofenthermometer. Kaufen Sie ein Extrathermometer. Die Temperatur muss 120 °C betragen! Bei mehr als 38 °C verflüchtigen sich die Terpene. Cannabisduft breitet sich aus. Mit einem Deckel auf der Pfanne bleiben mehr Terpene erhalten. Kratzen Sie auf jeden Fall den „Staub“ (im Fachjargon: *keif*) vom Pfannengrund in Ihr Glas. Er enthält die Reste aufgebrochener Trichome von Blüten und Blättern. Genau das, was Sie wollen!

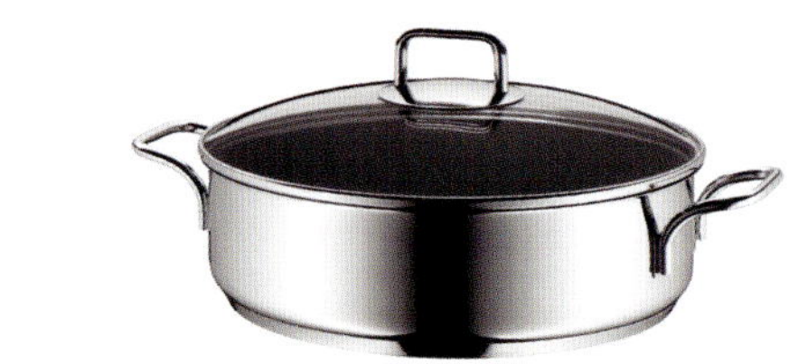

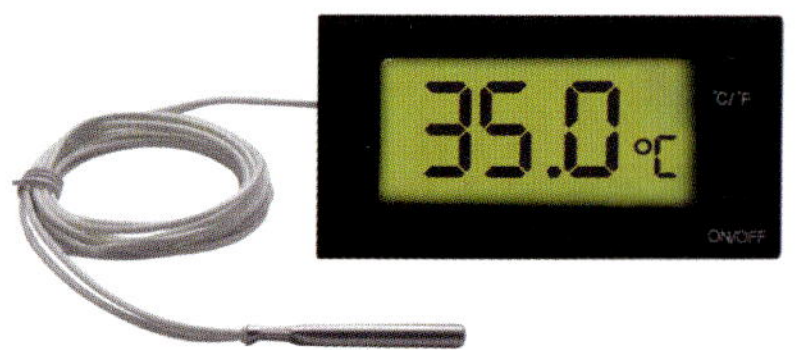

Minidecarboxylatoren

Sie können auch einen handlichen Minidecarboxylator für ein paar Hundert Euro käuflich erwerben. Das Gerät decarboxyliert ca. 30 g Cannabisblüten in weniger als 2 Stunden. Die Terpene bleiben intakt. Nachteil: Es können nur 30 g Blüten pro Charge decarboxyliert werden.

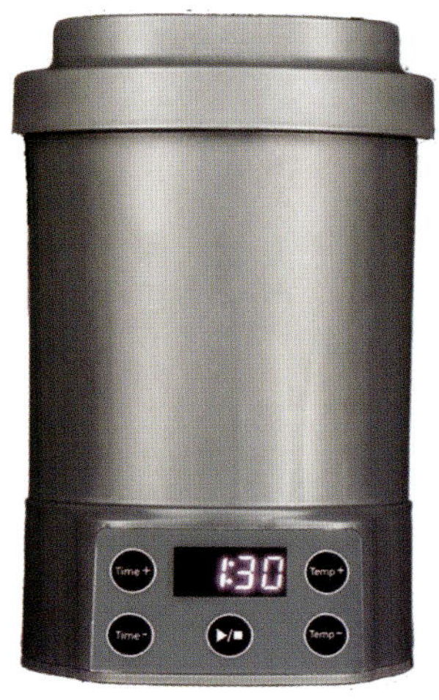

Hitzeempfindliche Terpene

Terpene sind ein wichtiger Bestandteil Ihrer Cannabismedizin. Wer von Terpenen profitieren möchte, darf Cannabis auf nicht mehr als 38 °C erhitzen oder verwendet einen Minidecarboxylator, der Terpene schont.

Wenn Sie Cannabinoid-Säureformen inklusive Terpene möchten, verwenden Sie für Tinkturen frisch getrocknetes Cannabismaterial und brauchen Sie die Medizin innerhalb eines Jahres auf. Nach etwa einem Jahr beginnen sich die Cannabinoidsäuren in die aktiven Komponenten zu verwandeln – erhitzt oder nicht. Es dauert ein weiteres ganzes Jahr, bis die Decarboxylierung komplett abgeschlossen ist. Das heißt, zwei Jahre sind nötig, bis frische Blüten ohne Fremdeinwirkung decarboxyliert sind.

Feintuning

Mit der Zeit entwickeln Sie Ihre eigene Methode, um Blüten zu mahlen und den gesamten Prozess ein wenig zu „standardisieren". Wenn Sie den Erfolg Ihrer Extraktionen und Decarboxylierungen überprüfen möchten, stellen Sie eine Tinktur her und lassen Sie sie testen. Das Verhältnis (*Ratio*) Säure : aktivierte Komponenten weist darauf hin, wie gut Ihre Extraktion/Decarboxylierung funktioniert hat. Je mehr THCA oder CBDA enthalten sind, umso länger müssen Sie decarboxylieren.

Mit einigen Testläufen können Sie die Feinabstimmung Ihrer Verarbeitungsprozesse vornehmen. Vielleicht decarboxylieren Sie länger im Ofen oder stellen höhere Temperaturen ein.

Es gibt kaum wissenschaftliche Daten zur Decarboxylierungszeit bei Raumtemperatur (21 °C). Eine Studie aus dem Jahr 1978 untersuchte die Decarboxylierungsrate getrockneter Blüten über 5 Jahre (siehe S. 135). Ergebnis: Nach etwa einem Jahr setzt die Decarboxylierung ein und erreicht maximale THC-Konzentrationen. Diese Konzentrationen bleiben ein weiteres Jahr etwa gleich hoch. Anschließend beginnt die irreversible Umwandlung in inaktives CBN. Wahrscheinlich verläuft die Decarboxylierung von CBD ähnlich.

Dieselbe Studie hat sich auch mit den in Alkohol gelösten Komponenten befasst (Gleiches gilt wahrscheinlich auch für Ölauszüge): Nach etwa 3 Jahren setzt der THC-Abbau ein. Bemerkenswert: In einer Studie von 1972 wurde ein 43 Jahre alter Cannabisextrakt positiv auf THC, CBD und CBN getestet!

Aktiva, Säuren und Terpene

Klar ist: Sie gewinnen durch Decarboxylierung ausgezeichnete Medizin, die aktive, säurefreie Formen von THC und CBD enthält (die meisten Terpene gehen verloren) und können damit Tinkturen oder Öle herstellen.

Auch ohne Decarboxylierung hergestellte Medizin mit säurehaltigen Cannabinoiden und allen Terpenen ist gute Cannabismedizin. Das Beste beider Welten – wenn Sie keinen Decarboxylator besitzen – bekommen Sie, wenn Sie eine Tinktur mit decarboxylierten Komponenten kombinieren, die säurehaltige Cannabinoide und Terpene enthalten! Die Möglichkeiten sind grenzenlos. In diesem Buch beziehen sich Dosisempfehlungen auf decarboxyliertes THC und CBD.

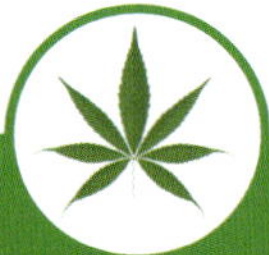

VORTEIL INDUSTRIEEXTRAKT

Der große Vorteil von Extraktionen mit überkritischem Kohlenstoffdioxid (CO_2) oder Ethanol (Alkohol) im industriellen Maßstab ist die potenzielle Erhaltung der Terpene. „Potenziell" bedeutet, dass Sie nachfragen sollten, ob die aus Pflanzenmaterial extrahierten Terpene den Tinkturen oder Ölen wieder zugegeben wurden. Exakt diese Frage muss gestellt werden. Warum?

- Nicht alle Ethanolextraktoren haben einen Terpenfänger. Das führt genau wie im heimischen Ofen zum Terpenverlust.
- Viele Hersteller verkaufen die extrahierten Terpene und Tinkturen/Öle ohne Terpene separat.
- Tinkturen oder Öle mit den Hinweisen „Vollspektrum" oder „ganze Pflanze" können Terpene enthalten – oder auch nicht. Fragen Sie nach!

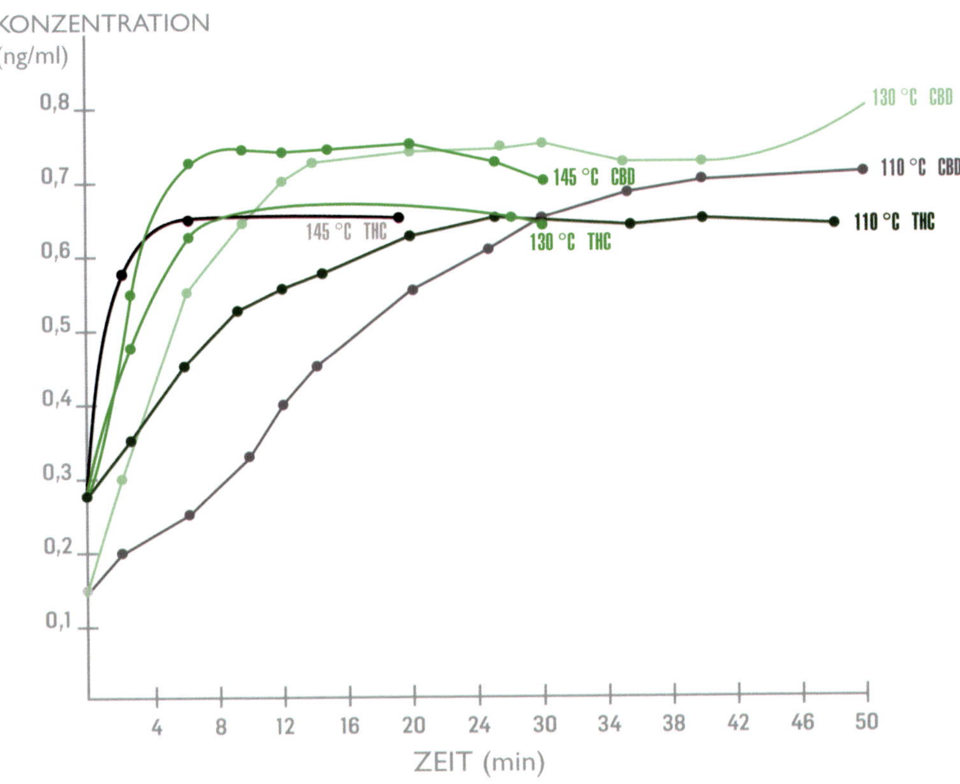

Decarboxylierung von CBD und THC: Bei Temperaturen über 120 °C ist nach maximal 30 Minuten der höchste Decarboxylierungsgrad erreicht (ca. 80 %).

Zubereitung von Cannabismedizin

Die wichtigsten Arten von Cannabismedizin sind Tinkturen, Öl- und Harzextrakte. Am häufigsten werden Tinkturen und Öle für den medizinischen Hausgebrauch verwendet.

Richtlinien für Tinkturen und Öle

- Wenn Sie gehäckselte Cannabis (im Fachjargon: *Trim*) verwenden, beträgt die Ratio 1:5. Das heißt 1 g getrocknete Cannabis pro 5 ml Öl.
- Wenn Sie Blüten verwenden, kann die Ratio 1:10 betragen.
- Blüten sind potenter als Trim, da sie mehr Trichome mitbringen. Trim ist aber ein vergleichbar guter Grundstoff für Cannabismedizin.
- Traditionell geben Kräuterheiler Pflanzenmaterial in ein Gefäß und füllen es mit Öl oder Alkohol auf. In der Regel ergibt sich eine Ratio von 1:5.

Tinkturen

Cannabistinkturen sind wirksame Medizin bei fast allen Gesundheitsproblemen. Ausnahme: manche Epilepsieformen und Krebs. Tinkturen werden rasch absorbiert (nach 10–30 Minuten) und können leicht selbst hergestellt werden. Sie sind etwa 2 Jahre haltbar, dann setzt die irreversible CBN-Konversion ein. Tinkturmedizin für ein Jahr reicht vollkommen aus.

Eine Tinktur wird durch Extraktion aktiver Pflanzenkomponenten beispielsweise mit Alkohol gewonnen. Die Kräutermedizin benutzt bevorzugt Tinkturen. Im Prinzip ist es ein einfacher Vorgang:

• Pflanzenmaterial klein schneiden und in ein Gefäß geben, das vollständig mit Alkohol aufgefüllt wird.

• Anschließend heißt es: „Schütteln und beten."

• 3–6 Wochen stehen lassen, filtern, abfüllen und an einem trockenen kühlen Ort aufbewahren.

So einfach kann die Sache sein!

Tatsächlich dauert die Cannabisextraktion keine 3–6 Wochen, sondern höchstens 1 Stunde. Das stimmt wirklich. Kaum zu glauben. Sie können aber auch einen vollen Mondzyklus zuwarten. Ihre Medizin wird dann genauso wirksam sein, vielleicht sogar noch wirksamer. Jedes Verfahren, das Cannabistrichome aufbricht und deren Inhalt Alkohol aussetzt, funktioniert für die Tinkturproduktion.

Alkoholische Tinkturen

Bei harzigem Pflanzenmaterial wie Cannabis (gilt auch für *Calendula*, Tannenspitzen und Pappelknospen) sollte der Alkoholgehalt mindestens 95 Prozent betragen. Studien zeigten, dass bei geringer konzentriertem Alkohol weniger aktive Cannabinoide extrahiert werden. Biologischer Kornalkohol aus dem Großhandel ist eine gute und preiswerte Option. Biologisch bedeutet hier, dass kohlenstoffbasierte Maische aus Mais oder anderen Getreide, Kartoffeln oder Zucker verwendet wurde. Der Alkohol muss nicht unbedingt Biostandards erfüllen.

Es gibt auch Kornalkohole, die biologisch-dynamisch produziert wurden, beispielsweise biologischer Traubenakohol. Er ist mindestens doppelt so teuer wie gewöhnlicher Kornalkohol. Biologischer Kornalkohol ist destillierter Alkohol und von Natur aus glutenfrei – egal welche Maische zum Einsatz kam oder was das Produktmarketing verkündet.

Tinkturen mit Glycerinauszug

Wegen des Suchtpotenzials oder aufgrund von Empfindlichkeiten verzichten manche Hersteller auf Alkohol als Auszugsmittel. Stattdessen kann man Glycerin verwenden. Pflanzliches Glycerin wird aus Fettsäureestern von Kokos-, Soja- oder Palmölen gewonnen. Im Vergleich zu Alkohol extrahiert Glycerin nur etwa ein Drittel der Cannabinoidmenge. Glycerinbasierte Cannabismedizin hat deshalb nur die 30-prozentige Wirksamkeit des Alkoholauszugs.

Extraktionsmaschinen

Wenn Sie große Mengen von Tinkturen oder Ölen produzieren wollen, legen Sie sich eine Extraktionsmaschine zu. Es wird empfohlen, die Maschine direkt vom Hersteller zu kaufen. Sie befüllen die Maschine mit decarboxyliertem Pflanzenmaterial, geben Alkohol zu, stellen *no temperature* (keine Temperatur) für 1–8 Stunden ein (1 Stunde funktioniert genauso gut wie 8 Stunden). Dann gehen Sie essen oder ins Kino, kommen nach der eingeplanten Anzahl von Stunden zurück und schließen Ihre Tinkturproduktion ab. Extraktoren gibt es im Zubehörhandel für Pflanzenzucht.

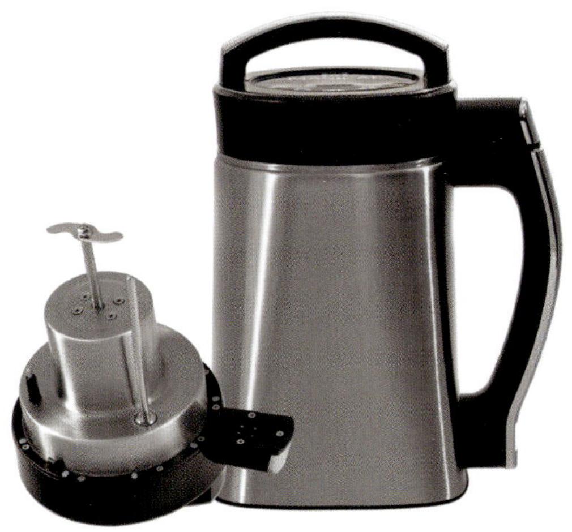

Aufgepasst: Wenn Sie den Decarboxylierungsschritt im Ofen auslassen und einfach die Hitze am Extraktor aufdrehen, verflüchtigt sich der Alkohol. Explosionsgefahr! – Zum Glück hatte ich das bemerkt, bevor meine Maschine Feuer fing oder komplett zerstört wurde.

Schritt für Schritt zur Cannabistinktur

1. Blüten mahlen.
2. Decarboxylieren, wenn säurefreie Cannabinoide gewünscht sind.
3. Alkohol zugeben.
4. Schütteln … und mindestens 1 Stunde warten. Sie können die Mixtur auch beiseitestellen und alle 15 Minuten durchschütteln.
5. Pflanzenmaterial herausfiltern.
6. Pflanzenmaterial auspressen, um verbliebene Tinktur zu extrahieren, anschließend entsorgen oder kompostieren.
7. Über Nacht stehen lassen.
8. Am nächsten Tag die Tinktur in einen Kaffeefilter geben, um restliche Feinpartikelrückstände zu entfernen.
9. Tinktur beschriften und an einem kühlen dunklen Ort aufbewahren.

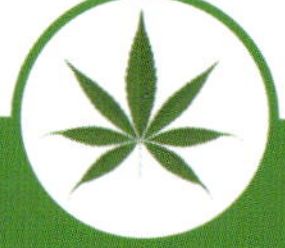

CANNABIS-HONIG

Das Geschenk der Bienen. Süßer, goldfarbener Honig gehört in jede Hausapotheke. Da Honig von Natur aus hydrophil (wasserliebend) ist, kann er Cannabinoide nicht extrahieren.

Cannabinoide sind fettliebend (lipophil). Honig mit eingelegten Cannabisblüten wird nach Cannabis duften, da Terpene extrahiert werden – aber kaum Cannabinoide. Kein Grund, Honig zu verwerfen!

Eine Option: Sie mischen gepulverte Cannabisblüten Ihrem Honig unter und stellen eine Paste her.

Ölextrakte

Legt man Pflanzenmaterial in Öl ein und erhitzt es, werden die Komponenten extrahiert, wie bei Tinkturen. Gesättigte Fette in Kokosöl, fraktioniertem (behandelt, damit es flüssig bleibt) Kokosöl (MCT-Öl = Kokosöl mit mittelkettigen Triglyceriden), Butter und Ghee sind hervorragende Auszugsmittel für Cannabis.

Gesättigte Fettsäuren extrahieren Cannabinoide besser als ungesättigte Fettsäuren in Oliven- oder Sesamöl. Je nachdem welches Öl Sie auswählen, kann die Cannabismedizin innerlich (essbar) oder äußerlich (topisch) angewendet werden. Cannabishaltiges Kokosöl ist für die Küche und als Massageöl sehr empfehlenswert.

CBD-Öle im Handel

Kommerzielle CBD-Öle werden durch Extraktion mit Kohlenstoffdioxid oder Ethanol hergestellt. Das Lösungsmittel wird ausgedampft, um ein Harz zu bekommen, das mit Olivenöl oder MCT-Öl verdünnt wird. Es handelt sich nicht um echte Ölauszüge, die in der Kräuterheilkunde hochgeschätzt sind.

Warum mühsam ein Harz extrahieren und anschließend mit MCT- oder Olivenöl verdünnen, statt einfach einen Ölauszug zu machen? Antwort: Wegen der Pflanzenqualität. Großhersteller können Blüten minderer Qualität (mit durchschnittlich 8–10 Prozent CBD) verwenden, weil sie die ganze Pflanze inklusive Stängel, Blätter und Blüten („Biomasse") vermahlen und ein harziges CBD-Konzentrat extrahieren. Das Endprodukt enthält dann verdünnt den gewünschten Prozentanteil CBD.

Herbalisten produzieren Öl mit Pflanzenteilen, deren medizinische Qualitäten bekannt sind. Dazu gehören nur die trichomhaltigen Blätter und Blüten. Wir haben nicht den Ehrgeiz oder die Absicht, große Mengen Cannabismedizin aus weniger hochwertigem Pflanzenmaterial zu produzieren! Wir bevorzugen Pflanzenmaterial bester Qualität, das zum bestmöglichen Zeitpunkt geerntet wurde, um Medizin herzustellen.

Cannabisöl herstellen

Kräuterheiler nutzen traditionell die Extraktion mit Sonnenlicht: Pflanzenmaterial wird zerkleinert oder gemahlen, in ein Glasgefäß gegeben. Mit ausreichend Öl komplett aufgefüllt und an einem sonnigen Ort platziert. Dann heißt es: 3–6 Wochen stehen lassen und ab und zu schütteln. Wie gut die Extraktion gelingt, hängt davon ab, welche Temperaturen tagsüber erreicht werden und von der Zahl der Extraktionstage. Dieses Verfahren ist sehr variabel, was die Effizienz der Medizin und der Extraktion betrifft.

Die Erfahrung zeigt, dass die Decarboxylierung der Blüten als erster Schritt die wirksamste Medizin ergibt. Ohne vorherige Decarboxylierung muss das Material länger in Öl extrahiert werden. Wenn Sie auf die Decarboxylierung verzichten, versuchen Sie es mit den nachfolgend gelisteten traditionellen Auszugsmethoden. Sie funktionieren alle. Der Punkt ist herauszufinden, wie lange die Blüten im Öl erhitzt werden sollen … schwer zu sagen, ob im Öl eine Temperatur von 120 °C erreicht wird. Wahrscheinlich ist längere Erhitzung nötig.

- Aus meiner Sicht die beste Methode, um konsistente und wirksame Ölauszüge zu bekommen: Sie decarboxylieren das Pflanzenmaterial zunächst im Ofen, geben es dann in das Extraktorglas (oder die Maschine, siehe S. 137), füllen es mit Öl auf und belassen es dort 8 Stunden bei 50 °C.
- Geben Sie das Material in die Maschine und bedecken Sie es mit Öl. Stellen Sie die Temperatur auf 50 °C ein. Die niedrigste Temperatur für 8 Stunden. Zeit- und Temperatureinstellungen hängen davon ab, welches Öl verwendet wird. Bei kalt gepresstem Olivenöl sollte die Temperatur niedriger sein (max. 130 °C) als bei Kokosöl (verträgt mehr Hitze). Vorteil der Extraktormaschine: Sie erhitzt und rührt automatisch und schont die Terpene. Problematisch ist, dass die niedrigste Temperatureinstellung der Maschine für hitzeempfindliche Öle wie Olivenöl zu hoch sein könnte.

Hier die bewährten Ölauszugsverfahren:

- Geben Sie getrocknetes Pflanzenmaterial in einen ofenfesten Topf. Geben Sie Öl zu, bis das Material vollständig mit Öl bedeckt ist. Lassen Sie den Topf mit Deckel 1 Stunde im vorgeheizten Backofen bei 130 °C stehen. Die Hitze im Öl muss 1 Stunde lang 120 °C betragen!
- Geben Sie das Pflanzenmaterial in einen elektrischen Bain-Marie-Topf (siehe Bild) oder ins Wasserbad auf der Herdplatte. Geben Sie Öl zu, bis das Material vollständig bedeckt ist. Erhitzen sie das Ganze 1–2 Stunden unter häufigem Umrühren. Die Hitze im Öl muss 1 Stunde lang 120 °C betragen!

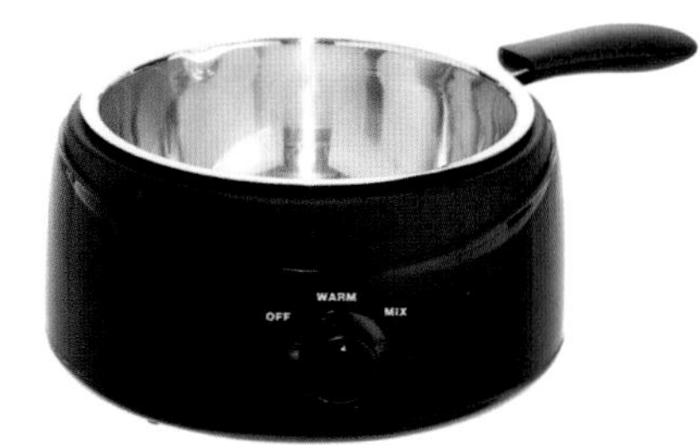

• Geben Sie das Pflanzenmaterial und das Öl in einen Schongarer, 4–6 Stunden bei 120 °C, im Stundentakt umrühren.

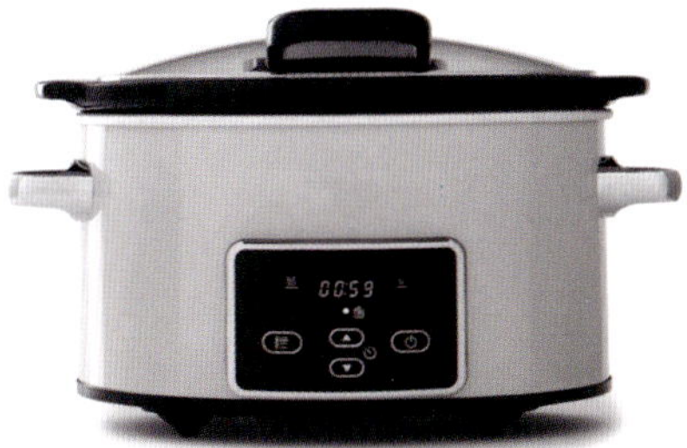

Egal welches Verfahren Sie verwenden, am Ende seihen Sie das Öl ab und pressen das Material mit einer Pflanzenpresse oder in einem Seihtuch aus. Die Biomasse wird kompostiert, das Öl abgefüllt und an einem trockenen kühlen Platz aufbewahrt, im Kühlschrank oder im Tiefkühlfach (abhängig vom Öl).

KRÄUTER PRESSEN

Jahrelang habe ich Pflanzenmaterial mit den Händen ausgepresst. Kein Problem. Kann man machen, wenn sparsam gewirtschaftet wird.

Da die Arbeit mit Cannabis zeitintensiv ist, ist zu überlegen, ob Tinkturen und Öle nicht besser ausgepresst werden sollten. Studien haben gezeigt, dass Auspressen 1-2 Prozent mehr CBD ergeben.

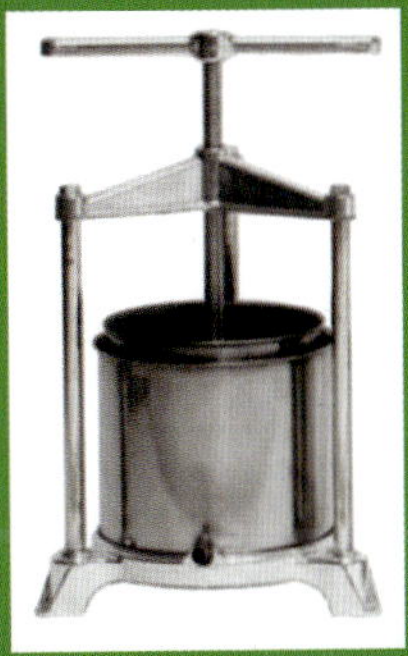

Eine rostfreie Frucht- oder Weinpresse oder Weinkelter ist für diese Aufgabe sehr gut geeignet.

Harzextrakte – die wirksamste Cannabismedizin

Harzextrakte sind die wirksamste Cannabismedizin, die Herbalisten herstellen können. In Ausgabestellen (USA, Kanada u. a.) und Coffeeshops (nur in den Niederlanden) sind Harzextrakte eine eigene Produktlinie. Sie erfreuen sich für den Privatgebrauch zunehmender Beliebtheit. Solche Konzentrate werden im Fachjargon als *dab*, *shatter*, *wax* oder *Vollextrakt-Cannabisöl* (FECO, kein Ölauszug!) bezeichnet. Harzextrakte gewinnt man durch Extraktion von Cannabis-Komponenten mit Lösungsmitteln, die anschließend verdampfen. Das Endprodukt ist ein klebriger, harziger Extrakt. Er enthält 50–90 Prozent Cannabinoide.

Konzentrierte Harzextrakte werden bei schweren Gesundheitsstörungen empfohlen: postoperativen Schmerzen, therapierefraktärer Epilepsie oder Krebserkrankungen (siehe S. 209). Die Wirkpotenz kann sehr hoch sein. Bis zu 90 Prozent THC oder CBD. Die extrem hohe Potenz und rasche Bioverfügberkeit nach Inhalation mahnen zur Vorsicht bei Anwendungen. Eine Toleranz kann sich schnell entwickeln und das Suchtrisiko steigt. Zudem erfordert die Herstellung von Harzextrakten einen hohen Verfahrensaufwand. Je nach Lösungsmittel können Fremdstoffe und Toxine im Harz enthalten sein. Da Harzextrakte stark konzentriert sind, sind auch die Toxine stark konzentriert – inklusive Schwermetalle aus belasteten Böden: Cannabis gehört zu den Bioakkumulatoren!

Verdampfer ermöglichen heute auch die Inhalation von Harzextrakten. Man kann eine Einzeldosis (im Fachjargon: *hit*) Harzextrakt inhalieren und bekommt eine höhere Dosis THC als nach einem *hit* Blüten. 15 Prozent THC in der Blüte entsprechen 2,5 mg THC. Bei einem *hit* Harzextrakt ist die THC-Menge fünfmal höher.

Konzentrierter Harzextrakt kann auch oral eingenommen werden. Die Absorption via Darm hängt von den üblichen Faktoren ab: Magenfüllung, Art der Nahrung u. a. Harzextrakt ist buchstäblich schwer zu schlucken. Häufig steckt man die Dosis in eine Gel-Kapsel. Das erleichtert die Einnahme.

Harzextrakt herstellen

Bevor Sie an die Arbeit gehen, machen Sie sich bitte mit allen Verfahrensschritten vertraut und halten Sie Ihr Material und Ihre Gerätschaften bereit. 3,8 Liter Tinktur ergeben 100–200 ml Harzextrakt. Je nachdem, ob Sie Trim oder Blüten verwenden, wie harzig das Material ist und wie stark Sie die Flüssigkeit eindampfen.

1. Wiegen Sie Ihr Pflanzenmaterial ab (für die Dosiskalkulation).
2. Decarboxylieren Sie (siehe S. 131).
3. Machen Sie eine Tinktur, im Extraktor oder traditionell (siehe S. 135).
4. Sieben Sie mit einem großen Sieb.
5. Filtern Sie die Flüssigkeit mit einem Papierfilter für Kaffee (wichtig!).
6. Führen Sie die folgenden Verfahrensschritte im Freien durch:
   - Geben Sie Ihre gefilterte Tinktur in einen Reiskocher ohne Deckel oder in einen Keramiktopf.
   - Alkohol ist extrem flüchtig. Atmen Sie den Dampf nicht ein! Ein Ventilator über dem Kocher sorgt für gute Durchlüftung.
   - Lassen Sie Alkohol und Wasser verdampfen (maximal 1 Stunde).
   - Wenn die Flüssigkeit reduziert ist und einzudicken beginnt: Bleiben Sie an Ort und Stelle, gehen Sie nicht weg.
   - Nehmen Sie den Behälter immer wieder von der Hitzequelle und schwenken Sie den Inhalt.
   - Inhalieren Sie keine Dämpfe!
   - Die Blasen werden kleiner und der Prozess geht dem Ende entgegen.
   - Von der Hitzequelle nehmen und weiterschwenken.

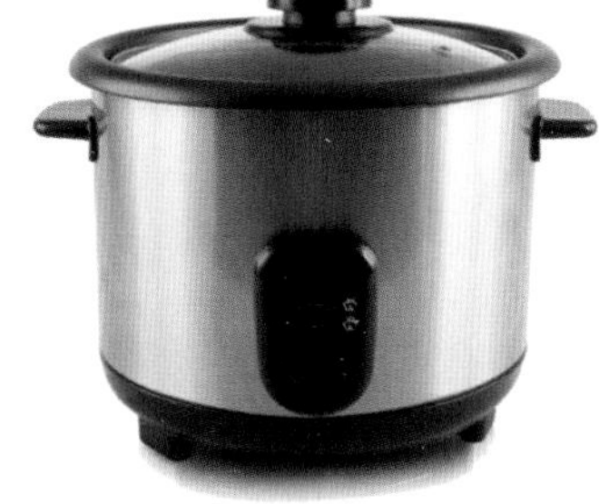

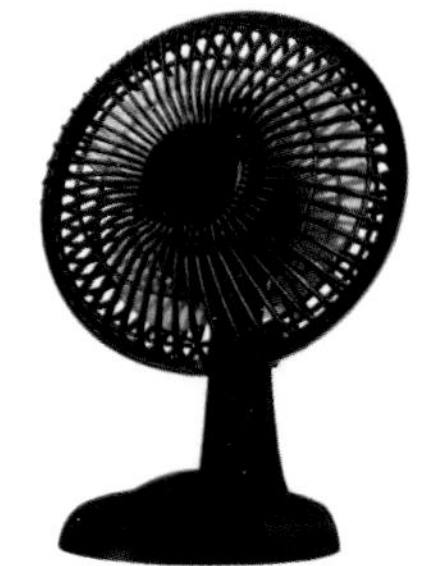

7. Falls nötig, verwenden Sie einen Kaffeetassenwärmer, um die Mixtur warm zu halten. Dann ziehen Sie die Flüssigkeit in eine große Plastikspritze auf (ohne Nadel).

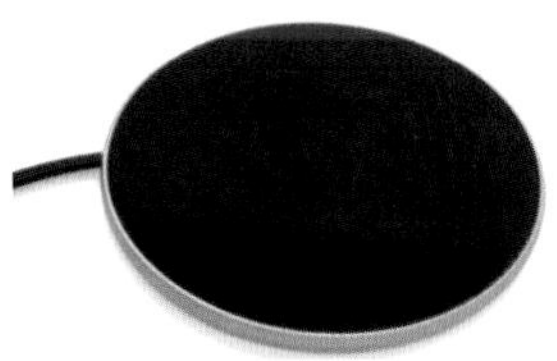

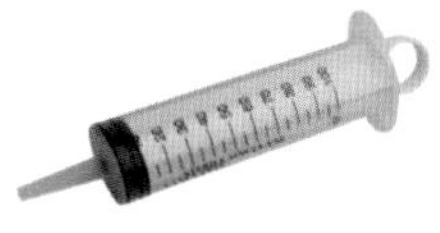

8. Alternative: Sie verdampfen nicht geradewegs alles bis zum voll harzigen Endprodukt. Stattdessen gießen Sie die Mixtur in einen Messbecher, wenn der Alkohol fast vollständig verdampft ist, und geben zur Verdünnung MCT- oder Olivenöl zu. 3,8 Liter Tinktur verdampfen zu rund 120 Milliliter Harz. Geben Sie das Harz in den Messbecher und fügen Sie zu gleichem Teil MCT- oder Olivenöl hinzu.

Ich empfehle dieses Procedere, weil man besser mit dem klebrigen Harz arbeiten kann. Gemischt mit Öl ist es nicht so zähflüssig und weniger brandgefährlich. Da die Harzmedizin oral angewendet wird, ist die goldene Farbe oder die Entfernung von Chlorophyll für mich irrelevant. Außerdem kann ich die Dosis berechnen. Ich weiß, wie viel Ausgangsmaterial verwendet wurde und wie groß das Volumen des Endprodukts ist.

9. Messen Sie das Volumen des Harzextrakts (für die Dosiskalkulation).

Das mag alles einfach, schlüssig und klar klingen. Theoretisch ja. In der Praxis bleibt der gesamte Vorgang eine durchgehend zähflüssige und klebrige Angelegenheit! Sie müssen Ihren eigenen Weg finden, dieses Problem in den Griff zu bekommen. Erwärmtes Harz lässt sich in jedem Fall besser handhaben als kaltes. Bitte nicht die Finger ablecken! Sie haben es mit hochwirksamer Medizin zu tun. Ein Tropfen kann 14 mg THC enthalten!

Extraktionsverfahren

- **Harzmaschine.** Es gibt Produkte, die Harzextrakt im geschlossenen Container herstellen können, unter Druck und mit Alkohol als Lösungsmittel (siehe S. 137). Solche Maschinen verringern die Brandgefahr, sind leicht zu reinigen und recycelen bis zu 75 Prozent des Alkohols zur Wiederverwendung. Nachteile sind die Anschaffungskosten und die geringe Produktionskapazität (kleine Menge bei einem Durchgang).
- **Butanextraktion.** Butan ist ein wirksames, preiswertes und leicht erhältliches Flüssiggas, das sich für Extraktionszwecke anbietet. Ich rate von Butan ab. Zu gefährlich! Es gilt als krebserregend und kann nicht vollständig aus dem Endprodukt entfernt werden. Studien zufolge sind die Butan-Konzentrationen in sogenannten „gereinigten" Extrakten vergleichbar hoch wie die Terpen-Konzentrationen.
- **Überkritische Kohlenstoffdioxid-Extraktion.** Für Extraktionen im großen Stil wird häufig überkritisches Kohlenstoffdioxid (CO_2) verwendet. Die erste Extraktion erfolgt unter dem Gefrierpunkt, was die Terpene schont. Das Verfahren ist für die Medizinproduktion zu Hause unerschwinglich.

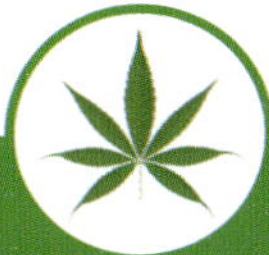

ACHTUNG ALKOHOL!

Alkohol ist extrem flüchtig. Er kocht bei niedrigerer Temperatur (78 °C) als Wasser. Das heißt, Alkohol fängt zuerst zu kochen an. Ich empfehle, Ihrer Mixtur ein paar Tropfen Wasser zuzugeben, wenn der Alkohol kocht, damit das Harz bei der finalen Verdampfung nicht anbrennt. Führen Sie diese Prozedur auf jeden Fall unter freiem Himmel bei guter Belüftung durch!

Gute Belüftung und kein offenes Feuer schützen davor, dass sich der Alkohol entzündet. Deshalb wird ein Elektro- oder Reiskocher empfohlen. Selbst im Freien riskieren Sie ein „flammendes Inferno“, wenn Windstille herrscht. Belüftung schützt auch vor der Inhalation der alkoholgeschwängerten Dämpfe.

Tipp: Unverdünnter Kornalkohol ist ein ausgezeichnetes Lösungsmittel für Reinigungszwecke.

Dosierung von Cannabismedizin

Angehende Herbalisten arbeiten mit Dosierungen von 250 ml oder einem Liter bei Zubereitungen wie Aufguss/Tee oder Dekokt (kochen statt ziehen lassen). Oder man dosiert mit Tropfen bei Tinkturen (1–2 standardisierte Pipetteninhalte von 30-ml-Flasche = 30–60 Tropfen). In der Regel sind Pflanzen- und Kräuterzubereitungen sehr sicher anzuwenden. Sie können ohne größere Gefahr in Bezug auf Nebenwirkungen mit Dosierungen experimentieren.

Manche Pflanzen haben allerdings toxische oder sehr starke Wirkungen. Wir bezeichnen solche Gewächse als *Niedrigdosiskräuter*. In der Kräuterkunde werden Niedrigdosiskräuter zu einem späteren Zeitpunkt der Ausbildung behandelt. Die Studenten haben dann ein besseres Verständnis, was die Auswirkungen von Pflanzenmedizin im Körper betrifft. Wegen ihrer Wirkpotenz wird Niedrigdosis-Kräutermedizin in geringer Dosis verbreicht. 1–3 standardisierte Pipetteninhalte sind meist ausreichend.

Niedrig und mit Bedacht dosieren

Obwohl Cannabis nicht toxisch ist, stufe ich es als Niedrigdosiskraut ein: Sehr geringe Mengen können spürbare Veränderungen des psychischen oder körperlichen Status verursachen. Man stirbt nicht, wenn zu viel Cannabis/THC verabreicht wurde. Aktivitäten im Alltag oder Beruf können aber beeinträchtigt sein.

Es ist empfehlenswert, mit niedrigen Dosierungen zu starten, damit sich der Körper darauf einstellen kann. Erfahrungen mit hohen Dosierungen könnten zu Vorbehalten gegenüber Cannabismedizin führen. Veränderte Bewusstseinszustände sind nicht jedermanns Sache!

Kalkulationen der Wirkstärke von Cannabismedizin erleichtern den Zugang zur Behandlung mit Cannabinoiden. Cannabis von Ausgabestellen sollte mit Angaben zur Wirkpotenz versehen sein. Wenn Sie Cannabismedizin selbst herstellen, empfehle ich, die Wirkpotenz Ihrer Blüten testen zu lassen.

Bei Anwendung von Heilkräutern kommt es zu Gewöhnungseffekten (Toleranz). Um die gleichen Wirkungen über längere Zeit zu erzielen, muss dann die Dosis erhöht werden. Wird die minimale Wirkdosis (MWD) eingenommen, ist nach etwa 2 Wochen mit Toleranz zu rechnen.

Minimale Wirkdosis

Wie hoch ist die niedrigste Dosis, mit der eine erwünschte Wirkung erzielt wird? Antwort: Sie starten mit 1 Tropfen Tinktur und warten 1–2 Stunden, bis die Wirkung einsetzt. Spüren Sie nicht die erhoffte Wirkung, nehmen Sie erneut 1 Tropfen Tinktur ein. Haben Sie die optimale orale Dosierung gefunden, nehmen Sie diese alle 6 Stunden ein, um konsistente Blutspiegel zu erreichen.

Das Prinzip minimale Wirkdosis (MWD) kann frustrierend sein. Manch einer wünscht sich den spezifischen Messwert. Menschen und Pflanzen sind aber sehr verschieden, alles andere als gleichartig. Als Kräuterheiler möchten wir die Person und die Pflanze bestmöglich kennenlernen und gut überlegte Entscheidungen treffen, was die individuelle MWD betrifft.

Kräutermedizin ist Kunst und Wissenschaft. Die Kunst besteht darin, subtile Abstufungen von Pflanze und Mensch zu erfassen und ausbalancierte Rezepturen zu finden. Die Wissenschaft besteht darin, unser Wissen über Pflanzen ständig zu erweitern und geeignete Methoden zur Extraktion pflanzlicher Wirkstoffe zu finden.

Bei allen Gesundheitsproblemen wird die orale Anwendung der MWD alle 6 Stunden zur Behandlung von Beschwerden empfohlen. Die Einnahme führt zu anhaltend wirksamen Cannabinoidspiegeln im Blut. Die Inhalation ist bei Akutbeschwerden empfehlenswert: Die Cannabinoidspiegel steigen schnell an und fallen schnell ab.

Alle Dosierungen werden in Milligramm pro Milliliter (mg/ml) angegeben. Wenn Sie standardisierte, reproduzierbare Medizin möchten, führen Sie Buch über Ihre Anwendungen und Messungen.

Cannabis-Neulinge vs. Cannabis-Kenner

Wer Cannabismedizin erstmals einsetzt, hat in der Regel eine niedrige Toleranzschwelle und spürt die Wirkung schon bei sehr niedriger Dosierung (1 mg oder weniger). Beginnen Sie immer mit einer niedrigen Dosierung, wenn ein neuer Behandlungszyklus ansteht. Auch erfahrenen Cannabisanwendern wird zur Niedrigdosis geraten, wenn neue oder modifizierte Rezepturen zum Einsatz kommen.

Balance von THC- und CBD-Komponenten

Bei allen Gesundheitsproblemen außer Epilepsie ist eine THC:CBD-Ratio von 1:1 ein guter Startpunkt. CBD beeinflusst unerwünschte THC-Wirkungen günstig, inklusive Herzrasen (Tachykardie), Angst, psychischer und Gedächtnisstörungen. Beide Komponenten zusammen sind deutlich wirksamer als die Einzelstoffe: krebshemmend, antientzündlich und schmerzlindernd. Außerdem verbessern sie die Wirksamkeit von Chemo- und Opiattherapien. Die Cannabinoidbalance mindert auch das Verlangen, mehr Medizin einzunehmen. Für Neulinge werden Zubereitungen von Kultursorten empfohlen, die mehr CBD als THC mitbringen.

Wie wird die 1:1-Ratio bestimmt? Der einzige Weg: Sie lassen Ihre Cannabismedizin/-blüten im Labor testen. Sogar dann, wenn man Ihnen erzählt, dass beispielsweise die Kultursorte *Ghost Train Haze* (Fachjargon) 28 Prozent THC enthält. Wie potent die Pflanze, die vor Ihnen liegt, wirklich ist, wissen

Sie erst, wenn sie getestet wurde! Die Testergebnisse informieren über die prozentualen Anteile der Cannabinoide in der Pflanze. Im besten Fall sind THC und CBD zu gleichen Teilen enthalten.

Aber das ist in der wirklichen Welt nicht zu erwarten. Kein Problem, die Kräuterkunde weiß, wie unterschiedliche Tinkturen kombiniert werden können, um die passende Medizin zu bekommen. Man kann für eine 1:1-Tinktur die THC-reiche Kultursorte *Bubba Kusha* (Fachjargon) mit der CBD-reichen Sorte *Cherry Wine* kombinieren. Mit ein wenig Mathematik und genauen Messwerten schaffen Sie das. Das Wissen und die Erfahrung mit einer bestimmten THC-reichen Sorte inspirieren für Kombinationen mit CBD-reichen Sorten und Rezepturen für unterschiedliche Anwendungen. Echte Heilkunst!

Ich lasse meine Blüten testen, stelle Cannabismedizin her, berechne die Wirkstärke und lasse dann auch die Tinktur hin und wieder testen – zur Kontrolle der Qualität meiner Extrakte. Basierend auf den Testergebnissen der Tinkturen gehe ich von einem 20-Prozent-Verlust aus, was die Kalkulation der Wirkstärke betrifft. Es ist fast unmöglich, alle Säureformen der Cannabinoide zu decarboxylieren und zu extrahieren. Das Ziel sind 100 Prozent. In der Praxis werden aber höchstens 80 Prozent erreicht. Das sagt zumindest die Mathematik.

Wirkstärke und Dosis berechnen

Die Wirkstärke einer Tinktur, eines Öl- oder Harzextrakts kann relativ einfach berechnet werden. Drei Dinge sollten bekannt sein:

- die Wirkstärke Ihrer Blüten,
- das Blütengewicht in Gramm (g) – bevor Sie mit der Verarbeitung beginnen – und
- das Volumen des produzierten Öls oder der Tinktur in Millilitern (ml).

Zur Kalkulation von Wirkstärke und Dosierung gehen Sie folgendermaßen vor:

1. Sie wiegen das Pflanzenmaterial ab: Maßeinheit g.

2. Sie rechnen Gramm in Milligramm um: Multiplikation mit 1000.

3. Sie berechnen, wie viel THC oder CBD insgesamt in Ihrem Pflanzenmaterial enthalten ist. Testergebnisse aus dem Labor geben Auskunft über die Prozentanteile der Cannabinoide, jeweils für THC und CBD.

4. Sie stellen Ihre Tinktur, Ihr Öl oder den Harzextrakt her und filtern alle Produkte.

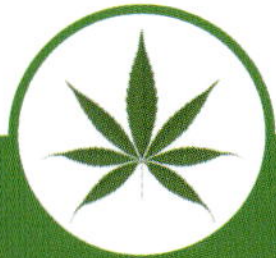

DIE INTUITIVE METHODE

Sie können auch jenseits aller Mathematik und Labortests gute und hilfreiche Cannabismedizin herstellen. Unsere Vorfahren haben erstaunlich effiziente Medizin ohne moderne technische Gerätschaften produziert und angewendet. Finden Sie Ihr eigenes Standardverfahren für konsistent wirksame Kräutermedizin.

5. Sie bestimmen das Flüssigkeitsvolumen: Maßeinheit Milliliter (ml).
6. Sie dividieren Milligramm (Komponenten) durch Milliliter (Flüssigkeit).

Anmerkung: Vollständige Decarboxylierung und Extraktion ist kaum möglich. Ein gewisser Prozentsatz an Cannabinoid-Säureformen bleibt in der Tinktur und ein Teil der decarboxylierten Cannabinoide bleibt im Pflanzenmaterial zurück.

Sie müssen mit etwa 20 Prozent Cannabinoidverlust rechnen. Zielvorstellung ist und bleibt die vollständige Decarboxylierung und Extraktion.

Medizinische Mathematik

Wenn Sie gleichbleibend zuverlässige und wirksame Medizin haben möchten, berechnen Sie die Dosierung. Dazu brauchen Sie eine Waage und einen Messbecher mit metrischen Angaben.

Manche Faktoren sind unberechenbar, etwa die Schwerkraft. Das behalten Sie im Hinterkopf. Da in der Regel nicht vollständig decarboxyliert und extrahiert werden kann, beträgt der Verlustfaktor 20 Prozent. Das heißt, das Nettoergebnis werden 80 Prozent von dem sein, was theoretisch möglich ist.

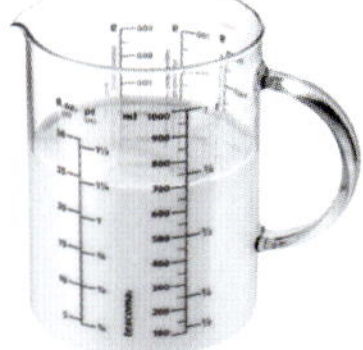

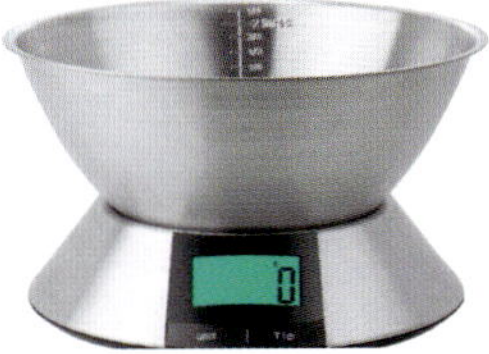

KALKULATIONEN

Volumen und Gewicht

- 1 volle Pipette = ca. 30 Tropfen (30-ml-Fläschchen)
- 30-ml-Fläschchen mit standardisierter Pipette
- 1 ml = 20 Tropfen (30-ml-Fläschchen)

Normalerweise lässt sich eine gläserne Pipette mit einfachem Druck nur bis zur Hälfte auffüllen, also ca. 15 Tropfen. Um sie vollständig zu füllen, muss man zwei Mal drücken.

- 1 Gramm (g) = 1000 Milligramm (mg)

Datenblatt

1. Danken Sie der Natur.

2. Gewicht des Pflanzenmaterials .... g
(CBD- oder THC-Prozentanteil bekannt)

3. Umrechnung in Milligramm
(Multiplikation mit 1000) .... g x 1000 = ... mg

4. Multiplikation THC-Anteil in % mit Pflanzenmaterial (getrocknet) in mg. Sie wissen dann, wie viel mg THC oder CBD im gesamten Pflanzenmaterial enthalten ist. .... % x .... mg

Medizinprodukt (gefiltert), Flüssigkeit .... ml

6. Division mg-Komponenten durch ml-Flüssigkeit
Standartdosis = ... mg : .... ml

7. Multiplikation Nettoertrag 80 % .... mg/ml x 0,8 = ...

Kalkulation 1: THC-Tinktur

Ein Freund schenkt Ihnen 56 Gramm Cannabis-Trim (siehe S. 34, 135), um daraus Medizin herzustellen. Der THC-Gehalt beträgt etwa 23 %.

Wie viel THC enthalten 56 g Cannabis-Trim?

- 56 g × 1000 = 56.000 mg Pflanzenmaterial
- 56.000 mg × 0,23 (= 23%) = 12.880 mg THC

Sie entscheiden sich für eine alkoholische Tinktur mit einer 1:10-Ratio. Das Ergebnis sind 560 ml Cannabistinktur.

Berechnung der Standarddosis (mg/ml)

- 12.880 mg THC : 560 ml = 23 mg/ml THC

Standarddosis (mg/ml) mit Nettoertrag 80 % multiplizieren

- 23 mg/ml x 0,8 = 18,4 mg/ml THC

Dosierung: 18 Tropfen

- 9,2 mg/18 Tropfen = 0,5 mg THC pro Tropfen

Kalkulation 2: CBD-Öl

Sie möchten 56 Gramm einer Cannabissorte (mit 11 % CBD) mit Kokosöl zubereiten, um *Edibles* (z. B. Kokos- oder Kichererbsen-Bällchen) herzustellen. Sie geben dem Pflanzenmaterial 480 ml Kokosöl zu. Die Bällchen sollen je 5 mg CBD enthalten. Das Rezept verlangt 60 ml Kokosöl. Wie viele Bällchen können Sie herstellen?

Wie viel CBD ist in 56 g Cannabis enthalten?

- 56 g Pflanzenmaterial. CBD-Gehalt: 11 %.
- 56.000 mg × 0,11 = 6.160 mg CBD

Mit Nettoertrag 80 % multiplizieren

- 6.160 mg x 0,8 = 4.928 mg CBD
- 4.928 mg CBD in 480 ml Kokosöl

Wie viel CBD (mg) enthalten 60 ml Öl?

- 4.928 mg : 8 = 616 mg CBD

Wie viele Bällchen mit je 5 mg CBD?

- 616 mg : 5 mg pro Bällchen = 123 Bällchen

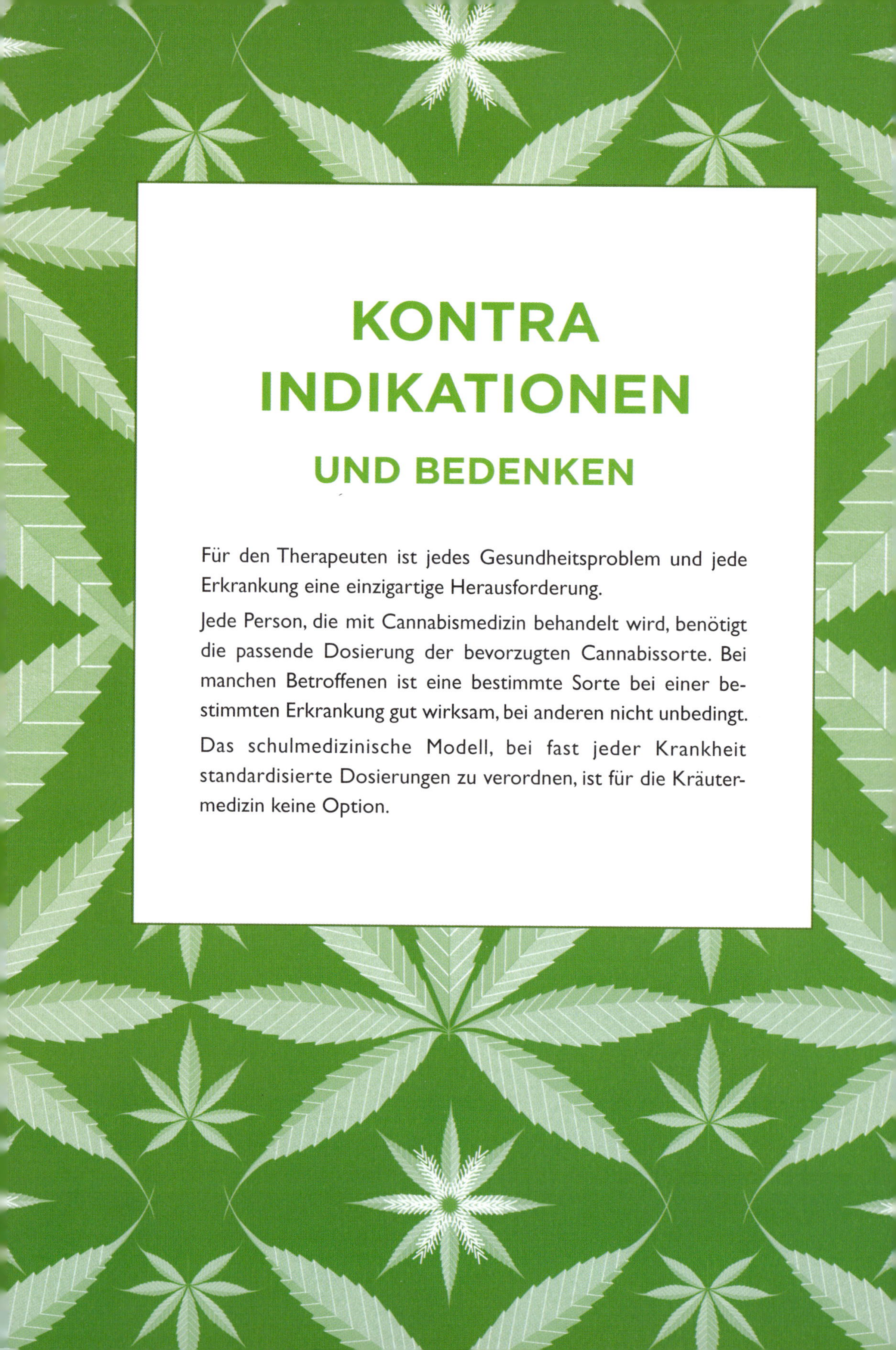

KONTRA INDIKATIONEN

UND BEDENKEN

Für den Therapeuten ist jedes Gesundheitsproblem und jede Erkrankung eine einzigartige Herausforderung.

Jede Person, die mit Cannabismedizin behandelt wird, benötigt die passende Dosierung der bevorzugten Cannabissorte. Bei manchen Betroffenen ist eine bestimmte Sorte bei einer bestimmten Erkrankung gut wirksam, bei anderen nicht unbedingt.

Das schulmedizinische Modell, bei fast jeder Krankheit standardisierte Dosierungen zu verordnen, ist für die Kräutermedizin keine Option.

Leider hat die Einstufung von Cannabis als illegale Droge dazu beigetragen, dass kaum klinische Studien mit Cannabis durchgeführt wurden. Nicht nur US-Regierungen sind nach wie vor der Auffassung, Cannabis sei medizinisch nutzlos und eine gefährliche Suchtdroge. Was dieselben Regierungen nicht daran hinderte, Cannabispatente anzumelden, die der Pflanze nervenschützende und antioxidative Wirkeigenschaften bescheinigen.

Die beste Cannabisforschung kommt von außerhalb der USA. US-Studien befassen sich hauptsächlich mit pharmazeutischen Cannabiseinzelstoffen. Die meisten Angaben über Nebenwirkungen und Kontraindikation stammen aus Studien, in denen Anwender von Cannabisblüten befragt wurden. Die nachfolgend gelisteten Faktoren sind demnach überwiegend nicht aus „harten" Studiendaten abgeleitet, sondern eher subjektiver Natur.

Allergie

Cannabis kann – wie jede Pflanze – allergen wirken. Cannabisallergien sind jederzeit und lebenslang möglich. Cannabispollen kommen mit dem Wind und verursachen ab und zu Heuschnupfen. Im M ittleren Westen der USA nicht ungewöhnlich. Bei Hautkontakt kann es zum Ausschlag kommen, bei Inhalation zu Atemwegsbeschwerden. Auch Hanfsamen lösen mitunter Allergien aus.

Angst

Entspannung und Angstlösung gehören zu den am häufigsten genannten Gründen für Cannabisanwendungen. Cannabis ist generell sehr wirksam, was Angstzustände betrifft. In seltenen Fällen kann Angst ausgelöst werden. Etwa dann, wenn Kultursorten mit viel THC und wenig CBD zum Einsatz kamen. Manche Sorten werden vor allem deshalb angebaut, weil sie aktivieren und die Aufmerksamkeit verbessern, was Anflüge von Ängstlichkeit hervorrufen kann. CBD schwächt solche unerwünschten Wirkungen ab. Bleibt zu hoffen, dass zukünftig mehr Kultursorten mit gut balancierter CBD-THC-Ratio verfügbar sind.

Auch zu hohe THC-Dosierungen können Angst auslösen. Tödliche Überdosierungen wie bei Opiaten sind bei Cannabis nicht möglich. Allerdings gerät man mit zu viel THC im Blut leicht in eine Panikattacke.

Darüber hinaus ist Ängstlichkeit ein Symptom des Cannabisentzugs. Wird die Anwendung plötzlich beendet, dauert es länger, bis der Körper das

Gleichgewicht der Endocannabinoide und Rezeptoren auf die neue Situation eingepegelt hat. Anwender sollten im Verlauf von 4 Wochen den Cannabiskonsum deshalb ausschleichend auf null setzen (schrittweise Dosisabsenkung). Dann kann sich die körpereigene Cannabinoid- und Rezeptorproduktion wieder neu justieren.

Cannabis ersetzt niemals Psychotherapie, kognitive Verhaltenstherapie oder psychologische und emotionale Körperarbeit. Am besten nutzt man unterstützende Eigenschaften von Cannabis wie die Vermittlung von Geborgenheit und Wohlbefinden.

Arzneimittel-Interaktionen

Cannabis wirkt angstlösend, brechreizhemmend, antientzündlich und krampflösend/-hemmend. Es fördert Apoptose (programmierten Zelltod), beeinflusst das Immunsystem und die Schmerzverarbeitung. Die Blutspiegel anderer Medikamente (z. B. Psychopharmaka) sollte man im Auge behalten und bei Bedarf deren Dosis verringern, wenn Cannabis begleitend eingesetzt wird.

Bei allen Arzneitherapien sollte die Entgiftung in der Leber optimal funktionieren. Cannabis wird wie die meisten Medikamente in der Leber verstoffwechselt. Ist die Leber gesund, ist die gleichzeitige Gabe von Cannabis und Medikamenten unproblematisch.

- Cannabis kann die Wirksamkeit von Opiaten und einer Chemotherapie verstärken. Ein Synergieeffekt, der niedrigere Dosierungen von Medikamenten ermöglicht.
- Medikamente, die den Cannabisstoffwechsel hemmen, können die Bioverfügbarkeit von THC erhöhen. Dazu gehören Magensäureblocker (Protonenpumpenhemmer), Proteasehemmer (HIV-Therapie), Makrolide (Antibiotika), pilzhemmende Mittel (Azole), Calciumantagonisten (Blutdrucksenker) und, Antidepressiva. Medikamente, die die THC-Bioverfügbarkeit reduzieren sind unter anderem Phenobarbital und Phenytoin (Antiepileptika), Troglitazon (Antidiabetikum) und Johanniskraut (Antidepressivum).
- CBD wird auf ähnliche Weise verstoffwechselt wie das Beruhigungsmittel Clonazepam. Das führt mitunter dazu, dass die Bioverfügbarkeit von Clonazepam bei gleichzeitiger Anwendung von Cannabis ansteigt. Das Medikament kann dann niedriger dosiert werden.

• Mehr als 50 g Cannabisblüten mit hohem THC-Gehalt pro Woche können die blutverdünnende Wirkung von Warfarin (Cumarin) verstärken.

Atemwege

Auch bei jahrzehntelanger Cannabisanwendung waren in Studien weder Störungen der Lungenfunktion noch ein erhöhtes Risiko für Lungenkrebs zu beobachten. Die Cannabis-Tabak-Kombination ist mit den Risiken des Tabakkonsums behaftet. Bei Cannabisrauchern hat man aber eine nur mäßige Anfälligkeit für Bronchitis beobachtet. Wer das Rauchen aufgibt und Verdampfer nutzt, verringert Atemwegsrisiken.

Cannabis-Hyperemesis-Syndrom

Als Hyperemesis wird anhaltendes (unstillbares) Erbrechen bezeichnet. Die Symptome des Cannabis-Hyperemesis-Syndroms (CHS) sind wiederkehrende Phasen von Übelkeit, Erbrechen und Bauchschmerzen bei chronischen Cannabiskonsumenten. Eine paradoxe Reaktion auf Cannabis. Solche Beschwerden treten bevorzugt morgens bei unter 50-Jährigen auf, die Cannabis mindestens einmal pro Woche ein Jahr oder länger einsetzen. Ein heißes Bad, Duschen oder Cannabisentzug schaffen Abhilfe. Auch das Antipsychotikum Haloperidol kann solche Symptome lindern.

Die Ursachen sind unklar. Man geht von einer Botenstoffstörung entweder durch Überstimuliereng von CB1 oder TRPV1 (oder beidem) aus. Auch eine Allergie kann zu solchen Beschwerden beitragen. Das CHS kommt als Begleiterscheinung des Cannabisentzugs vor, zusammen mit Erregbarkeit, Appetit- und Schlafstörungen und depressiver Verstimmung.

Kultursorte

Eine Cannabissorte kann nicht alle Erwartungen erfüllen und nicht bei allen Erkrankungen punkten. Der Therapeut muss die Befindlichkeit und Problematik der Person kennen, die er behandelt. Die Kenntnis der Kultursorten, ihrer Stärken und Schwächen, ebnet den Weg zur erfolgreichen Behandlung.

Depression

Es gibt keine Belege dafür, dass Cannabis in irgendeiner Weise mit Depression assoziiert ist. Das mutmaßliche „Antimotivationssyndrom“ des Cannabis-Users

(Lethargie, Apathie und Antriebsschwäche) ist ein Mythos. Es gibt keine ursächliche Beziehung zwischen Cannabis und Depression. Im Gegenteil: Cannabis eignet sich zur antidepressiven Selbstmedikation.

Durchfall

Hohe Dosierungen sowohl von THC (bis zu 1 g pro Tag) als auch CBD können Durchfall auslösen.

„Einstiegsdroge"

In den USA, in Europa, auch hierzulande wird Cannabis häufig als „Einstiegsdroge" bezeichnet, der „weiche" Zugang zu harten Drogen (wie Opiaten). Das Gegenteil trifft zu! Studiendaten weisen darauf hin, dass Cannabis zur Behandlung von Tabak-, Alkohol-, Opiat- und Medikamentenabhängigkeit erfolgreich eingesetzt werden kann. Eine hilfreiche Pflanze und der Zugang zum Königreich der Heilkräuter.

Erschöpfung

Die Traditionelle Chinesische Medizin stuft Cannabis in Bezug auf die Lebensenergie *Chi* als erschöpfend ein. Cannabiskonsumenten achten auf gesunde Ernährung und nutzen hilfreiche adaptogene Kräuter wie *Ashwagandha*, *Reishi* oder *Rhodiola*.

Herz und Kreislauf

Cannabis wirkt blutdrucksenkend. Auch Herzrasen (Tachykardie) und zu niedriger Blutdruck (arterielle Hypotonie) können nach einer Einzeldosis auftreten. Wer anfällig ist, sollte zu Beginn der Behandlung auf solche Symptome achten. Bei längerer Anwendung kann sich auch ein langsamer Herzrhythmus einstellen (Bradykardie). Bei hoch dosiertem THC dauert der Wechsel von Tachykardie (Herzrasen) zur Bradykardie etwa 14 Tage.

Hypotonie und Schwindel

Niedriger Blutdruck (Hypotonie) ist bei Cannabisanwendung nicht ungewöhnlich. Manche Menschen sind für orthostatische Hypotonie prädisponiert: Blutdruckabfall mit Schwindel beim Wechsel von der Sitz- in die Standposition.

Das dauert nur wenige Sekunden und kann bei hohen THC-Dosierungen vorkommen. Hypotonie ist auch ein Phänomen der chronischen THC-Anwendung.

Immunfunktionen

Tierstudien haben gezeigt, dass extrem hohe psychoaktive Dosierungen Immunfunktionen schwächen. Bei Cannabisnovizen beträgt die psychoaktive Anfangsdosierung 2,5–5 mg. Eine 50-fach höhere Dosis wäre mehr als 1 g. Solch hohe Dosierungen kommen höchstens bei schwer krebskranken Patienten in Frage. Bei therapeutisch üblichen Dosierungen gibt es keine Hinweise, dass Cannabis das Immunsystem beeinträchtigt. Selbst nach jahrzehntelangem Cannabiskonsum sind keine auffälligen Veränderungen des Immunsystems beobachtet worden.

Kognition

Die akute Cannabisanwendung führt zu Defiziten der Aufmerksamkeit, des Arbeitsgedächtnisses, der inhibitorischen Kontrolle („Enthemmung") und der Enscheidungsfähigkeit. Im Durchschnitt sinkt der IQ um 8 Punkte. Langzeitanwender entwickeln eine Toleranz für unerwünschte Wirkungen THC-reicher Cannabissorten, beispielsweise Denkstörungen, verzögerte Reaktionszeiten und motorische Wahrnehmungsstörungen. Eine Toleranz in Bezug auf erwünschte euphorische Gefühle ist unwahrscheinlich.

Studien, die sich mit Cannabis-Langzeitwirkungen bei Heranwachsenden beschäftigt hatten, ergaben keine Hinweise auf verminderte IQ-Werte und schlechtere Leistungen in der Schule – auch dann, wenn Umgebungsbedingungen und Tabakkonsum miteinbezogen wurden. Kognitive Schwächen verschwinden bei Erwachsenen innerhalb von 25 Tagen nach Cannabisentzug. Dennoch muss man chronischen Cannabiskonsum bei unter 25-Jährigen kritisch bewerten, da die Hirnreifung gestört werden kann.

Kontamination

Wenn Sie Cannabis nicht selbst anbauen oder den Cannabishersteller nicht kennen, empfehle ich, eine mögliche Pestizidbelastung prüfen zu lassen. Beim kommerziellen Cannabisanbau kommen in der Regel Pestizide, Fungizide und ölbasierte Nährstoffe zum Einsatz. Auch mancher Kleinproduzent nutzt solche Mittel. In den USA ist der Pestizideinsatz anders als in der EU nicht gesetzlich geregelt. Manche US-Staaten haben aber eigene Standards eingeführt. Einer Studie zufolge waren 85 Prozent der in Colorado getesteten Pflanzen mit Pestiziden belastet. Cannabis ist ein Bioakkumulator von Schwermetallen. Deshalb sollten Böden, auf denen Cannabis angebaut wird, auf Kontamination untersucht werden.

Rückstände von Lösungsmitteln bei der Extraktion sind ein nicht zu unterschätzendes Risiko. Für die Herstellung von Harzextrakten wird häufig Butan verwendet, ein krebserregender gasförmiger Stoff, der nicht vollständig aus dem Endprodukt entfernt werden kann.

Müdigkeit und Sedierung

Solche Beschwerden sind von der Dosierung und von der Kultursorte abhängig. Sowohl THC als auch CBD können hoch dosiert sedierend wirken – desgleichen die Terpene Myrcen, Linalool und Limonen.

Mundtrockenheit und Augenrötung

Cannabis kann bei manchen Menschen Mundtrockenheit und blutunterlaufene Augen verursachen. Wenn die Person für Austrocknung anfällig ist, hilft die Gabe eines feuchten Krauts wie Echten Eibisch (*Althaea officinalis*) zusammen mit Cannabis.

Paranoia

Ein Vorzug von Cannabis ist die (neurochemische) Vermittlung des ganzheitlichen Gefühls der Geborgenheit. Wird Cannabis „zur falschen Zeit am falschen Ort“ oder bei psychisch instabiler Verfassung eingesetzt, kann es zum Gefühl des „Widerstands“ bzw. einer paranoiden psychischen Störung kommen. Vor allem Erstanwender von Cannabis vermeiden solche Erfahrungen durch niedrige Startdosierungen und ein angenehmes Ambiente (Setting).

Psychose

Psychische Störungen sind eine Kontraindikation. Das gilt insbesondere für Menschen mit psychotischer Veranlagung. Häufig sind bei Psychose niedrige GABA- und Glutamatwerte im Blut nachweisbar. THC wirkt reduzierend

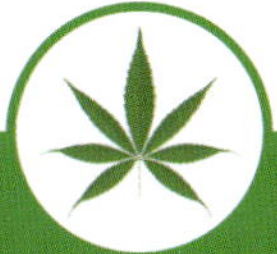

GEWÖHNUNGSEFFEKTE UND TOLERANZ

Wenn wir Stoffe konsumieren, die im Körper an Rezeptoren binden, versucht unser System in Balance zu bleiben und verringert entweder die Rezeptorenzahl oder die körpereigenen Bindungspartner.

Die ECS-Balance wird streng kontrolliert! Wer permanent THC einnimmt, erzeugt ein anhaltendes Ungleichgewicht der Endocannabinoide. Stoppt der THC-Konsum urplötzlich, können die Rezeptoren oder Bindungspartner nicht schnell genug ausbalanciert werden.

Es dauert etwa 3 Wochen, bis sich ein neues Gleichgewicht eingestellt hat. Entzugssymptome sind unangenehm, aber nicht lebensbedrohlich.

auf diese Neurotransmitter und kann deshalb Symptome der Psychose „imitieren“ (Modellpsychose).

Schlafstörungen

Kultursorten mit hohem THC-, niedrigem CBD- und Myrcen-Gehalt können sehr stimulierend wirken und Schlafstörungen auslösen. CBD-reiche Sorten wirken nicht unbedingt schlaffördernd, vielmehr aktivierend. Ein Vollspektrumextrakt enthält sowohl stimulierende (Terpinolen, Pinen) als auch sedierende Terpene (Myrcen, Linalool, Limonen). Ein Grund mehr, auf die Eigenschaften der Kultursorte zu achten.

Schwangerschaft

Frauen können Studien zufolge Menstruationssymptome wie Migräne, Krämpfe und Schmerzen mit Cannabis lindern. In der Schwangerschaft ist

Cannabis aber kontraindiziert, da das Endocannabinoidsystem an der Entwicklung des Gehirns beim Fetus wesentlich beteiligt ist. THC und CBD überwinden die Plazentaschranke und erreichen das ungeborene Kind, obwohl die gemessenen Cannabinoidspiegel nur 0,8 Prozent der Werte im mütterlichen Blut betragen. Auch bei Schwangerschaftsbeschwerden (Übelkeit, Schmerz) sollte man auf Cannabis verzichten.

Sucht

Cannabis steht in den USA „hochoffiziell" an vierter Stelle, was suchterzeugende Stoffe betrifft – nach Kaffee, Alkohol und Tabak. Der Suchterzeuger Zucker fehlt in der Statistik ganz! Derzeit soll das Suchtpotenzial von Cannabis 9–10 Prozent, von Kokain 12 Prozent und von Alkohol 15 Prozent betragen. Diese Angaben sind durchaus kritisch zu betrachten, weil das Suchtrisiko von Cannabis grundsätzlich überschätzt wird. Bildgebende Verfahren (fMRT) haben gezeigt, dass bei chronischem Cannabiskonsum die gleichen Aktivierungsmuster im Gehirn auftreten wie bei anderen Suchtstoffen (Alkohol, Tabak, Kokain, Heroin und Zucker).

Unter Cannabis steigt die Bioverfügbarkeit des Neurotransmitters Dopamin im Gehirn an. Dopamin gilt als Botenstoff des Belohnungssystems. Andere Suchtstoffe verringern die Zahl der Dopaminrezeptoren mit der Zeit. Das kann Toleranz und ansteigende Dosierungen nach sich ziehen. Bei Cannabis stehen andere Mechanismen im Vordergrund.

Risikofaktoren für Cannabisabhängigkeit sind jugendliches Alter und stark wirksame Cannabisprodukte. Je rascher und intensiver ein Stoff ein Hochgefühl erzeugt, umso höher ist das Suchtrisiko. Hoch konzentrierte Harzextrakte (bis zu 90 Prozent THC!) sind Wegbereiter von Suchtproblemen.

Entzugssymptome setzen nach 1–2 Tagen ein: Reizbarkeit, Angst, Appetitstörungen, Unruhe, Schlafstörungen, funktionelle Störungen. Die Beschwerden sind nach einer Woche am schlimmsten und halten 3–4 Wochen an. Wenn die Rezeptoren nach 4 Wochen Entzug ausbalanciert sind, verschwinden die Beschwerden. Wer Cannabis gegen Angstzustände eingesetzt hatte, könnte im Entzug erneut von Panikattacken getroffen werden. Am besten steht man das Entzugssyndrom mitsamt den Ängsten bis zum Ende konsequent durch.

Synthetische Cannabinoide

Synthetische Cannabinoide (Fachjargon: *Spice*, K2 u. a.) sind meist in legalen Mixturen verschiedener chemischer Stoffe enthalten und seit einigen Jahren sehr populär. Wird eine bestimmte Mixtur von den Behörden als illegal eingestuft, umgehen die Hersteller das Verbot durch Veränderung der Rezeptur. Da solche Stoffe echte CB1-Agonisten sind, steigt das Nebenwirkungsrisiko. Sie binden länger und stärker an Rezeptoren als THC. Die Gesundheitsrisiken sind nicht zu unterschätzen!

Übelkeit

Übelkeit ist eine mögliche Wirkung hoher THC-Dosierungen. Die Einstufung „hoch dosiert" ist äußerst variabel. Niedrig dosiertes CBD hilft Tierstudien zufolge gegen Übelkeit. Hohe Dosierungen verstärken Übelkeit.

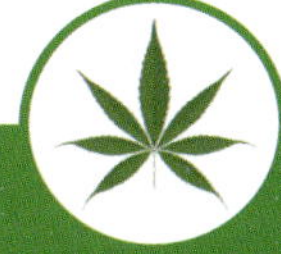

AUFBRUCHSTIMMUNG

Im richtigen Ambiente (Setting) motiviert uns Cannabis, festgefahrene Denkmuster zu überwinden, neues Terrain zu erkunden, Ideen auszuprobieren und neue Chancen zu nutzen.

Große und kleine Abenteuer. Vorgänge und Vorfälle.

Melancholie und Glückseligkeit, wenn wir allem, was lebt, mit Interesse, Offenheit und Respekt begegnen.

Cannabis ist unsere Verbündete auf diesem Weg.

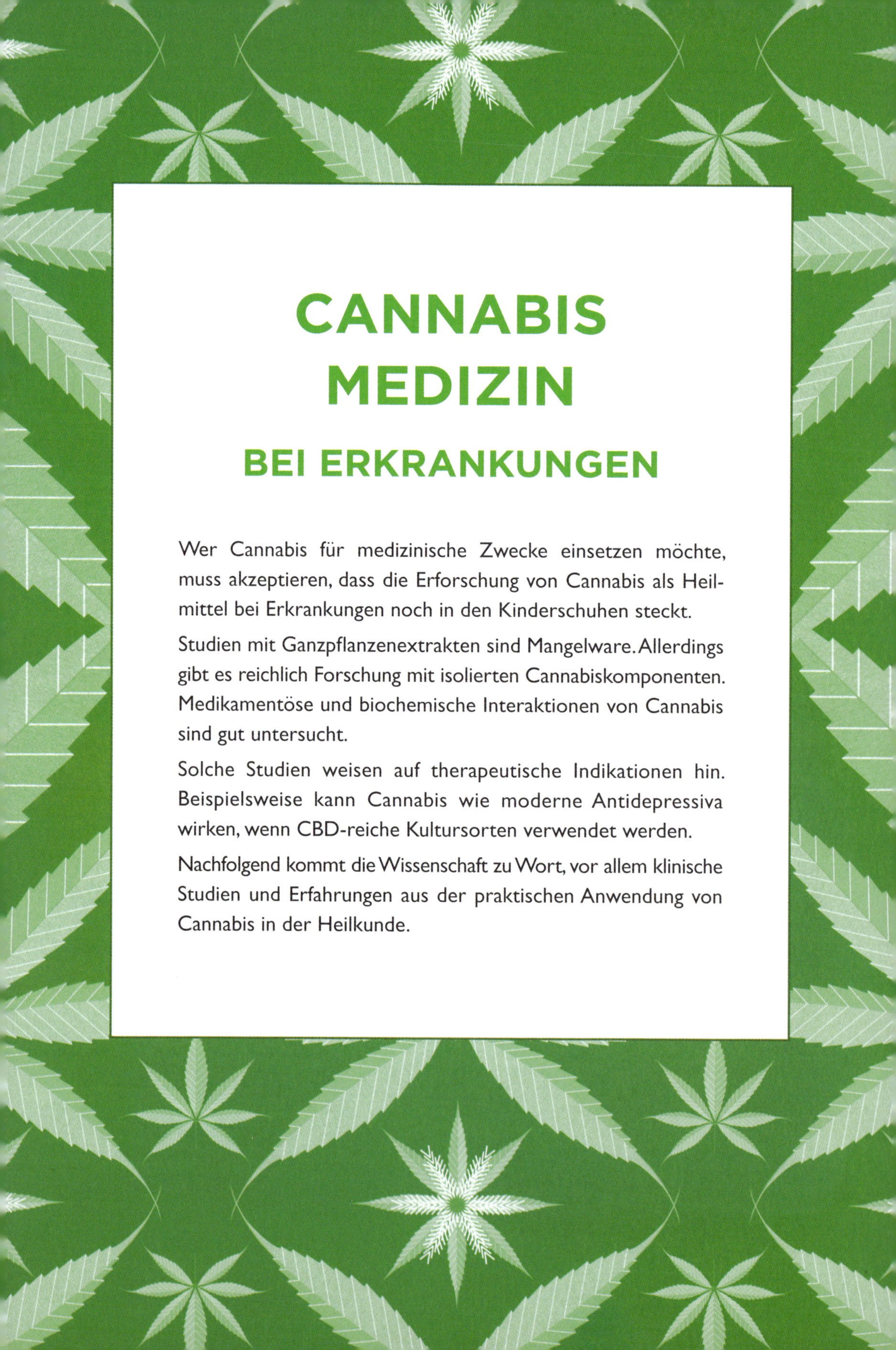

CANNABIS MEDIZIN

BEI ERKRANKUNGEN

Wer Cannabis für medizinische Zwecke einsetzen möchte, muss akzeptieren, dass die Erforschung von Cannabis als Heilmittel bei Erkrankungen noch in den Kinderschuhen steckt.

Studien mit Ganzpflanzenextrakten sind Mangelware. Allerdings gibt es reichlich Forschung mit isolierten Cannabiskomponenten. Medikamentöse und biochemische Interaktionen von Cannabis sind gut untersucht.

Solche Studien weisen auf therapeutische Indikationen hin. Beispielsweise kann Cannabis wie moderne Antidepressiva wirken, wenn CBD-reiche Kultursorten verwendet werden.

Nachfolgend kommt die Wissenschaft zu Wort, vor allem klinische Studien und Erfahrungen aus der praktischen Anwendung von Cannabis in der Heilkunde.

Krankheitskategorien

Das vielfältige Wirkspektrum von Cannabis ist nach wie vor unzureichend untersucht. Deshalb bieten sich Kategorien von Erkrankungen an, die den Schwerpunkten der therapeutischen Wirksamkeit auf der Grundlage wissenschaftlicher Erkenntnisse entsprechen:

- Neurodegenerative Erkrankungen: Alzheimer-Demenz, Parkinson-Erkrankung, Durchblutungsstörungen im Gehirn (ischämische Hirnschäden).
- Neurologische Erkrankungen: Autismus, Krampfleiden und Epilepsie.
- Schmerz.
- Psychische Störungen: Angststörungen, Depression, posttraumatische Belastungsstörung (PTBS) und Schizophrenie.
- Schlafstörungen.
- Übelkeit und Erbrechen.
- Endocannabinoidstörungen: Reizdarm und Migräne.
- Immunstörungen: Krebs und Multiple Sklerose.

Darüber hinaus finden Sie Hintergrundinformationen zur Anatomie, Physiologie und zu Erkrankungen, die mit Cannabismedizin erfolgreich behandelt werden können. Wenn es zu kompliziert wird, blättern Sie einfach weiter.

Dosisrichtlinien

Für alle angesprochenen Erkrankungen gilt die minimale Wirkdosis (MWD) einer oralen 1:1-CBD-THC-Zubereitung, die alle 4–6 Stunden verabreicht wird – wenn nicht anders angegeben. Die Kunst besteht darin herauszufinden, welche MWD für den Patienten optimal ist, wenn der nächste Therapiezyklus beginnt. Man ist gut beraten, niedriger zu dosieren. Die Wirkpotenz könnte stärker ausfallen als erwartet. Die MWD ist zudem preiswert: Warum ein ganzer Tropfer, wenn 1 Tropfen genügt?

Für den Cannabisneuling empfehle ich 1 Tropfen Tinktur (ja, 1 Tropfen!) einzunehmen und 2 Stunden abzuwarten. Wenn Heilwirkungen ausbleiben, nimmt man einen weiteren Tropfen ein. Die nächste Dosis wird 4 Stunden später verabreicht. Das heißt, langsame und wirksame Dosierung. Man braucht kein „Hoch“ für die Schmerzlinderung.

Wer mit Cannabinoideinzelstoffen oder Synthetika behandelt wurde und auf einen pflanzlichen Vollextrakt umgestellt werden soll, wird deutlich niedrigere Dosierungen einnehmen. Etwa ein Drittel der vorherigen Dosis reicht höchstwahrscheinlich. Ganzpflanzenextrakte sind bis 300-fach wirksamer als Cannabinoidisolate. Mit einem Tropfen Tinktur machen Sie nichts falsch.

Die Dosierungen bei bestimmten Erkrankungen orientieren sich an klinischen und Tierstudien, soweit vorhanden. Dosisangaben aus Tierversuchen wurden auf eine Person mit 75 kg Körpergewicht umgerechnet.

Chronische Entzündungen

Jede chronische Erkrankung bringt eine Entzündung mit sich. Entzündungsmechanismen zu erkennen und zu verstehen, führt zum besseren Verständnis der Heilwirkungen von Cannabismedizin. Das Wirkprinzip ist die Bindung an bestimmte Rezeptoren auf und in der Zelle. Bei Nervenzellen aktivieren oder hemmen solche Bindungen die Freisetzung von Nervenbotenstoffen. Bei Immunzellen reguliert dieser Mechanismus die Freisetzung entzündlicher Zytokine und die Bekämpfung von oxidativem Stress.

Die akute Entzündung ist grundsätzlich ein Mechanismus der Selbstheilung. Die chronische Entzündung ist hingegen ein Merkmal fast jeder Erkrankung. Die akute Entzündung kann man als Notruf verstehen, der Hilfe und Heilung anfordert. Eine komplexe Kaskade von Maßnahmen wird angestoßen: Blut schafft Nährstoffe und Sauerstoff heran, Immunzellen werden angelockt. Gelingt es nicht, das Alarmsignal abzuschalten, wenn der Krankheitsprozess unter Kontrolle ist, kann die Entzündung chronisch werden. Eine Hauptursache chronischer Erkrankungen und vieler Leidensgeschichten.

Entzündungskaskaden

Wird eine Zelle verletzt/geschädigt, werden Entzündungsstoffe (Zytokine) produziert und freigesetzt. Zytokine sind chemische Signallampen, die Immunzellen zum „Unfallort“ rufen. Sie übernehmen „Aufräumungsarbeiten“, attackieren und eliminieren „Krankmacher“. Auch Immunzellen können Zytokine freisetzen. Dann werden noch mehr Immunzellen zum Schauplatz des Geschehens geschickt. Ist die Akutsituation unter Kontrolle, sollte der Entzündungsprozess beendet sein. Das ist leider nicht immer der Fall.

Eine chronische Entzündung entsteht dann, wenn Immunzellen oder geschädigte Gewebezellen anhaltend Entzündungssignale aussenden, obwohl es keinen Anlass dafür gibt (z. B. akute Verletzung/Schädigung). Die Entzündung verselbstständigt sich. Gewebe wird geschädigt statt geheilt.

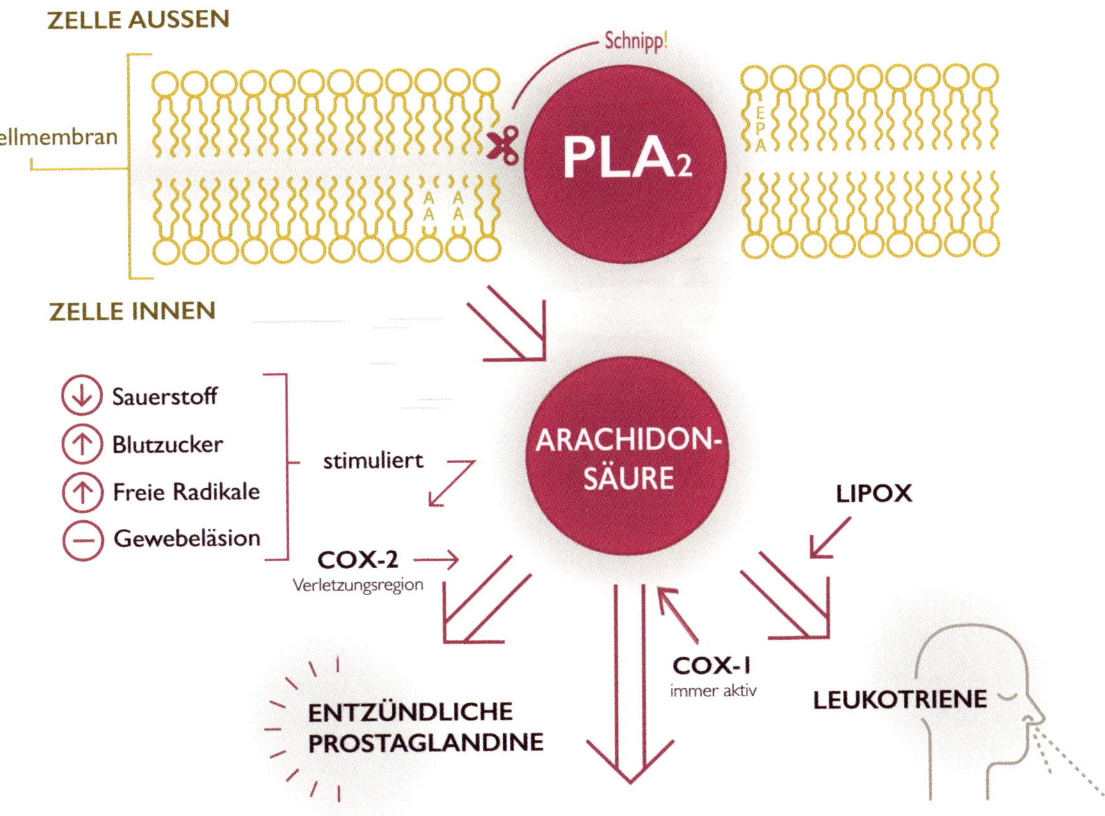

Entzündungskaskade

Die chronische Entzündung kann unterbunden werden, wenn die Produktion entzündlicher Zytokine blockiert ist. Es gibt vier Stoffwechselwege:

1. Bestimmte Enzyme der Entzündungskaskade werden gestoppt.
2. Die Freisetzung von Zytokinen aus Immunzellen wird gestoppt.
3. Die Vermehrung von Immunzellen, die entzündliche Zytokine produzieren, wird gestoppt.
4. Immunzellen, die Zytokine produzieren, sterben ab (Apoptose).

Cannabis und das ECS bekämpfen die chronische Entzündung durch Interaktion mit allen genannten Stoffwechselwegen. Medikamente beeinflussen in der Regel nur die Produktion oder Freisetzung entzündlicher Zytokine.

Antientzündliche Wirksamkeit

Eine Hauptaufgabe des Endocannabinoidsystems (ECS) besteht darin, den Entzündungsprozess zu beenden, wenn die akuten Schäden repariert sind. Cannabis und das ECS nutzen mehrere Mechanismen, um die Freisetzung entzündlicher Zytokine zu unterbinden. Sie blockieren die Produktion von Zytokinen bei aktivierten Zellen. Sie stimulieren die Apoptose (den kontrollierten Zelltod) von aktivierten Zellen, die Zytokine produzieren. Sie hemmen die Reproduktion aktivierter Immunzellen, um die Entzündungskaskade zu unterbrechen. Hier die wichtigsten antientzündlichen Wirkungen, die Cannabis und das ECS vermitteln:

1. Hemmung der Zytokinproduktion oder Blockade bestimmter Kaskadenenzyme: Komponenten von Cannabis oder des ECS beeinflussen den Entzündungsprozess an mehreren Stellen (siehe Abb. S. 167).
2. Hemmung des Zellwachstums (Proliferation): Aktivierte Immunzellen werden abgetötet und Cannabinoide binden an CB2 von aktivierten Zellen. Das verhindert die weitere Produktion entzündlicher Zytokine.
3. Absterben (Apoptose) aktivierter Immunzellen, die entzündliche Zytokine produzieren: THC bindet an CB1 und CB2 auf der Oberfläche aktivierter Immunzellen, T- und B-Zellen, Makrophagen, Antigen-präsentierender Zellen und dendritischer Zellen (z. B. Langerhans-Zellen in der Haut) und stimuliert Apoptose, wenn diese Zellen entzündliche Zytokine produzieren. CBD aktiviert Apoptose von T-Helferzellen (CD4) und T-Killerzellen (CD8), die gleichfalls reichlich entzündliche Zytokine produzieren. Hinzu kommt, dass Cannabinoide nicht-aktivierte Zellen vor Apoptose schützen (siehe S. 209).

Medikamentöse Entzündungshemmer

Schulmedizinische Mittel blockieren oder hemmen eines oder alle Enzyme, die an der Entzündungskaskade beteiligt sind. Medikamente wirken unspezifisch in Bezug auf Entzündungsmechanismen und blockieren ihre Zielenzyme überall. Pflanzenmedizin unterbindet diese Signalwege nicht komplett – sie „stupst" die Enzyme an, anstatt sie zu bedrängen. Deshalb muss Pflanzenmedizin länger und konsequent eingenommen werden, um Wirkungen zu erzielen. Die „Hammerwirkung" unspezifischer Medikamente führt zu schnellen Ergebnissen, erhöht aber auch das Risiko von Nebenwirkungen.

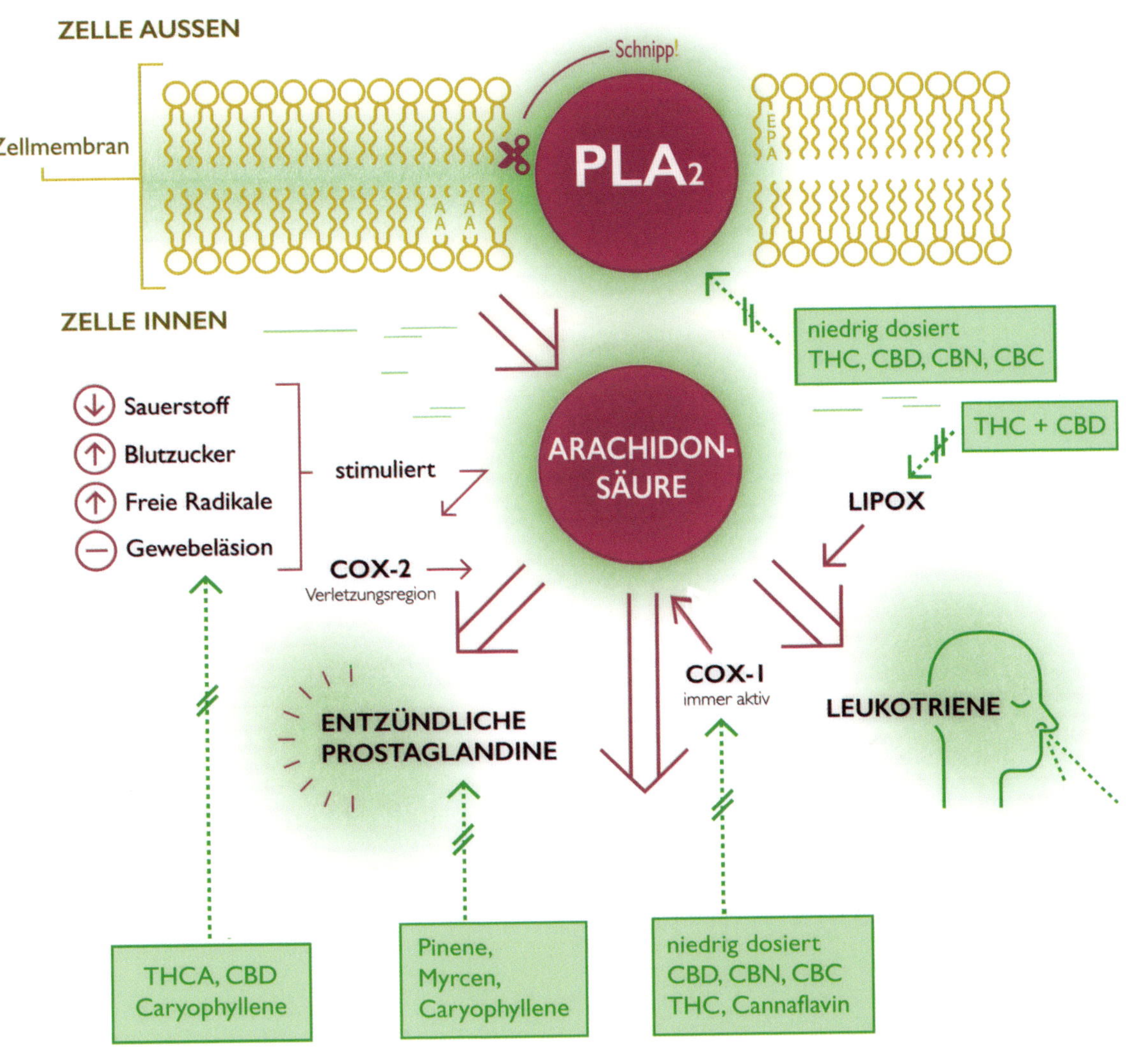

Antientzündliche Cannabiswirkungen

NAHAUFNAHME

Biochemie der Entzündung

Wie produzieren Zellen entzündliche Zytokine? Aller Anfang ist die Zellmembran. Mechanische, chemische oder physikalische Reizung der Zellmembran bringen das Enzym Phospholipase A2 (PLA2) in der Phospholipid-Doppelschicht dazu, die „Stiele" von den „Köpfen" benachbarter Phospholipid-„Lutscher" abzuzwacken. Die gekappten Stiele gelangen ins Zytoplasma (Zellinneres), wo sie mit einer Gruppe von Enzymen interagieren.

• Das Enzym **Cyclooxygenase 1 (COX-1)** ist als „Hausmeister" in Zellen immer im Dienst. COX-1 verwandelt Omega-6-Fettsäuren (z. B. Arachidonsäure) in entzündliche Zytokine: Interleukin 1 (IL-1), Interleukin 12 (IL-12), Interleukin 18 (IL-18) und Tumornekrosefaktor alpha (TNF-α). COX-1 kann zudem Arachidonsäure enzymatisch kappen und entzündliche Prostaglandine erzeugen, die hormonartig wirken und Entzündungen verstärken oder hemmen.

Andererseits wandelt COX-1 Omega-3-Fettsäuren (z. B. Eicosapentaensäure) in antientzündliche Prostaglandine und Zytokine um. Auf diese Weise lassen sich Entzündungsprozesse im Körper jederzeit auf- und abregulieren – je nachdem, welche Fettsäuren zur Verfügung stehen.

In den USA kommen im Nahrungsangebot 20–30 Omega-6-Fettsäuren auf jede Omega-3-Fettsäure. Diese 25:1-Ratio essenzieller Fettsäuren begünstigt die Überproduktion entzündlicher Zytokine. Auch in der EU und in Deutschland ist der Anteil an Omega-6 in der Ernährung viel zu hoch. Mehr Omega-3-Fettsäuren im Nahrungsangebot tragen wesentlich zur Balance entzündlicher und antientzündlicher Prozesse bei. Beträgt das Verhältnis Omega-6- zu Omega-3-Fettsäuren maximal 5:1, beugen Sie Herz-Kreislauf-Erkrankungen wirksam vor.

Das funktioniert nicht auf Knopfdruck. Studien zeigten, dass bis zu 8 Monate nötig sind, um die Fettsäurenbalance zu verbessern, wenn täglich 1500 mg Omega-3-Fettsäuren supplementiert werden. Der Körper hat 50 Billionen Zellen mit Millionen Fettsäure-„Stielen" in jeder Zellmembran! Der Versuch, durch Omega-3-Nahrungsergänzung die Balance zu verbessern, lohnt sich in jedem Fall.

• Auch das Enzym **Cyclooxygenase 2 (COX-2)** liegt intrazellulär vor. Es wirkt aktivierend an Entzündungsstellen und wird bevorzugt durch oxidative Faktoren beeinflusst. Sauerstoffmangel, erhöhte Blutzuckerspiegel, oxidativer Stress und reichlich freie Radikale stimulieren COX-2. Wie COX-1 kann COX-2 sowohl proinflammatorische Zytokine und Prostaglandine als auch antientzündliche Zytokine und Prostaglandine produzieren – je nachdem, welche Fettsäuren verfügbar sind.

• **Arachidonat-5-Lipoxygenase (5-LO)** ist ein weiteres intrazelluläres Enzym, das mit gekappten Phospholipiden interagiert, um Leukotriene, eine weitere Gruppe von Zellsignalstoffen (Zytokine) aus Arachidonsäure herzustellen. Leukotriene sind an allergischen Beschwerden beteiligt und können enzymatisch in Tumornekrosefaktor und Interleukin 1 verwandelt werden. Zwei weitere proinflammatorische Zytokine.

All diese Zytokine, werden von den Zellen freigesetzt und locken immer mehr Immunzellen an. Die Durchblutung im betroffenen Gebiet und die Durchlässigkeit von Kapillargefäßen nehmen zu. Das verbessert die Versorgung der Entzündungsregion mit Nährstoffen, Sauerstoff und weiteren Immunzellen.

Ist die Akutsituation unter Kontrolle, stoppt die Entzündungskaskade. Bislang glaubte man, die Entzündung würde aufhören, wenn entzündliche Zytokine aus der Entzündungsregion beseitigt werden. Jüngste Forschung fand zwei weitere Mechanismen für den Entzündungsstopp sowie einen weiteren Faktor, der zur chronischen Entzündung beiträgt:

• **Erstens** kann der enzymatische Abbau von Arachidonsäure und Eicosapentaensäure von der Produktion entzündlicher auf die Produktion antientzündlicher Zytokine umgeschaltet werden. Vermittelt von Resolvinen, Lipoxinen und Protectinen. Die Mechanismen der Umschaltung sind noch unklar.

• **Zweitens** kann ein Entzündungsprozess durch Endocannabinoide gestoppt werden.

Neurodegenerative Erkrankungen

Alle neurodegenerativen Erkrankungen, beispielsweise Alzheimer-Demenz, Parkinson und Chorea Huntington, haben einen gemeinsamen Auslöser: Neuroinflammation, Entzündung von Nervenzellen. Am entzündlichen Geschehen im Gehirn sind noch weitere Zellgruppen beteiligt: Mikroglia und Astrozyten, die als Abwehrzellen des Nervensystems fungieren. Gut zu wissen, wie Sie chronische Entzündungen im Nervensystem durch Cannabis günstig beeinflussen können.

Neuroinflammation

An entzündlichen Prozessen, die Nervenzellen im Gehirn betreffen (Neuroinflammation), sind zahlreiche Mechanismen beteiligt.

- Verletzung/Schädigung einer Nervenzelle stimuliert die Freisetzung chemischer Entzündungsstoffe.
- Mikrogliazellen wandern in die betroffene Region ein, um die Abheilung zu unterstützen. Dort werden sie aktiviert, schütten entzündliche Zytokine aus und produzieren freie Radikale.
- Entzündliche Zytokine stimulieren die Einwanderung von Immunzellen, um Zellschutt zu entsorgen und Infektionen zu bekämpfen. Bei neurodegenerativen Erkrankungen ist die Entzündung weiterhin aktiv und chronisch.
- Aktivierte Mikroglia schüttet fortlaufend entzündliche Zytokine aus und rekrutiert mehr Mikrogliazellen, die den Zellschaden vor Ort noch verschlimmern.
- Aktivierte Mikroglia produziert ununterbrochen freie Radikale, die weiteren Schaden anrichten.
- Aktivierte Mikroglia setzt vermehrt Glutamat frei, was die neuronale Übererregbarkeit (Exzitotoxizität) verschärft und Nervenzellen schädigt.
- Mit fortschreitender Entzündung geraten Astrozyten (Komponenten der Blut-Hirn-Schranke) unter Druck und die Blut-Hirn-Schranke wird durchlässiger. Das ermöglicht Immunzellen, die normalerweise nichts im Gehirn zu suchen haben (z. B. natürliche Killerzellen, Antikörper), zum Verletzungsort vorzudringen und dort noch mehr entzündliche Zytokine zu produzieren.
- Permanente Entzündung, Exzitotoxizität (Übererregbarkeit) und die Produktion freier Radikale beeinträchtigen die Funktionen der Nervenzelle und

verursachen letzten Endes den Tod der Zelle. Störungen der Hirnfunktion sind die Folge.

Neuroprotektion

Nervenschutz (Neuroprotektion) bedeutet, Schäden und Verlusten von Nervenzellen vorzubeugen. Nervenzellen können nicht immer ersetzt werden. Der erste Schritt ist die Aktivierung natürlicher Mechanismen, die die Entzündung stoppen: Freisetzung antientzündlicher Zytokine und von Endocannabinoiden. Bei beginnender Entzündung regulieren Immunzellen CB2 auf, damit mehr Endocannabinoide andocken können. Dann werden weniger entzündliche Zytokine von aktivierten Immunzellen freigesetzt.

Ist die neurodegenerative Erkrankung weiter fortgeschritten, bringen Immunzellen, die via Blut-Hirn-Schranke eingewandert sind, gleichfalls aufregulierte CB2 mit, die für CB2-Agonisten empfänglich sind.

Cannabis vermittelt vier Schutzmechanismen:

1. **Antientzündliche Wirkung** und Stimulation der Produktion antientzündlicher Zytokine.
2. **Hemmung der Produktion entzündlicher Zytokine.**
3. **Antioxidative Wirkung**, Schutz von Nervenzellen und Neuroglia vor schädlichen freien Radikalen.
4. **Hemmung der Exzitotoxizität** durch Hemmung der Ausschütung des exzitatorischen Neurotransmitters Glutamat.

Antioxidatives Cannabis

Cannabis ist stärker antioxidativ wirksam als Vitamin E und A und neutralisiert reaktive Sauerstoffspezies (ROS = *Reactive Oxygen Species*). Sie hemmt die Lipidperoxidation und die Produktion von Stickstoffmonoxid (NO) bei aktiven Entzündungen.

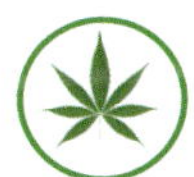

NAHAUFNAHME

Oxidation und Antioxidanzien

Was sind freie Radikale und was haben sie mit neurodegenerativen Erkrankungen zu tun? Der „Brennstoff" des Lebens ist ATP (Adenosintriphosphat). Es wird von Mitochondrien in allen Zellen des Körpers produziert. Wenn wir uns bewegen, wenn wir essen, wenn wir mit Infektionen kämpfen und wenn Verletzungen abheilen. Immer dann und zu jeder Zeit entstehen freie Radikale als Stoffwechselprodukt. Sie sind unvermeidlich und manchmal auch hilfreich.

Solche Reaktionen kombinieren Sauerstoff mit einem anderen Element, Oxidation genannt. Elektronen, die sich frei bewegen, gehen verloren. Freie Radikale oder reaktive Sauerstoffspezies (ROS) entstehen. Sie können benachbartes Gewebe schädigen. Solche ROS sind Wasserstoffperoxid (H_2O_2), Superoxid-Dismutase (SOD), Hydoxyl-Radikal (OH-Radikal) und Dioxide (O=O). Oxidation ist im Körper allgegenwärtig. Sie ist häufig an eine Reaktion gekoppelt, in der ein Elektron wieder eingefangen wird, Reduktion genannt.

Freie Radikale

Werden ROS entkoppelt, können empfindliche Zellstrukturen geschädigt werden. Sehr empfindlich sind beispielsweise Erbgut (DNA, RNA), mehrfach ungesättigte Fettsäuren in der Zellmembran (z. B. Arachidonsäure) und Enzyme. Nervenzellen im Gehirn sind ganz besonders empfindlich, da sie einen hohen Fettanteil haben. Das ist insofern bedenklich, weil Nervenzellen nicht so einfach regenerieren oder ersetzt werden können.

Oxidationsprozesse

Oxidation ist nicht nur ein destruktiver Prozess, sondern auch gut für die Gesundheit. Beispielsweise wird sie für die Zellatmung gebraucht, in jeder Zelle, in jedem Mitochondrium. Dort wird mit Sauerstoff Glucose (Zucker) zur Energiegewinnung „verbrannt". Immunzellen nutzen ROS, um Krankmacherkeime abzutöten. Blutplättchen verwenden Sauerstoff für die Wundheilung. Die Leber entgiftet damit alles, was angeliefert wird. Oxidation ist auch ein Merkmal des programmierten Zelltods (Apoptose).

Oxidative Faktoren

Körpereigene Faktoren, die oxidativ wirken, sind die erhöhte ATP-Produktion in Mitochondrien (ansteigender Energiebedarf), Durchblutungsstörungen

(Ischämie, wie bei Herzinfarkt und Schlaganfall), starke Immunreakationen und der Alterungsprozess. Äußere Faktoren, die die Produktion von freien Radikalen fördern, sind Schadstoffe, Tabak, Rauch, Drogen, Strahlung und Xenobiotika (z. B. Pestizide, Kunststoffe).

Oxidativer Stress

Freie Radikale sind unberechenbar. Gewinnen sie die Oberhand, überwiegen Schadwirkungen: unerwünschter Zelltod (Apoptose) und absterbendes Gewebe (Nekrose). Neurodegenerative Erkrankungen mit oxidativen Stressschäden sind Parkinson, Alzheimer-Demenz, amyothophe Lateralsklerose (ALS), Multiple Sklerose (MS), Diabetes mellitus, rheumatoide Arthritis sowie Herz-Kreislauf-Erkrankungen mit Durchblutungsstörungen wie Schlaganfall oder Hirnverletzungen. Die Liste ist endlos: Bluthochdruck, Übergewicht, metabolisches Syndrom, Arteriosklerose, Reizdarm, Depression, Autismus, Krebs, ADHD, grauer Star (Katarakt), Makuladegeneration am Auge (AMD), chronische Entzündungen und Lungenschäden (Emphysem). Chronischer Stress macht auf Dauer krank.

Antioxidanzien

Ist das Gleichgewicht zugunsten der freien Radikale verschoben, kann sich die Natur durchaus selbst helfen. Es gibt ein Antioxidans im Blut: Harnsäure. Wasserlösliche Antioxidanzien sind Vitamin C und Glutathion, die fettlöslichen Vitamine E und A. Als Radikalfänger fungieren die Enzyme Superoxid-Dismutase (SOD) und Peroxidasen.

Unsere pflanzlichen Verwandten entwickelten sich in einer potenziell tödlichen sauerstoffgeschwängerten Atmosphäre, durchdrungen von freien Radikalen. Sie entwickelten das Prinzip „Radikalenfänger“ (Antioxidanzien), um schädliche ROS zu neutralisieren.

Der gesunde Lebensstil ist das antioxidative Programm schlechthin: Bewegung, Fitnesstraining, Nikotinabstinenz, Vermeidung chemischer Stoffe und ungesunder Strahlung (Sonnenbrand!), erholsamer Schlaf, mäßiger Alkoholkonsum, gesunde Ernährung mit hochwertigen Fetten/Ölen und Eiweiß, mit Bioprodukten, reichlich Obst und Gemüse. Unschlagbar!

Alzheimer-Demenz

Alzheimer-Demenz ist die am häufigsten vorkommende Demenzform. Kennzeichen sind krankhafte Ablagerungen im Gehirn (Plaques, Neurofibrillen). Plaques bestehen aus Amyloidansammlungen, die die Nervenzellaktivität stilllegen, Entzündungen auslösen und Mikroglia aktivieren. Neurofibrilläre Ablagerungen werden durch oxidativen Stress verursacht. Nervenzellen „hungern" und stellen die Arbeit ein. Alles zusammen führt zur zunehmenden Zerstörung von Synapsen, zum Untergang von Nervenzellen, zu Gedächtnisverlust und Denkstörungen.

Wirkmechanismen

Symptome, die durch Cannabis gebessert werden, sind Schlafstörungen, Paranoia, Angst, Schmerz, abnormes Verhalten, Appetit- und Gewichtsverlust. Cannabis wirkt neuroprotektiv, antientzündlich, neutralisiert freie Radikale (ROS) und normalisiert Exzitotoxizität von Nervenzellen. Oxidativer Stress und Entzündungsschäden werden „repariert", Synapsen reaktiviert.

Wirksamkeit

- Eine Studie untersuchte Alzheimer im Frühstadium am Tiermodell (Nager). Es zeigte sich, dass CBD-THC-Zubereitungen im Verhältnis 1:1 antientzündliche Mikroglia aktivieren, Amyloidplaques verringern, Entzündungsmarker und das Gedächtnis verbessern.
- CBD-Monopräparate verbessern das Überleben von Nervenzellen und neuronalen Stammzellen, reduzieren oxidativen Stress und Fibrillenbildung, wirken antientzündlich und aktivieren Makrophagen zur Plaqueentsorgung.
- THC-Monopräparate schützen Nervenzellen vor toxischen Amyloidwirkungen. Vergesslichkeit und Denkstörungen verschwinden. THC, das an CB1 bindet, hemmt die Produktion von Acetylcholinesterase. Das verbessert die Signalübertragung an Synapsen und die Neubildung von Nerven (Neurogenese). Ein Erfolgsfaktor für das Denkvermögen. THC, das an CB2 bindet, wirkt antientzündlich und aktiviert Makrophagen, die Amyloid beseitigen.
- Klinische Studien ergaben, dass eine Begleittherapie mit THC Verhaltensstörungen wie Wahnvorstellungen, Hyperaktivität, Reizbarkeit, Antriebsschwäche, den Schlaf, die Ernährung und Beschwerden signifikant verbessert.

Dosierung

Minimale Wirkdosis (MWD) zur Behandlung von Beschwerden.

Parkinson-Krankheit

Parkinson ist die zweithäufigste neurodegenerative Erkrankung. Hauptmerkmal: fortschreitende Degeneration dopaminerger (Dopamin produzierender) Neuronen im Mittelhirn. Es kommt zu schweren motorischen Störungen und zum Verlust der motorischen Kontrolle (Behinderung). Meist wird das Medikament L-Dopa eingesetzt, das Beschwerden lindert. Dessen Wirksamkeit lässt aber mit der Zeit nach.

Wirkmechanismus

Da Cannabis nervenschützend wirkt und oxidativen Stress neutralisiert, kann es auch die ROS-Überproduktion hemmen. Das verbessert die Wirksamkeit der Dopamin-Therapie: Bleiben die Nervenzellen länger intakt, produzieren sie länger Dopamin. Die Hemmwirkung von Cannabis (Aktivierung von Mikroglia) bekämpft zudem Entzündungsprozesse.

Das ECS beeinflusst die Dopaminproduktion via CB1. Die Freisetzung von Dopamin wird durch die Botenstoffe GABA und Glutamat gesteuert. Beide Botenstoffe werden durch Bindung von Endocannabinoiden (oder pflanzlichen Cannabinoide) an CB1 reguliert. Akute THC-Anwendung erhöht das Dopaminangebot, chronische THC-Anwendung vermindert es. CBD ist auch ein partieller Agonist des Dopaminrezeptors (siehe S. 94).

Wirksamkeit

- Klinische Studien zeigten, dass mit 75 oder 300 mg CBD pro Tag keine Verbesserung der motorischen Störungen, aber eine bessere Lebensqualität erreicht werden kann. Bei einer Monotherapie mit mehr als 150 mg CBD pro Tag besserten sich Psychosesymptome. Bewegungsstörungen blieben unbeeinflusst.
- Israelische Forscher beobachteten, dass sich bei Parkinson-Patienten, die Cannabinoide inhalieren, motorische Beschwerden abschwächen und Schmerz gelindert wird.

Dosierung

- Anfangs 25 mg einer CBD-reichen Kultursorte über den Tag verteilt, bei Bedarf bis zu 150 mg.
- Bei einer Tagesdosis von 50 mg CBD zusätzlich eine Startdosis von 1 mg/ml THC.

NAHAUFNAHME

Neuroprotektion

wie Cannabis Nerven schützt

Wenn THC an CB1 und CB2 sowie Caryophyllene an CB2 von Mikrogliazellen bindet, sind folgende Wirkungen zu erwarten:

- Verminderte Produktion entzündlicher Zytokine.
- Erhöhte Produktion antientzündlicher Zytokine.
- Verminderte B- und T-Zellproduktion/-funktion (adaptive Immunabwehr).
- Verminderte Vermehrung und Ausreifung aktivierter Immunzellen.
- Erhöhte Apoptose von CD4-T-Zellen (macht die Blut-Hirn-Schranke durchlässiger).

Wenn THC an CB1 bindet, sind folgende Wirkungen zu erwarten:

- Verminderte Glutamat-vermittelte Exzitotoxizität und NO-Produktion.
- Verminderte Produktion entzündlicher Zytokine und von NO bei Astrozyten, erhöhte IL-6-Produktion (IL-6 fördert Nervenwachstum und hemmt die TNF-α-Produktion).
- Verminderte Energieproduktion in Mitochondrien (weniger ROS und freie Radikale).

CBD in Cannabis reguliert AEA auf, das an CB1 bindet und alle genannten THC-Wirkungen vermittelt.

Durchblutungsstörungen im Gehirn

Durchblutungsstörungen (Ischämie) mit Sauerstoffmangel (Hypoxie) im Gehirn kommen nach einem Schlaganfall, Herzinfarkt, Beinahe-Ertrinken, Geburtskomplikationen oder Trauma vor. Plötzliche, sich verschlimmernde Denkstörungen können auftreten.

Wirkmechanismus

Endocannabinoide und pflanzliche Cannabinoide binden an CB1 und Glutamat (NMDA)-Rezeptoren. Beides schützt vor Übererregbarkeit von Nervenzellen (Exzitotoxizität) durch abnorme Glutamat-Signalwirkungen und oxidativen Stress. Die erhöhte 2-AG-Produktion nach Verletzungen ist ein natürlicher Schutzmechanismus. CB1-Bindung trägt zur Abschwächung der Exzitotoxizität bei.

Wirksamkeit

Tierstudien (Mäuse) zeigten, dass 68–2040 mg CBD (vor und nach Verletzungen verabreicht) die Mustererkennung und das räumliche Gedächtnis verbessern. Reduzierte Apoptose und antientzündliche Wirkungen waren erkennbar.

Dosierung

Startdosis 15 mg CBD pro Tag, 2 bis 3 Mal täglich, maximale Tagesdosis bis 500 mg CBD.

Neurologische Störungen

Patienten mit neurologischen Störungen wie Autismus, Krampfleiden und Epilepsie profitieren von Cannabis.

Autismus

Eine Autismus-Spektrum-Störung (ASD = *Autism Spectrum Disorder*) betrifft im Durchschnitt weltweit 17, in der EU 62 von 10.000 Einwohnern, bevorzugt Kinder. Jeder zehnte bis dritte Betroffene leidet an Epilepsie. Bei knapp der Hälfte der Patienten bleiben Standardmedikamente wirkungslos: Antipsychotika, Serotonin-Wiederaufnahmehemmer (SSRI), Stimmungsstabilisierer, Benzodiazepine und Stimulanzien. Die Anwendung hochpotenter psychoaktiver Medikamente bei Kindern ist ethisch bedenklich. Die Medikamente sind nicht ausreichend für die Anwendung bei dieser Patientengruppe getestet worden.

Kinder und Erwachsene mit Autismus leiden unter schweren Störungen der sozialen Kommunikation und Interaktion. Es kommt zu befremdlichen Reaktionen auf die Mimik des Gegenübers und zu abnormen emotionalen Reaktionen. Das fällt vor allem bei Babys und Kleinkindern mit Autismussymptomen auf.

Wirkmechanismus

Das ECS wacht über kognitive Funktionen, Gefühle, soziale Funktionen, die Motivation und das Belohnungssystem. ECS-Störungen könnten ein ursächlicher Faktor von Autismus sein.

Bildgebende Studien zeigten, dass bei ASD-Patienten Belohnungszentren im Gehirn, die soziale Reize verarbeiten, krankhaft verändert sind (Volumina, Konnektivität, Aktivität). Phasenweise Freisetzung von Dopamin in diesen Hirnzentren ist der primäre Mechanismus des Belohnungsverhaltens. Die Dopamin-Freisetzung wird durch die Botenstoffe GABA und Glutamat vermittelt und durch Bindung von Endocannabinoiden an CB1 reguliert. Ein mögliches Bindeglied zwischen ECS und ASD.

Autismuspatienten haben weniger CB1 und AEA im Blut. Auch bei Temporallappenepilepsie sind die AEA-Spiegel auffallend niedrig.

Wirksamkeit

CBD-reiches Cannabis wirkt bekanntermaßen angstlösend, antipsychotisch, immunmodulatorisch und erhöht die endogene AEA-Produktion.

- Labor- und klinische Studien bestätigen die Vorteile von CBD-reichem Cannabis bei Autismus.
- Eine klinische Studie untersuchte die Wirkung von 68 bis 720 mg CBD pro Tag (bei einer CBD-THC-Ratio von 20:1) bei erwachsenen Autismuspatienten über 7–13 Monate. Bei zwei Dritteln der Teilnehmer verbesserte sich das Verhalten, bei 39 Prozent die Angstproblematik. 47 Prozent profitierten von einer verbesserten Kommunikation. Jeder dritte Patient verringerte seine Medikamentendosis oder brauchte weniger Medikamente. Ein Viertel der Patienten setzten Psychopharmaka komplett ab. Nachteil der Studie: Nicht alle Teilnehmer benutzten die gleiche CBD-reiche Cannabismedizin.

Dosierung

Klinischen Studien zufolge beträgt die Startdosis 50 mg einer 20:1 CBD-THC-Zubereitung pro Tag, bei Bedarf auch höher dosiert.

Krampfleiden und Epilepsie

Krampfleiden bei Kindern werden standardmäßig mit Antiepileptika behandelt. Bei einem Drittel der Patienten bleiben zwei oder drei derartige Medikamente unwirksam. Die Betroffenen gelten dann als unbehandelbar (therapierefraktär). In den letzten Jahrzehnten wurden etwa 20 neue Antiepileptika entwickelt, ohne dass sich die Wirkung der Mittel merklich verbessert hätte. Viele Patienten suchen nach Alternativen.

Das zeigt ein Fallbeispiel: Ein junges Mädchen namens Charlotte F., die an einem seltenen Krampfleiden (Dravet-Sydrom) mit bis zu 300 epileptischen Anfällen pro Woche litt, wurde mit Cannabismedizin erfolgreich behandelt. Schon die sumerische Medizin (1800 v. Chr.) verabreichte Cannabis zur Behandlung „nächtlicher Konvulsionen".

Wirkmechanismus

Die genauen Ursachen epileptischer Krämpfe sind unbekannt. Sicher ist: Es kommt zur massenhaften Freisetzung des erregenden (exzitatorischen) Neurotransmitters Glutamat und zu einem gewaltigen Gewitter von Nervenaktivität im Gehirn. Exzitotoxizität (Übererregbarkeit) bedroht das Überleben von Nervenzellen und verursacht Verhaltensstörungen.

Wirksamkeit

Das CBD-Dosisspektrum reicht von 1,5 mg (bei 75 kg Körpergewicht; 0,02 mg/kg) bis zu 3.750 mg (bei 75 kg Körpergewicht; 50 mg/kg). Niedrige Dosierungen waren bei Anwendung von Ganzpflanzenextrakten wirksam, höhere Dosierungen bei gereinigten CBD-Extrakten. Hier die Ergebnisse von 10 Studien mit 1.400 Teilnehmern:

- Bei der Hälfte der Teilnehmer verringerten sich Krämpfe um 50 Prozent.
- 16 Prozent der Teilnehmer blieben krampffrei.
- Anwender von Ganzpflanzenextrakten profitierten im Vergleich zu CBD-Monoextrakten von besserer Lebensqualität (Schlaf, Aufmerksamkeit, Stimmung), positiven Veränderungen des Verhaltens, der Sprache und der motorischen Geschicklichkeit.

- Unerwünschte Wirkungen waren Appetitstörungen, Benommenheit, Magen-Darm-Probleme, Gewichtsveränderungen, Erschöpfung (Fatigue) und Übelkeit.
- Relevante Nebenwirkungen wie Thrombozytopenie, Atemwegsinfektionen und abnorme Leberenzymwerte traten selten auf, vor allem wenn CBD zusammen mit Antiepileptika eingenommen wurde.
- CBD ist vergleichbar sicher (wenn nicht sicherer) wie antiepileptische Medikamente.
- CBD-reiche Ganzpflanzenextrakte sind wirksamer und haben ein besseres Sicherheitsprofil als pharmazeutische Antiepileptika.
- Eine Langzeitstudie (4 Jahre) mit 670 therapierefraktären Epilepsiepatienten ergab, dass Ganzpflanzenextrakte verglichen mit gereinigten CBD-Monoextrakten vierfach besser wirksam sind. Die Studie zeigte auch, dass die Krampfhäufigkeit unter Ganzpflanzenextrakt um 71 Prozent abgenommen hatte (unter CBD-Monoextrakt um 36 Prozent). Das bedeutet, dass bei Anwendung von Ganzpflanzenextrakten ein Viertel der CBD-Monoextraktdosis ausreicht.

Dosierung

- Die minimale Wirkdosis (MWD) wird empfohlen.
- Schon mit 0,02 mg CBD pro kg Körpergewicht hat man krampfhemmende Effekte beobachtet.
- Bei Erwachsenen ist eine Startdosis von 1,4 mg CBD ausreichend.

Schmerz

Schmerzlinderung ist der am häufigsten genannte Grund und die älteste dokumentierte Indikation für Cannabis. Eine von drei Indikationen, die von der US-Wissenschaftsakademie NASEM anerkannt wurden. Cannabis kann auf mehreren Wegen die Transmission von Schmerzsignalen unterbrechen und chronischen Schmerz wirksam lindern.

Mechanismen der Schmerzleitung

Chronischer Schmerz unterscheidet sich vom akuten Schmerz insofern, als er länger anhält (mindestens 3 Monate) und nicht von selbst verschwindet. Die Medizin unterscheidet vier Kategorien von chronischem Schmerz: nozizeptiv, inflammatorisch, neuropathisch und dysfunktional.

NAHAUFNAHME

Mechanismen der Krampfneigung

Wenn die Nervenaktivität ansteigt (wie bei Krämpfen) werden bedarfsabhängig Endocannabinoide produziert, die an CB1 binden. In der Folge sinkt die Glutamat-Ausschüttung und es wird vermehrt GABA freigesetzt, was die Krampfneigung verringert. Langfristig werden CB1 aufreguliert.

Cannabis beeinflusst die Aktivierung von Nervenzellen auf mehreren Wegen:

- THC bindet an CB1. Weniger Glutamat und mehr GABA werden freigesetzt. Das heißt, die Nervenaktivität nimmt ab.
- THC wirkt bei Dosierungen, die nicht sedieren, krampfhemmend.
- THCA, CBDV, THCV und das Terpen Linalool wirken krampfhemmend.
- CBC wirkt antikonvulsiv und beeinflusst die Differenzierung von neuronalen Stammzellen bei Erwachsenen. Die Astrozytenproduktion, die zur Entzündung von Nervengewebe beiträgt, verlangsamt sich.
- CBDA wirkt antikonvulsiv und hat eine 100-fach höhere Affinität für Serotoninrezeptoren als CBD. CBDA gilt auf Grund seines breiten Wirkspektrums als antikonvulsiver „Superstoff".

CBD verstärkt die Blockade der Signalübertragung und hemmt erregende (exzitatorische) Signale von Nervenzellen auf mehreren Wegen:

- Hemmung von GABA-Rezeptoren und Calciumkanälen. Beides wirkt krampfhemmend (antikonvulsiv).
- Positiv allosterische Modulation von GABA verstärkt die Hemmung GABA-vermittelter Signale. Die Übertragung exzitatorischer Signale der Nervenzelle wird gehemmt.
- Verminderte präsynaptische Freisetzung von Glutamat durch Bindung an den Kationenkanal am präsynaptischen Neuron. Die Übertragung exzitatorischer Signale der Nervenzelle wird gehemmt.
- Verminderte Adenosin-Wiederaufnahme und synaptische Signalübertragung.
- Indirekte Adenosin-Aktivierung.
- Antioxidative Wirkungen.
- Antientzündliche Wirkungen.

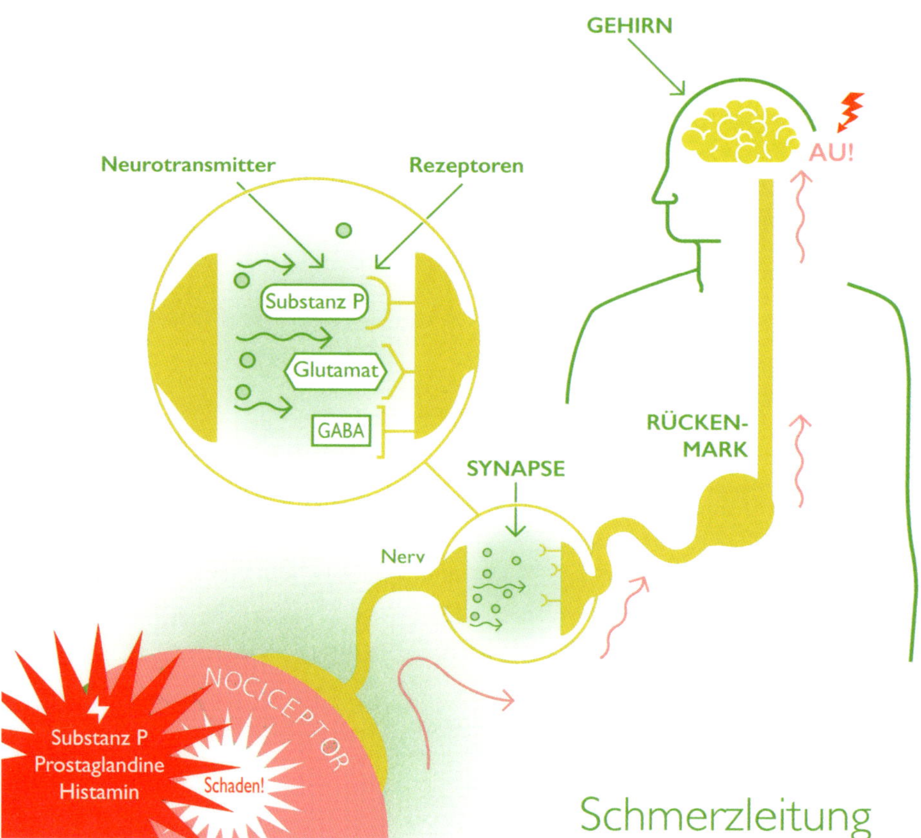

Schmerzleitung

Bei nozizeptivem und inflammatorischem Schmerz setzen geschädigte Zellen chemische Stoffe frei, die den Entzündungs- und Heilungsprozess aktivieren. Substanz P (SP) ist ein solcher Stoff. SP bindet an NK-1-Rezeptoren sensorischer Neuronen, die Schmerzsignale weiterleiten – elektrische Triggerimpulse, die die Schmerzbotschaft an das Gehirn schicken.

Das Schmerzsignal durchläuft kein durchgehendes „Kabel“ sondern eine Abfolge von Nervenzellen, die mit Synapsen verbunden und am synaptischen Spalt unterbrochen sind. Nervensignale können diesen Spalt nicht ohne Weiteres überwinden. Stattdessen werden Botenstoffe (Neurotransmitter) freigesetzt, die den Spalt überqueren und an Rezeptoren des benachbarten Neurons binden. Dann wird das Signal weitergeleitet. Synapsen für die Schmerzleitung gibt es im Rückenmark, Hirnstamm, Thalamus, im limbischen System und in der sensorischen Hirnrinde.

NAHAUFNAHME

Schmerzhemmung an der Synapse

Cannabis beeinflusst zwei Mechanismen der synaptischen Übertragung von Schmerzsignalen.

Substanz P und NK-1

Die beiden Hauptakteure der Schmerzübertragung sind der Neurotransmitter Substanz P (SP) und sein Rezeptor Neurokinin 1 (NK-1). Außer der Übertragung von Schmerzsignalen beeinflusst SP auch Gefäßerweiterung (Vasodilatation), Entzündung, Übelkeit und Erbrechen, die Stimmung, Angst, Stress, neuropathischen Schmerz, die Neubildung von Nerven (Neurogenese), Zellwachstum und Wundheilung.

Substanz P ist der primäre erregende (exzitatorische) Neurotransmitter der gesamten Schmerzübertragung, vom peripheren Nozizeptor bis ins zentrale Nervensystem. THC hemmt Substanz P. Den gleichen Effekt hat erholsamer Schlaf!

Endorphine und Opioidrezeptoren

Betaendorphin ist ein körpereigener Schmerzhemmer. Freigesetzte Endorphine binden an ihre drei Opioid (OR)-Rezeptoren μ-OR, κ-OR und Δ-OR am präsynaptischen Neuron bei der Schmerzüberleitung. Die Ausschüttung von SP ist dann blockiert. Das Schmerzsignal wird nicht weitergeleitet. Der Schmerz verschwindet.

Endorphine sind natürliche Schmerzmittel. Bei allem, was Freude macht, werden Endorphine ausgeschüttet. Medikamentöse Opiate binden an μ-OR und hemmen gleichfalls SP. Cannabis bindet demgegenüber an alle drei SP-hemmenden OR-Typen (siehe S. 109).

Als Botenstoffe fungieren Substanz P und Glutamat. Beide übertragen exzitatorische (erregende) Signale sowie GABA (einen Signalhemmstoff). Zieladresse von Schmerzbotschaften ist die sensorische Hirnrinde. Dort angekommen, dringt die Schmerzempfindung ins Bewusstsein vor. Man weiß blitzschnell, wo es wehtut.

Schmerzhemmende Endocannabinoide

Endocannabinoide werden bedarfsabhängig produziert, in Nervenzellen und anderen Zelltypen. Immer dann, wenn Gewebe verletzt wird und starke Schmerzsignale unterwegs sind. Das ECS hemmt Entzündungen und schwächt die Schmerzempfindung ab.

CB1-Agonisten – AEA, 2-AG, THC, CBN. Die Endocannabinoide AEA und 2-AG, ebenso THC und CBN lindern Schmerz, indem sie an CB1 binden (siehe S. 103). Dadurch wird die Übertragung von Schmerzsignalen blockiert: Hemmung der Ausschüttung von Substanz P und Glutamat. Die Endorphinproduktion wird aktiviert.

TRPV1-Agonisten – AEA, 2-AG, PEA, OEA, hoch dosiert CBD, CBN, CBG, THCV, CBCA. CB1 befinden sich auf präsynaptischen Neuronen im zentralen Nervensystem, vergesellschaftet mit TRPV1 (siehe S. 113). Binden TRPV1 an Agonisten, wird die Übertragung von Schmerzsignalen ausgelöst. Alle genannten Agonisten binden an und deaktivieren Vanilloidrezeptoren (TRPV). Das heißt, sie machen TRPV1 weniger empfindlich für Agonisten und hemmen die Schmerzleitung.

CB2-Agonisten – AEA, 2-AG, THC, Caryophyllen. CB2 befinden sich auf Immunzellen, manchen Nervenzellen und Mikrogliazellen. CB2 sind auf Mikroglia normalerweise nur in geringer Dichte vorhanden. Unter pathologischen Bedingungen wird die CB2-Produktion aufreguliert. Wenn 2-AG, AEA, THC oder Caryophyllene an CB2 binden, verlangsamt sich die Freisetzung entzündlicher Zytokine (siehe S. 105). Dieser Mechanismus schützt Nervenzellen vor oxidativem Stress.

CBD verstärkt die Wirkungen von AEA. FAAH hemmt den Abbau von AEA (siehe S. 86). Nichtsteroidale Schmerzmittel (NSAR, z. B. Ibuprofen) funktionieren nach demselben Prinzip. CBD potenziert die schmerzlindernde Wirkung von THC. In der Haut binden Endocannabinoide an CB2 auf Keratinozyten. Das stimuliert die Freisetzung von Betaendorphin, das an µ-OR bindet und Schmerz lindert (siehe S. 183).

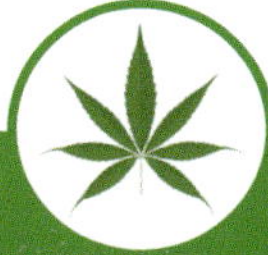

ENDORPHINVERSTÄRKER

- Tun, was man gerne macht!
- Guter Sex
- Akupunktur
- Massagen
- Fitness und sportliches Training (*Runners High*)
- Myrcen (ein Cannabis-Terpen)

Mikroglia-Funktionen

Mikroglia beeinflusst chronischen Schmerz auf unterschiedliche Art. Zunächst werden Mikrogliazellen aktiviert und entzündliche Zytokine ausgeschüttet, wenn ein traumatisches Ereignis im Nervensystem erkannt wurde. Mechanismen, die die Abheilung fördern und das Immunsystem alarmieren. Beides verschärft Schmerz und Entzündung. Aktivierte Mikroglia erhöht anschließend die CB2-Dichte, um die AEA-Produktion zu beschleunigen.

Das wirkt schmerzlindernd und antientzündlich. Die Aktivierung von Mikroglia wird mit der Zeit immer empfindlicher für agonistische CB2-Bindung. Der Entzündungsprozess schwächt sich ab. Der Schmerz lässt nach.

Neuropathischer Schmerz ist bei Krebs, Diabetes, Multipler Sklerose und peripheren Nervenverletzungen häufiger zu beobachten. Da CBD die Aktivierung von Mikroglia und deren Migration im Gehirn und Rückenmark hemmt, wird Schmerz gelindert.

Der zweite Mechanismus betrifft einen Mikroglia-eigenen Rezeptor: TLR4 (*toll-like receptor*). TLR4 binden an sogenannte Alarmine. Stoffe, die das Immunsystem und die Freisetzung erregender (neuroexzitatorischer) Zytokine (IL-1, IL-6, TNF) stimulieren. Studien zufolge wirkt die Blockade dieser Zytokine schmerzlindernd. Alarmine werden immer dann und von jeder Zelle freigesetzt, wenn Schäden bemerkbar sind. Sie gelangen ins Blut,

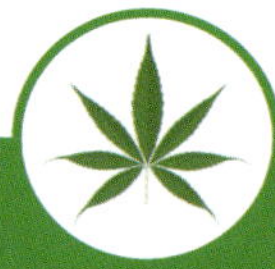

MEHR LEBENSQUALITÄT!

In der Wissenschaft hat die Lebensqualität als Parameter des Therapieerfolgs an Bedeutung gewonnen. Unzählige Studien fanden überzeugende Belege dafür, dass Cannabis die Lebensquailtät von Patienten mit chronischen Erkrankungen verbessert. Doch allzu häufig wird diese gute Nachricht ignoriert oder stirnrunzelnd abgetan. Cannabis ist als Begleittherapie empfehlenswert, weil es die Lebensqualität verbessert!

Wer an chronischem Schmerz leidet, gerät fast zwangsläufig in den Strudel der Verzweiflung. Cannabis bringt Lebensfreude zurück. Mehr Lust auf Bewegung und Unternehmungen, im Garten, mit den Kindern, in der Freizeit und im Beruf. Eine positive Feedbackschleife, die das Leben wieder lebenswert macht!

Mehr Lebensqualität stimuliert körpereigene Schmerzmittel und hebt die Stimmung: vermehrte Ausschüttung von Endorphinen. Zudem werden mehr Endocannabinoide produziert, die Entzündungen bekämpfen und das Wohlbefinden stärken. Cannabis ist der Wohlfühlfaktor für die Therapie chronischer Leiden!

in die Rückenmarkflüssigkeit (Liquor) und ins zentrale Nervensystem. Dort finden sie TLR4 auf Mikrogliazellen, die Schmerz signalisieren.

Opioidrezeptor-Agonisten. Sowohl Opioid- als auch Cannabinoidrezeptoren sind in schmerzrelevanten Hirnregionen und im Rückenmark vorzufinden und vernetzt (siehe S. 182). Die Kombination von Cannabinoiden (ca. 1 mg THC) und Opioiden ergibt in der Summe eine um 30 Prozent effektivere Schmerzlinderung.

Entzündungsschmerz. Entzündliche Prostaglandine können Schmerzreaktionen auslösen. AEA, 2-AG, THC, THCA, CBD, CBC, Myrcen, Pinene und Caryophyllene hemmen die Freisetzung entzündlicher Prostaglandine (siehe S. 168). Studien zeigten, dass Cannabis bei Verbrennung, Fibromyalgie, Reizdarm, atopischem Ekzem (Neurodermitis) und Beckenschmerz hilfreich ist.

Schmerzhafte Muskelkrämpfe. Chronische oder akute spastische Muskelkontraktionen machen anfällig für chronischen Schmerz. Neuronen im Gehirn schicken ein Signal zur Synapse am Muskel, der Neurotransmitter Acetylcholin überquert den synaptischen Spalt und bindet an seinen Rezeptor: Der Muskel zieht sich zusammen. Schmerzhafte Muskelkrämpfe entstehen durch „Dauerfeuer" an der Synapse ohne „Befehl von oben". Zur Behandlung werden Spasmolytika und Beruhigungsmittel (Tranquilizer) verordnet.

- **Spasmolytika.** Muskelverkrampfungen (Kontraktionen) lösen sich durch Blockade der Ausschüttung exzitatorischer Neurotransmitter an der motorischen Endplatte. THC, CBD und Myrcen setzen hier an und wirken krampflösend bei chronischen Muskelkontrakturen und Multipler Sklerose mit Spastik.
- **Tranquilizer.** Beruhigungsmittel hemmen im zentralen Nervensystem die Erregbarkeit spinaler Motoneuronen, die Muskelaktivität stimulieren. Da Tranquilizer auch systemisch wirksam sind, fühlt man sich schläfrig und träge. Solche Medikamente werden auch bei Angststörungen und Epilepsie verordnet. Benzodiazepine, *Jamaican dogwood* (*Piscidia piscipula*), Kalifornischer Mohn (*Eschscholzia californica*), THC und Myrcen in Cannabis und Hopfen (*Humulus*) verstärken die Wirkung des hemmenden (inhibitorischen) Neurotransmitters GABA, was zur Sedierung führt.

Wirksamkeit

- Die US-Wissenschaftsakademie NASEM veröffentlichte 2017 einen Bericht, der zu dem Ergebnis kam, dass die Anwendung von Cannabis bei neuropathischem Schmerz und Krebsschmerz evidenzbasiert und empfehlenswert ist.
- Die kanadische Apothekergesellschaft veröffentlichte 2018 eine evidenzbasierte Leitlinie für Cannabismedizin und bescheinigte der Pflanze „mittelgradige" Wirksamkeit bei neuropathischem Schmerz und Krebsschmerz.

• Auch in Deutschland ist Cannabismedizin zur Behandlung von chronischem und neuropathischem Schmerz und Fibromyalgie derzeit ein wichtiges Thema für Ärzte und Patienten.

• Eine Übersichtsarbeit (2015) bewertete die Ergebnisse von 28 Studien mit 2.454 Schmerzpatienten. Am wirksamsten war inhaliertes Cannabis.

• Eine US-Studie ergab, dass 80 Prozent von 2.400 Teilnehmern CBD als sehr wirksam einstuften. Bei 66 Prozent wirkte CBD besser als die vorherige Medikation. 42 Prozent nutzten ausschließlich CBD weiter. Die Anwendungsgebiete waren Gelenkschmerz (54 %), Muskelverspannung mit Cluster-Kopfschmerz (35 %) und andere chronische Schmerzzustände (32 %).

• 2016 untersuchte eine israelische Studie die Lebensqualität von 176 Patienten, die 7 Monate Cannabis und Opiate gegen chronischen Schmerz eingesetzt hatten. Die Teilnehmer bestimmten die Anwendungshäufigkeit und Dosierungen selbst. 44 Prozent setzten die Opiate ab, 39 Prozent verringerten die Opiatdosierung, 80 Prozent fühlten sich vitaler und 87 Prozent profitierten von einer besseren Lebensqualität.

• Ein Bericht des US-Krebsinstituts (2018) stufte Cannabis als wirksames Schmerzmittel bei Krebspatienten ein.

• Eine Metaanalyse von 20 klinischen Studien bescheinigte dem Ganzpflanzenextrakt eine überlegene Schmerzkontrolle im Vergleich zu THC allein.

Cannabismedizin wirkt am besten bei Rückenmarkverletzung, peripherer Neuropathie, Nervenverletzung, Armplexustrauma, Amputation, Phantomschmerz, rheumatoider Arthritis, CRPS (Komplexes regionales Schmerzsyndrom), Fibromyalgie, Migräne und Krebs. Nicht empfohlen bei akutem Schmerz!

Dosierung

• Die orale Startdosis beträgt 1 mg CBD-THC im Verhältnis 1:1 alle 4–6 Stunden, bei Bedarf bis maximal 10–15 mg pro Dosis. Studien zufolge wirken mehr als 15 mg nicht stärker schmerzlindernd. Bei heftigen Schmerzattacken (Durchbruchsschmerz) wird die Cannabisinhalation empfohlen.

• Cannabis kann allein oder mit Opiaten kombiniert verordnet werden. Die orale Dosierung beginnt bei 1 mg THC pro Opiatdosis.

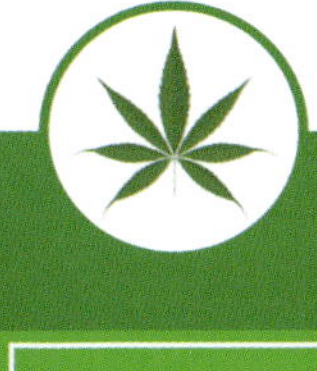

OPIATE

Opiate (wie Morphine) bilden eine eigene Klasse von Schmerzmitteln.

Sie sind bei chronischem Schmerz relativ schlecht wirksam, da sie an TL4-Rezeptoren (TLR4) auf Mikroglia binden (wie Alarmine). Es werden dann mehr exzitatorische Zytokine freigesetzt und mehr Schmerzsignale ausgelöst.

Opiate sind gefährlich und mit Nebenwirkungen belastet:

- 1 von 33 Anwendern wird süchtig oder stirbt.
- Die Hälfte aller Patienten, die Opiate länger als 30 Tage einnahmen, waren auch nach 3 Jahren noch Opiatnutzer.
- Für 80 Prozent aller Heroinabhängigen sind rezeptpflichtige Opiate die Einstiegsdroge.
- In den USA sterben pro Tag 9 Menschen an einer Überdosis Opiate!
- Ein Medicare-Bericht schätzt, dass in den Jahren 2010 bis 2015 in den USA pro Tag 23 Millionen Opiatgaben verabreicht wurden.

In Staaten, die Cannabis legalisiert hatten, sanken die Opiatgaben von 3,7 auf 1,8 Millionen Dosierungen pro Tag. Cannabis-Ausgabestellen und -Anbau für den Eigenbedarf waren die wichtigsten Faktoren für den erfolgreichen Kampf gegen die Opiatabhängigkeit.

Psychische Störungen

Angst, Depression, Schizophrenie und posttraumatische Belastungsstörungen (PTBS) haben manches gemeinsam, was physiologische Mechanismen im zentralen Nervensystem betrifft. Eine besondere Rolle spielt das Endocannabinoidsystem (ECS) für die Stressverarbeitung. Stress jeder Art ist ein Merkmal psychischer Störungen.

ECS und Stressreaktionen

Das ECS bestimmt den Grundton: Sicherheit und Geborgenheit rundum. Die Balance der Grundbefindlichkeit ist die Voraussetzung für forschende Neugier und Lernen, Ausdauer und Entspannung, Essen und Schlaf und die persönliche Entwicklung. Das gesunde ECS kompensiert Stress, reguliert Alarmreaktionen und löscht lähmende Ängste.

Bei Gesunden hat man im Mandelkern (Amygdala), Hippocampus und im präfrontalen Cortex hohe CB1-Dichte und Endocannabinoidspiegel gefunden, die den Tonus des Nervensystems bestimmen.

Die Amygdala ist am Aufbau des emotionalen Gedächtnisses und der Abstimmung von Ängsten beteiligt. Ihre übergeordneten Instanzen sind der präfrontale Cortex und der Hippocampus. Wenn dieses Netzwerk optimal funktioniert, erfreut man sich einer stabilen Psyche. Bei psychischen Störungen sind ECS-Funktionen beeinträchtigt. Chemisch betrachtet arbeitet das ECS mit Endocannabinoiden, die an CB1, CB2 und TRPV1 binden. Ein Regelwerk für die Neurotransmitter Serotonin und Glutamat.

Die physiologischen Mechanismen der Kampf-oder-Flucht-Reaktion sind ein ausgeklügeltes Programm zur Überlebenssicherung. Ressourcen werden requiriert, um sich kampfstark verteidigen oder schnell genug in Sicherheit bringen zu können. Das Problem ist nicht die neuronale Verdrahtung im Gehirn sondern die neurochemische „Softwareschleife", die ständig Gefahr signalisiert, obwohl nichts Bedrohliches vorliegt.

Die Kampf-oder-Flucht-Reaktion beginnt damit, dass die Amygdala Gefahren wittert und das ECS darauf abgestimmte Veränderungen vornimmt. AEA-Ausschüttung im Gehirn vermittelt das Gefühl von Geborgenheit und Wohlbefinden. Um mit Kampf oder Flucht reagieren zu können, müssen die AEA-Spiegel im Blut fallen (der chemische Ausdruck für „Vorsicht, Gefahr!"). Schüttet die Amygdala Corticotropin-releasing Hormon (CRH) aus, sinken die AEA-Spiegel, da vermehrt FAAH freigesetzt wird, das AEA abbaut.

Das Stresssignal wird dann an die Hypothalamus-Hypophyse-Nebennieren-Achse weitergereicht. Noradrenalin/Adrenalin und Cortisol werden ausgeschüttet. Man kann dann gegen jede Bedrohung antreten, die von der Amygdala erkannt wurde. Mit ansteigenden Cortisolspiegeln steigen auch die 2-AG-Spiegel an, ca. 20–60 Minuten nachdem die Kampf-oder-Flucht-Reaktion ausgelöst wurde. 2-AG beendet die Stressreaktion und man fühlt sich wieder sicher. 2-AG, das im Vorderhirn (Großhirn, Thalamus, Hypothalamus) wirksam ist, kann auch eine Gewöhnung an wiederholten Stress vermitteln. Das heißt, es kommt nicht zu belastenden Stressreaktionen.

Die Forschung findet zunehmend Belege dafür, dass frühe Stress- und Traumaerfahrungen ECS-Reaktionen modifizieren. Chronisch ängstliche und depressive Menschen haben weniger CB1 und niedrigere Endocannabinoidspiegel. Das macht es schwieriger, Kampf-oder-Flucht-Reaktionen adäquat abzustimmen.

Vorstellungen der westlichen Medizin zufolge sind psychische Störungen wie Depression, Angst und PTBS mit bestimmten physiologischen Veränderungen assoziiert: Kontrollverlust von Hippocampus und präfrontalem Cortex zugunsten der Amygdala, verminderte Produktion von Serotonin oder verminderte Bindung von Serotonin an 5-HT1A oder vermehrte Glutamat-Bindung. Die meisten Psychopharmaka zielen auf die Serotonin- oder Glutamatspiegel ab.

Serotonin. Der Neurotransmitter beeinflusst unter anderem die Reaktionen der Amygdala auf Stress. Serotoninrezeptoren sind in Regionen mit Steuerungsfunktion im präfrontalen Cortex und Hippocampus reichlich vorhanden. Antipsychotika und Antidepressiva funktionieren via Serotoninrezeptoren.

Mikromolare CBD-Dosierungen hemmen den Abbau der Aminosäure Tryptophan, eines Vorläuferstoffs von Serotonin. Studien haben gezeigt, dass CBD Erkrankungen günstig beeinflusst, die mit Immunaktivierung und Entzündung assoziiert sind und die Tryptophan-Verfügbarkeit mindern. Darüber hinaus gibt es Hinweise auf einen CBD-Mechanismus, der antientzündlich wirkt und freie Radikale (ROS) durch Mikroglia-Aktivierung neutralisiert. Eine Art Vorbeugung gegen neuronale Veränderungen, die depressiogen wirken.

CBD und das hundertfach wirksamere CBDA binden an Serotoninrezeptoren. CBD bindet auch an Dopaminrezeptoren. Die CB1-Agonisten AEA und THC aktivieren die Serotoninproduktion (siehe S. 110). AEA ist

Studien zufolge vergleichbar gut antidepressiv wirksam wie medikamentöse Antidepressiva. Agonistenbindung von CB1 verbessert die Ausschüttung von Serotonin, Dopamin und Noradrenalin aus Neuronen und hemmt deren Wiederaufnahme. Alle drei Neurotransmitter sind an der Regulierung der Stimmung wesentlich beteiligt.

Der Serotonin-Antagonist CBG ist bei psychischen Störungen kontraindiziert.

Glutamat. Auch die Absenkung der Glutamat-Spiegel ist ein Ziel der medikamentösen Therapie von Psychosen und Zwangsstörungen (OCD = *Obsessive-compulsive disorder*). Bindung von Endocannabinoiden und THC an CB1 und TRPV1 senkt die Glutamatspiegel (siehe S. 108). Da CBD die AEA-Produktion aktiviert und direkt an TRPV1 bindet, senkt es zugleich die Glutamatspiegel ab. THC-bedingte Psychosen werden genau durch diesen Mechanismus gebessert.

CBD und der Mandelkern

CBD könnte man als „Superstar" der Einflussnahme auf den Mandelkern (Amygdala) bezeichnen. Es verbessert die Durchblutung und neuronale Funktionen im präfrontalen Cortex, stimuliert die Neurogenese im Hippocampus und fördert die synaptische Vernetzung. Dadurch wird der hypernervöse Mandelkern – allzeit bereit für Kampf oder Flucht – kaltgestellt.

Bildgebende Studien (fMRT) zeigten, dass CBD-aktivierte Regionen auf den Mandelkern (den präfrontalen Cortex und Hippocampus) besänftigend wirken. CBD und THC aktivieren das Belohnungssystem und stimulieren Nervenwachstumsfaktoren. Erkennbar an der Volumenzunahme des Hippocampus.

CBD verbessert die Funktion der Blut-Hirn-Schranke, die bei Depression höchstwahrscheinlich beeinträchtigt ist. Bindung von THC und Endocannabinoiden an CB1 stimuliert Nervenwachstumsfaktoren und die Neurogenese im Hippocampus. Weitere Vorteile der THC-Bindung sind Euphorie und die Konzentration auf das Hier und Jetzt.

Fehlt der CBD-Ausgleich, kann THC Angst erzeugen, in höherer Dosierung Psychosen. Für die Anwendung von Cannabismedizin bei psychischen Störungen ist deshalb grundsätzlich die Kombination niedriger THC- und höherer CBD-Dosierungen empfehlenswert.

Angststörungen

Angststörungen (Phobien) gehören zu den häufigsten psychischen Störungen und sind der häufigste Anlass für Cannabismedizin. Angst ist ein grundlegendes und lebensnotwendiges Gefühl. Anspannung und Besorgnis angesichts unbekannter oder bedrohlicher Situationen aktiviert Notfallmechanismen. Gefahren aus dem Weg zu gehen erwies sich als gute Strategie für das Überleben unserer Urahnen.

Permanent anhaltende Besorgnis (ohne akute Bedrohung) hat sich als echter Krankmacher entpuppt: Netzwerke neuronaler Signalwege entstehen, die den Menschen im ständigen Kampf-oder-Flucht-Modus halten. Vollkommene Erholung oder Entspannung ist dann nicht möglich und schafft die Voraussetzungen für psychische Störungen und chronische Erkrankungen.

Angststörungen beeinflussen den ganzen Menschen negativ: Körper, Kognition, Emotion und Spirit. Wer hier etwas verbessern möchte, muss sich mit allen Aspekten der betroffenen Person befassen – wenn nicht bloß Symptome kuriert werden sollen. Cannabismedizin wirkt ganzheitlich und bietet die Möglichkeit, positive Perspektiven für das Leben aufzuzeigen und die Stimme der Angst zum Schweigen zu bringen.

Möglicher Cannabismissbrauch

Da Angst ein nützliches Signal ist (ein Hinweis auf fällige Veränderungen des Lebensstils), ist Cannabismedizin dann problematisch, wenn sie zur Verdrängung „unangenehmer Wahrheiten“ missbraucht wird. Das wäre gefährliche „Symptomkosmetik“, da die krank machenden Ursachen bleiben. Wer sich „zudröhnt“, wenn Jobwechsel/-verlust anstehen oder eine Beziehung in die Brüche geht, oder wer Verlusten von Vermögen und geliebten Menschen zwanghaft nachtrauert, wird seine persönlichen Probleme nicht nachhaltig lösen können.

Cannabisentzug

Angst kann auch bei Cannabisentzug auftreten. Nervosität, Unruhe, Reizbarkeit und Schlafstörungen sind Begleiterscheinungen der ersten Tage der Abstinenz und nach einer Woche am stärksten ausgeprägt. Nach 3–4 Wochen sind alle Entzugssymptome meist komplett verschwunden.

Anxiolytika

Übliche Medikamente, die zur Behandlung von Angststörungen verordnet werden (Angstlöser, Anxiolytika), sind Serotonin-Wiederaufnahmehemmer (SSRI), trizyklische Antidepressiva (TCA) und Tranquilizer (Beruhigungsmittel), z. B. Benzodiazepine, die die Verfügbarkeit des Neurotransmitters GABA erhöhen. Man nimmt an, dass der Mandelkern durch Serotonin- oder GABA-Mangel hyperaktiviert wird.

Wirksamkeit

Es gibt kaum klinische Studien zum Thema Cannabis bei Angststörungen. Dennoch sind angstlösende Wirkungen nach wie vor der häufigste Grund für die Anwendung von Cannabismedizin.

- Die Wissenschaftsakademie NASEM bescheinigte Cannabis 2017 eine „begrenzt evidenzbasierte“ Wirksamkeit bei Angststörungen.
- Zwei Studien befassten sich mit der Wirksamkeit von Cannabis bei „Lampenfieber“. CBD-Isolate mit Dosierungen von 300 oder 600 mg waren angstlösend wirksam.
- Eine *In-vivo*-Studie ergab, dass regelmäßige Anwendung von CBD besser angstlösend wirkt als Akutanwendungen.
- Eine Beobachtungsstudie mit Veteranen, die Cannabis selbst dosierten, ergab, dass drei Viertel der Betroffenen ihre traumatischen Erfahrungen dank Cannabismedizin besser verarbeiten konnten.

SSRI, TCA und Benzodiazepine sind stark wirksame Medikamente mit Nebenwirkungen. Hinzu kommt, dass solche Mittel nur bei weniger als der Hälfte der Patienten zur kompletten und anhaltenden Remission der Symptome führen, auch bei Langzeittherapie.

Dosierung

Da THC angstauslösend wirken kann, hat die Auswahl der Kultursorte große Bedeutung. CBD-reiche Pflanzen mit geringem THC-Gehalt sind anfangs empfehlenswert. Das Terpenprofil sollte man in Bezug auf Angstsymptome im Auge behalten. Bei ängstlichen und depressiven Patienten wirken Terpene wie Terpinolen und Pinene wohltuend. Pflanzliches Linalool und Citrusterpene wirken stimmungsaufhellend. Myrcen vermittelt eher sedierende und „erdende“ Wirkungen.

- Eine Startdosis von 2,5–5 mg einer CBD-reichen Tinktur alle 6–8 Stunden wird empfohlen. Bei Bedarf bis zu 50 mg über mehrere Wochen.

- Die angstlösende CBD-Dosis kann mit einer THC-Dosis von 1 mg pro CBD-Dosis ergänzt werden.
- Es gilt die minimale Wirkdosis (MWD). Mehr ist nicht zwangsläufig besser. Wenn 5 mg CBD wirksam sind, gibt es keinen Grund für höhere Dosierungen.

Depression

Kennzeichen der Depression sind gedrückte Stimmung, Antriebsverlust, das Gefühl von Ohnmacht und Hoffnungslosigkeit, Konzentrationsstörungen und Schmerz. 10–15 Prozent aller Erwachsenen sind mindestens einmal im Leben von einer Depression betroffen. Frauen doppelt so häufig wie Männer. Es gibt zahlreiche Hypothesen zum Ursprung der Depression, von genetischer Anfälligkeit über Trauma bis hin zu Umweltfaktoren. Auch Schilddrüsenunterfunktion und Arzneimittel können Depressionen auslösen.

In Amerika wurde Cannabis schon vor 150 Jahren zur Behandlung von „Melancholie“ verwendet. Bei der Hälfte der Patienten bleiben Antidepressiva wirkungslos. Kein Wunder, dass 30–50 Prozent der Betroffenen Cannabismedizin nutzen.

Pathophysiologie

Gängiger Pathophysiologie zufolge gibt es drei Ursachen für Depression: neurochemische Defizite (Serotoninmangel), Neurodegeneration im Hippocampus und präfrontalen Cortex sowie Störungen der Hypothalamus-Hypophyse-Nebennieren-Achse (Stressnetzwerk). Chronische Entzündung, Defekte des Mikrobioms im Darm und Immunstörungen gelten gleichfalls als ursächliche Faktoren. Überzogene Stressantworten, die vom hypernervösen Mandelkern ausgelöst werden, verursachen heftige Kampf-oder-Flucht-Reaktionen.

Neurotransmitter für Lust und Belohnung (Dopamin, Serotonin, Noradrenalin) sind bei Depressiven häufig Mangelware. Da das Belohnungssystem beeinträchtigt ist, gehen Motivation und die Empfindung von Freude verloren.

Depressive, ängstliche und gestresste Menschen haben gegenüber Gesunden vergleichsweise kleinere Hippocampusvolumina. Der Hippocampus ist die wichtigste Instanz zur Kontrolle von Stimmung, Gedächtnis und des Mandelkerns (Amygdala).

ECS und Depression

Das Endocannabinoidsystem interferiert mit Depression auf verschiedenen Wegen. Menschen mit genetisch bedingter geringerer CB1-Dichte sind für Depression besonders anfällig, wenn der Stresspegel steigt. Mäuse ohne CB1 neigen zur Depression, zeigen starke Amygdalaaktivität, spüren kaum Belohnung, haben niedrige Serotoninspiegel, mangelhaftes Nervenwachstum und kleinere Hippocampusregionen.

Für die psychische Gesundheit ist ein gesundes ECS unverzichtbar. Bindung von 2-AG und AEA an CB2 wirkt antientzündlich, stimuliert Nervenwachstum und beeinflusst das Immunsystem. AEA wirkt tonisierend im Gehirn und stabilisiert die emotionale Balance. 2-AG beendet Kampf-oder-Flucht-Reaktionen. Chronisch depressive Menschen haben niedrige 2-AG- und AEA-Spiegel und weniger CB1 im Blut. Zudem fehlt es an 2-AG- oder AEA-Bindungspartnern. Gesunde Stressbewältigung ist dann schwerlich möglich und die hyperaktive Amygdala macht ungehindert Stress.

Frühe Stress- und Traumaerfahrungen können stressbezogene ECS-Funktionen verändern. Bildgebung (fMRT) zeigte, dass CBD den präfrontalen Cortex und Hippocampus aktivieren und die Mandelkernaktivität hemmt. CBD und THC stärken das körpereigene Belohnungssystem, stimulieren das Nervenwachstum und tragen zur Volumenzunahme des Hippocampus bei.

Cannabis und Depression

Cannabis interagiert auf mehreren Wegen mit Depression. Es aktiviert Steuerzentren der Amygdala, erhöht die Verfügbarkeit stimmungsstabilisierender Botenstoffe, bindet an Serotonin- und Dopaminrezeptoren und aktiviert die Neurogenese. Medikamentöse Antidepressiva nutzen nur ein Wirkprinzip: Serotonin-Wiederaufnahmehemmung (SSRI).

CBD stärkt die Funktion der Blut-Hirn-Schranke. Depressive zeigen hier Schwächen. An CB1 gebundenes THC aktiviert die vermehrte Freisetzung von Serotonin, Dopamin und Noradrenalin aus Nervenzellen und hemmt deren Wiederaufnahme. Nervenwachstum und Neurogenese im Hippocampus werden stimuliert. CBD und hochwirksames CBDA binden an Serotonin-

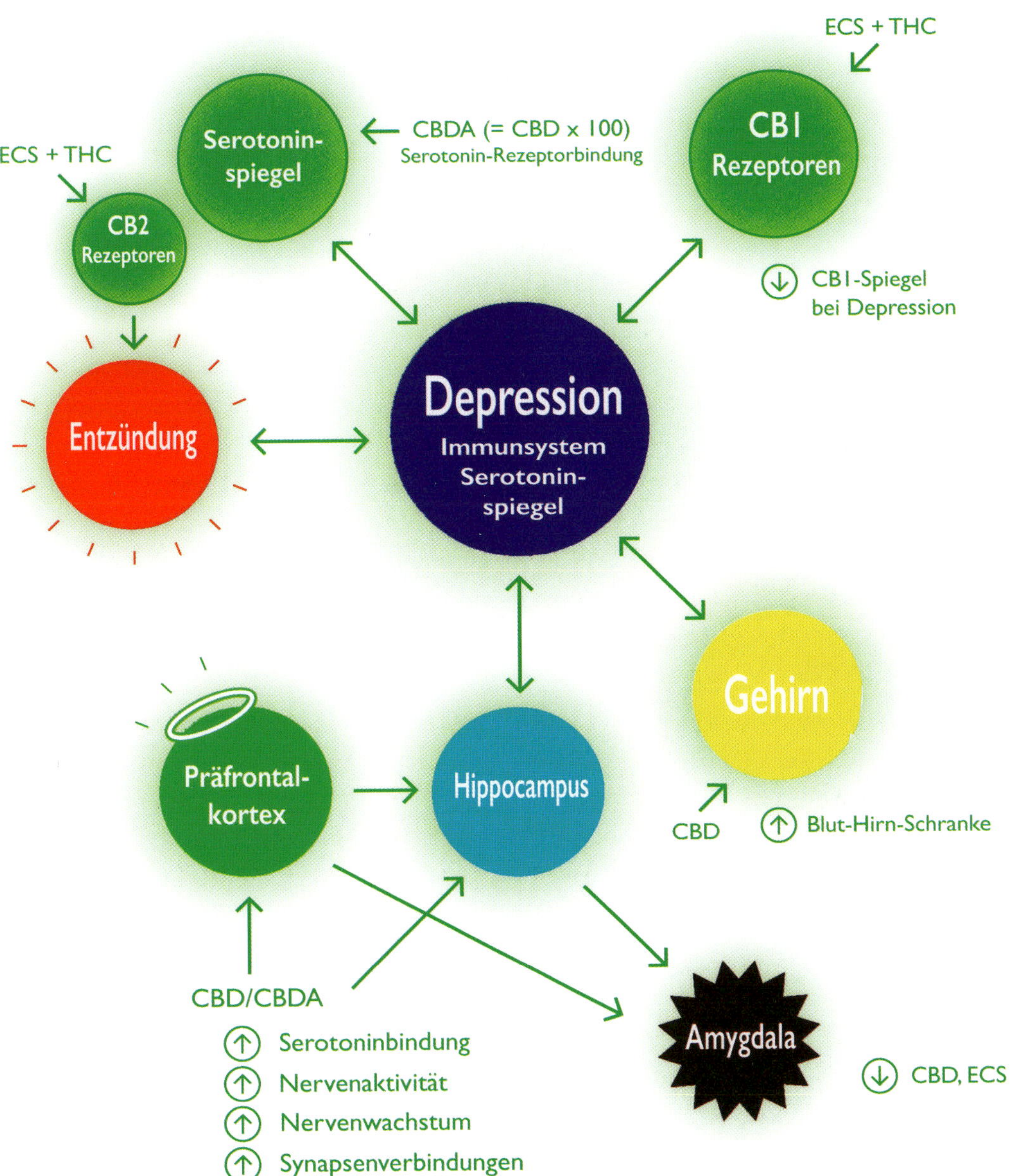

ECS + THC
Serotonin-spiegel
CBDA (= CBD x 100)
Serotonin-Rezeptorbindung
ECS + THC
CB1 Rezeptoren
CB2 Rezeptoren
CB1-Spiegel bei Depression
Entzündung
Depression
Immunsystem
Serotonin-spiegel
Gehirn
Präfrontal-kortex
Hippocampus
CBD
Blut-Hirn-Schranke
CBD/CBDA
Serotoninbindung
Nervenaktivität
Nervenwachstum
Synapsenverbindungen
Amygdala
CBD, ECS

rezeptoren. CBD bindet auch an Dopaminrezeptoren. Das Cannabisterpen Linalool wirkt angstlösend und antidepessiv.

Welche Bedeutung das ECS für die Stimmungsbalance hat, zeigten die Erfahrungen mit dem CB1-Blocker Rimonabant, der als Mittel zur Gewichtsabnahme vermarktet wurde. Anwender des Mittels hatten ein erhöhtes Risiko für Depression und Suizid.

Wirksamkeit

- Studien am Tiermodell wiesen nach, dass THC und CBD vergleichbar antidepressiv wirksam sind wie medikamentöse Antidepressiva.
- Eine klinische Studie zeigte, dass 200 mg CBD über 10 Wochen bei Depressiven zur Volumenvergrößerung des Hippocampus beiträgt. Bei Gesunden war dies nicht zu beobachten.
- Das Terpen Limonen verbessert die Serotonin- und Dopamin-Verfügbarkeit im präfrontalen Cortex. Das bestätigte eine japanische Studie: 9 von 12 Patienten profitierten von einer so guten antidepressiven Wirkung, dass die Antidepressiva abgesetzt wurden.

Dosierung

- Die Startdosis beträgt 5 mg einer CBD-reichen Cannabiszubereitung alle 6 Stunden. Anmerkung: Bei manchen Menschen wirkt CBD stimulierend. Daher ist die Einnahme nach 17 Uhr nicht zu empfehlen.
- Dosierungen mit 2,5–5 mg THC heben die Stimmung. Anmerkung: Hohe THC-Dosierungen können Angst auslösen. Besser, Sie bleiben im unteren Dosisbereich.
- Kultursorten, die viel Pinen enthalten, sind weniger gut geeignet. Sorten mit reichlich Myrcen wirken hingegen wie Beruhigungsmittel.

Posttraumatische Belastungsstörung

Die posttraumatische Belastungsstörung (PTBS) betrifft Menschen, die schrecklichen Terror, Gewalt, Verzweiflung und Hilflosigkeit erfahren haben. PTBS-Symptome sind Schlafstörungen, Albträume, Angst, Wut und Verzweiflung, plötzliche Flashbacks und Übererregbarkeit.

Jeder Mensch hat irgendwann extrem stressige, erschreckende oder gefährliche Ereignisse und Situationen erlebt. Normalerweise verblassen Angst und Schrecken mit der Zeit. Bei PTBS können harmlose Reize (ein

Geräusch, ein Geruch) starke Emotionen und Reaktionen auslösen, die mit traumatischen Erinnerungen assoziiert sind. Den Patienten gelingt es nicht, ihre Ängste zu vergessen. Sie werden immer wieder von schrecklichen Erinnerungen heimgesucht. ECS-Störungen und ein vergleichsweise kleiner Hippocampus sind Studien zufolge Anzeichen der PTBS-Anfälligkeit.

Die Entkopplung solcher Reaktionsmuster gehört zu den Kernaufgaben des Endocannabinoidsystems. Hinzu kommt die Stärkung der Autorität von Hippocampus und präfrontalem Cortex gegenüber dem hypernervösen Mandelkern.

Cannabis und posttraumatische Belastungsstörung (PTBS)

Primäre Ziele der PTBS-Therapie: Die „Löschung" angstbesetzter Erinnerungen und deren Entkopplung von auslösenden Reizen. Das Wohlbefinden und die Lebensqualität der Patienten stehen im Vordergtrund. Als Begleittherapie empfiehlt sich Cannabismedizin.

Wirkmechanismus

Bei PTBS-Patienten sind strukturelle und funktionelle Veränderungen in der Amygdala, im Hippocampus und im präfrontalen Cortex nachgewiesen worden. Darüber hinaus fand man Endocannabinoid- und CB1-Mangel in diesen Hirnregionen. Cannabismedizin kann solche Störungen günstig beeinflussen.

Wirksamkeit

Erwünschte CBD-Wirkungen:

- Neurogenese im Hippocampus.
- ECS via FAAH-Hemmung mit verbesserter AEA-Bindung an CB1.
- Deaktivierung gelernter Angst.
- „Löschung" angstbesetzter Erinnerungen.
- Angstlösung.

Erwünschte THC-Wirkungen:

- Erholsamer Schlaf.
- Verringerung von Albträumen.
- Neurogenese und Stimmung (bei niedriger Dosierung).

Dosierung

- Die Startdosis beträgt 5–10 mg CBD alle 6 Stunden, bei Bedarf höher dosiert.

• Eine CBD-THC-Ratio im Verhältnis 10:1 wird empfohlen: 5–10 mg CBD plus 0,5–1 mg THC alle 6 Stunden.

• Maximal 5 mg THC, zweimal täglich inhaliert, verbessern den Schlaf und beugen Albträumen vor. Bei Patienten, die 0,5–3 mg THC vor dem Zubettgehen einnahmen, verringerte sich die Häufigkeit von Albträumen um 70 Prozent.

• Pinenreiche Cannabismedizin wird nicht empfohlen.

Schizophrenie

Schizophrenie zählt zu den Psychosen mit typischem Symptommuster. Die Psychiatrie unterscheidet positive Symptome, negative Symptome und kognitive Defizite.

• Positive Symptome sind ungewöhnliche psychotische Wahrnehmungsstörungen: Halluzinationen, Wahnvorstellungen und Paranoia.

• Negative Symptome sind sozialer Rückzug, Gefühlsverarmung und Antriebsverlust.

• Kognitive Defizite sind Verständnis- und Gedächtnisprobleme und Katastrophisierung.

Bei positiven und negativen Symptomen helfen Medikamente bislang kaum, bei kognitiven Defiziten überhaupt nicht. Häufige Nebenwirkungen sind unter anderem Diabetes mellitus und Gewichtszunahme.

Wirkmechanismus

Schizophrene Patienten sind für psychomimetische Wirkungen von THC besonders empfänglich. THC „imitiert" die Schizophrenie: Motorik, Lernen, Gedächtnis und Verhalten sind beeinträchtigt. Es mangelt an GABA- und Glutamat-Botenstoffen in betroffenen Hirnregionen. Medikamentöse GABA-Blocker „kopieren" psychomimetische THC-Wirkungen.

CBD-reiches Cannabis erwies sich als hilfreiche Medizin, um Beschwerden zu lindern. CBD hemmt das AEA-Abbauenzym FAAH (siehe S. 87). Andere Wirkmechanismen von CBD beeinflussen Angst und Psychosen günstig.

Wirksamkeit

• 680 mg CBD zweimal täglich verbessern kognitive Defizite und das Sozialverhalten (Tierversuche).

• Eine klinische Studie zeigte, dass 200 mg CBD, viermal täglich verabreicht, bei positiven und negativen Symptomen genauso wirksam sind wie Antipsychotika, ohne Nebenwirkungen.

• Eine andere klinische Studie beobachtete die Verbesserung positiver Symptome und der Kognition, wenn 1000 mg CBD pro Tag zusätzlich zu Medikamenten verabreicht wurden.

Dosierung

Empfohlene Dosierung: 200 mg CBD, viermal täglich.

Schlafstörungen

Erholsamer Schlaf ist lebenswichtig, grundlegend für Gesundheit und Wohlbefinden. Schlafmangel und Schlafstörungen sind Risikofaktoren für chronische Erkrankungen, Entzündung und Schmerz. 6 bis 8 Stunden Schlaf sollten es schon sein: ausruhen, entspannen, vergessen, träumen, erholen, regenerieren – neu starten. Wer eine schlaflose Nacht hinter sich hat, wird am nächsten Tag schwächeln.

Einschlaf- und Durchschlafstörungen sind ein häufig genannter Grund für Cannabismedizin. Kein Wunder: Jeder Zweite ist mit der Wirkung von Schlafpillen (Hypnotika) unzufrieden. Manche Mittel haben Nebenwirkungen oder machen süchtig. Wer sie absetzt, muss mit Schlafstörungen oder Angstzuständen rechnen. Außerdem können diverse andere Medikamente Schlafstörungen verursachen, vor allem Antidepressiva.

Cannabis und Schlaf

Cannabis hilft sowohl gegen Angstattacken als auch bei Depression. Das schafft die Voraussetzungen für erholsamen Schlaf. Es gibt Folgendes zu beachten:

• Kurzzeitige Cannabisanwendung wirkt als Einschlafhilfe. Mit der Zeit kommt es zur Toleranz und die Wirkung schwächt sich ab.

• Hoch dosiertes THC kann erholsamen Schlaf verhindern.

• Chronischer Cannabiskonsum kann die Schlafzeit verkürzen und die Erholung verschlechtern.

• Cannabisentzug kann Schlafstörungen und Angst auslösen. Entzugssymptome halten 1 bis 3 Wochen an.

Wirkmechanismus

Der Schlafzyklus folgt einem hochkomplexen 90-minütigen Ablauf: dösen, einschlafen, leicht schlafen, tief schlafen, leicht schlafen, träumen, aufwachen … gesteuert von zirkadianen Rhythmen und vom Endocannabinoidsystem. Wachzustand und Schlaf, abwechselnd. Nachts steigen die AEA-Spiegel an, das heißt: erholsamer Tiefschlaf. Tagsüber halten uns hohe 2-AG-Spiegel hellwach. 2-AG und AEA binden an CB1.

Wirksamkeit

- THC kann anfangs stimulierend wirken, nach 90 Minuten sedierend.
- THC ist Studien zufolge als CBD-THC-Zubereitung im Verhältnis 1:1 am wirksamsten.
- Niedrig dosiertes CBD wirkt stimulierend und hält wach.
- Hoch dosiertes CBD (z. B. 160 mg) kann die Schlaf- und Durchschlafzeit verlängern.
- Hoch dosiertes CBD bessert REM-Schlafstörungen (z. B. Albträume).
- CBD wirkt angstlösend und ist eine gute Einschlafhilfe.
- CBN wirkt sedierend und potenziert sedierende THC-Wirkungen.
- Schlaffördernde Terpene sind Terpinolen, Nerolidol, Phytol, Linalool und Myrcen.
- 40 Prozent der Patienten mit Schlafstörungen leiden an Angst und Depression. 93 Prozent der Betroffenen schlafen mit Cannabismedizin besser.
- Für Schmerzpatienten mit Schlafstörungen ist Cannabis besonders empfehlenswert. Niedrige Substanz-P-Spiegel lindern Schmerz und fördern den Schlaf.

Dosierung

- CBD-THC-Zubereitungen im Verhältnis 1:1 oder THC-reiche Extrakte sind für die kurzzeitige Anwendung bei Schlafstörungen empfehlenswert.
- In den meisten Fällen wirkt CBD nach 17 Uhr zu stimuliernd. Das sollte man vermeiden (Ausnahme: CBD-THC-Ratio 1:1).
- Der Dosisbereich von THC beträgt 1,5–15 mg.

Cannabismedizin bei Schlafstörungen

Einschlafstörung

- Tinktur: 20 Minuten vor dem Zubettgehen.
- Inhalation: 1 Stunde vor dem Zubettgehen.

Durchschlafstörung

Orale/essbare Dosis: 1 Stunde vor dem Zubettgehen. Anmerkung: Essbare Cannabismedizin ist mit Vorsicht zu genießen! Die psychoaktive und berauschende THC-Wirkung kann erholsamen Schlaf beeinträchtigen.

Übelkeit und Erbrechen

Erbrechen ist ein Schutzmechanismus. Dazu gedacht, unverträgliche und giftige Stoffe schnellstmöglich loszuwerden. Verzögerte und verlängerte Übelkeit mit Erbrechen ist eine bekannte Nebenwirkung der Chemotherapie. Mit üblichen Medikamenten ist diesem belastenden Symptom kaum beizukommen. Es gibt zahlreiche Ursachen.

Wirkmechanismen

Cannabis beeinflusst Übelkeit und Erbrechen mehrfach günstig:

1. **CBD erhöht die AEA-Spiegel** (siehe S. 87).
2. **CBD und THC binden an CB1** (siehe S. 99).
3. **CBDA und CBD sind echte Serotonin-Agonisten** (siehe S. 65).
4. **THC ist ein partieller Agonist.**
5. **Serotonin-Rezeptorbindung von CBD** (niedrig dosiert) **und CBDA** schützen vor Übelkeit und Erbrechen.

Das ECS reguliert Übelkeit und Erbrechen. Die Brechzentren im Gehirn, in der Darmschleimhaut und im Innenohr sind mit reichlich CB1 ausgestattet. Niedrige AEA- und 2-AG-Spiegel und geringe CB1-Dichte lösen Übelkeit und Erbrechen aus – wie bei der Reisekrankheit

Auch der Botenstoff Serotonin ist am Geschehen beteiligt (Bindung an 5-HT1A). Hier ist mit angstlösenden und antidepressiven Wirkungen und Linderung von Migränekopfschmerz zu rechnen.

Wirksamkeit

- Cannabismedizin hilft erfahrungsgemäß sehr gut, auch bei hartnäckigen Fällen von Übelkeit und Erbrechen. Eine NASEM-Studie fand „überzeugende Belege für den therapeutischen Nutzen“ von Cannabismedizin bei betroffenen Chemotherapie-Patienten.
- Ganzpflanzenextrakte gelten als wirksamste Zubereitung. THC mit CB1-Bindung plus CBD (niedrig dosiert)/CBDA-Bindung an 5-HT1A lindern Übelkeit und Erbrechen.

- In höherer Dosierung kann CBD Übelkeit verstärken. Die CBD-Dosis sollte niedrig sein, maximal 2 mg.
- THCA hat brechreizhemmende (antiemetische) Wirkungen.

Dosierung

Dosierungen von THC sind besser untersucht als CBD- oder CBDA-Dosierungen.

- Startdosis bei akuter Übelkeit: 2,5 mg einer CBD/CBDA-THC-Zubereitung im Verhältnis von 1:1, bis maximal 12,5 mg, Inhalation oder Tinktur oral.
- Startdosis bei Chemotherapie-Patienten: Beginn 2 Wochen vor der Chemotherapie bis maximal 10–12 mg pro Tag.
- Cannabisnovizen starten mit 2,5 mg pro Tag, bis maximal 10 mg (um berauschende Wirkungen zu vermeiden).
- Anmerkung: CBG-Kultursorten sind für Cannabismedizin gegen Übelkeit ungeeignet (CBG ist ein 5-HT1A-Antagonist).

Endocannabinoidstörungen

Auf den ersten Blick haben das Reizdarmsyndrom (RDS) und Migränekopfschmerz wenig gemeinsam. Dennoch gibt es eine Ursache für beide Erkrankungen: Störungen des Endocannabinoidsystems (ECS).

Reizdarmsyndrom

Typische Symptome des RDS sind Bauchschmerzen, Darmkrämpfe, Unwohlsein, Durchfall oder Verstopfung. Als Auslöser gelten Angst, bestimmte Nahrungsmittel, Völlerei und Störungen der Darmflora. Das RDS gehört in Industrienationen mit 10 bis 20 Prozent aller Patienten zu den häufigsten Diagnosen der Gastroenterologie.

Das ECS kontrolliert die Darmmotilität und beeinflusst Sekretion, Entzündung und Schmerz im Verdauungstrakt. Cannabismedizin bietet sich an, um ECS-Störungen zu normalisieren und Reizdarmbeschwerden zu behandeln.

Wirkmechanismus

Bei Verletzungen oder Entzündungen von Darmgewebe werden vermehrt entzündliche Zytokine ausgeschüttet. Die Enzündungsstoffe weisen auf

Kontraktionsaktivität der glatten Darmmuskulatur hin. Der Stuhl wird beschleunigt transportiert, was die Aufnahme von Nährstoffen und die Verdauung verschlechtert. Darauf reagiert das ECS mit einer erhöhten Produktion von AEA, CB1 und CB2, um die Entzündung zu bekämpfen.

Bei ECS-Störungen (ECDS) und Darmentzündung sind körpereigene antientzündliche Gegenmaßnahmen teilweise beeinträchtigt. Es gibt aber auch ECS-Mechanismen, die Reizdarmsymptome lindern können.

- CB1 kommen im enterischen Nervensystem und in anderen Geweben vor, in Darmschleimhautzellen, Enterozyten, Immunzellen und Darmdrüsenzellen. Bindung von CB1 an AEA, THC und andere Agonisten verzögert die Magenentleerung, hemmt die Säuresekretion und verlangsamt die Darmaktivität (Peristaltik).
- CB2 finden sich in Immunzellen des Darms und auf Nervenzellen der Darmschleimhaut. Binden CB2 an CB2-Agonisten, werden Übelkeit und Erbrechen, Schmerz und Entzündung günstig beeinflusst. Bei RDS-Patienten hat man 3,5-fach mehr Vanilloidrezeptoren (TRPV1) auf Nervenzellen gefunden (verglichen mit Gesunden). Ein Hauptgrund für die erhöhte Schmerzempfindlichkeit des Verdauungssystems.

CBD-reiche Cannabismedizin mobilisiert körpereigene AEA und desensibilisiert TRPV1 auf Nervenzellen direkt, was Beschwerden lindert.

Wirksamkeit

Es gibt nur wenige klinische Studien, die zudem nur mit synthetischen Cannabinoiden und als Einzeldosisanwendung statt Langzeittherapie durchgeführt wurden.

- Cannabis war im 19. Jahrhundert die erste wirksame Medizin, die Cholerapatienten bei schwerem wässrigem Durchfall geholfen hat.
- Studien (Tierversuche) zeigten, dass AEA-Bindung an CB1 wässrigen Durchfall lindert.
- Der Einsatz von Medikamenten, die auf 5-HT3 und 5-HT4 abzielen, wurde aufgegeben, da Nebenwirkungen auftraten: Herz-Kreislauf-Probleme und Darmentzündug durch Durchblutungsstörungen (ischämische Colitis).
- Die Schulmedizin verordnet Anticholinergika, Opioide und Antidepressiva, bislang ohne großen Erfolg.
- 32 von 42 Reizdarmstudien wiesen günstige Wirkungen einer Nahrungsergänzung mit Probiotika nach: Linderung von Bauchschmerz, Un-

wohlsein und Blähungen. Gesunde Populationen von *Lactobacillus acidophilus* (in Biojoghurt) stimulieren mRNA zur Produktion von CB2 im Darm.

Dosierung

CBD-THC-Kultursorten in 1:1-Ratio mit höheren Anteilen angst- und krampflösender Terpene.

Anmerkung: Verschlechtert Alkohol die Beschwerden, empfiehlt sich ein Ölextrakt (Olivenöl, MCT-Öl) statt Tinktur.

Migräne

Migräne fällt durch anfallsartigen halbseitigen, hämmernden Kopfschmerz auf, der Stunden oder Tage anhalten kann. Häufige Begleiterscheinungen sind Übelkeit und Erbrechen, Licht- (Photophobie) oder Geräuschempfindlichkeit (Phonophobie), mit oder ohne Auraempfindung als Vorbote sowie Erschöpfung nach dem Anfall.

In den USA sind 14 Prozent der Bevölkerung, in Deutschland 18 Prozent der Frauen und 6 Prozent der Männer betroffen (insgesamt 8 Millionen). Man kennt verschiedene ursächliche Faktoren. ECS-Störungen, niedrige Serotoninspiegel und Gefäßerweiterung im Trigeminusgebiet gehören dazu (vaskuläre Hypothese).

Wirkmechanismus

Cannabismedizin hilft bei Migräne über vier Wirkmechanismen:

1. **Erhöhung der Serotoninspiegel** oder als Agonist der Serotonin-Rezeptorbindung.
2. **Dämpfung der Überaktivität von Blutgefäßen im Trigeminusgebiet.**
3. **Direkte Schmerzlinderung (Analgesie).**
4. **Stärkung des ECS.**

Serotoninspiegel. Bei Migränepatienten hat man um 40 Prozent reduzierte Serotoninspiegel nachgewiesen. Die CB1-Agonisten AEA und THC stimulieren die Serotoninproduktion direkt. AEA wirkt vergleichbar gut wie Medikamente in Bezug auf 5-HT1A (Potenzierung) und 5-HT2A (Hemmung). AEA ist zudem ein 5-HT3-Antagonist, der für Erbrechen und Schmerz von Bedeutung ist. CBD und CBDA aktivieren als echte Agonisten 5-HT1A direkt THC fungiert als partieller Agonist von Serotonin. CBG wirkt antagonistisch und ist bei Migräne nicht empfehlenswert (siehe S. 111).

Gefäßaktivität im Trigeminusgebiet. Die Hypothese geht von einer Übererregbarkeit des trigeminalen Gefäßsystems aus. Stimuliert durch einen Reiz (Stress, Nahrungsmittel, Hormone) kommt es zur Gefäßerweiterung (Vasodilatation) und Aktivierung des *Nervus trigeminus* (trigeminovaskulärer Reflex). Aktivierte Nerven schütten gefäßaktive Stoffe wie Substanz P, Neurokinin A und CGRP (*Calcitonin gene-related peptide*) aus, was neurogene Entzündung, Vasodilatation, den Verlust von Plasmaproteinen und Degranulierung von Mastzellen zur Folge hat. Entzündliche Zytokine werden ausgeschüttet und gelangen ins Gehirn. Migränekopfschmerz soll durch überschießende Gefäßaktivität und die Zytokinflut im Gehirn verursacht sein.

CBD stärkt die Blut-Hirn-Schranke und vermindert die Belastung durch entzündliche Zytokine. Die CB1-Agonisten AEA, 2-AG und THC hemmen A- und C-Fasern des Trigeminusnervs, was zur Dämpfung der gesamten Nervenaktivität im Gehirn beiträgt und die Ausbreitung nervöser Übererregbarkeit in der Hirnrinde blockiert.

Schmerzlinderung. AEA wirkt tonisierend. Vermehrte Ausschüttung von AEA im periaquäduktalen Grau (PAG), einer Schmerzregion im Mittelhirn, vermittelt Schmerzlinderung und verhindert die Erweiterung (Vasodilatation) von Blutgefäßen der harten Hirnhaut. Zudem bessert sich die Überempfindlichkeit auf Licht und Geräusche.

AEA-Mangel begünstigt Schmerz und Vasodilatation. Tatsächlich zeigten Studien, dass Migränepatienten niedrige AEA-Spiegel haben, da vermehrt AEA-Transporter und das Abbauenzym FAAH produziert werden. CBD hemmt Transporterfunktionen und FAAH. Die AEA-Spiegel steigen (siehe S. 86).

TRPV1-Aktivierung ist ein Faktor der Überempfindlichkeit bei Migräne. Desensibilisierung mit AEA oder CBD wäre eine wirksame Therapieoption. Ganz mutige Patienten setzen Capsaicin (Paprika-Scharfstoff) intranasal ein. Orales CBD bietet sich als sanfte Alternative an.

ECS-Störungen. Da das ECS den Tonus von Schmerzlinderung (Analgesie) und Schmerzüberempfindlichkeit (Hyperalgesie) in der PAG-Region beeinflusst, führen niedrige AEA-Spiegel zur stärkeren Anfälligkeit für Migränekopfschmerz. Licht- und Geräuschempfindlichkeit sind Phänomene der sensorischen Hyperalgesie, die im PAG reguliert wird. Studien zufolge verstärkt die CB1-Blockade das Schmerzempfinden. AEA wird vom ECS bedarfsabhängig freigesetzt und beeinflusst das trigeminale Gefäßsystem.

Die durch CGRP (*Calcitonin Gene-Related Peptide*) und NO (Stickstoffmonoxid) bedingte Vasodilatation lässt nach. CGRP und NO sind gefäßaktive Stoffe, die von stimulierten Nerven freigesetzt werden und neurogene Entzündung und Migräne begünstigen. AEA kann dosisabhängig Gefäßerweiterung auslösen, Migränepatienten haben aber meist niedrige AEA-Spiegel. Auch in Rückenmarksflüssigkeit (Liquor) von Patienten mit chronischer Migräne hat man niedrige AEA-Spiegel gemessen. Gering dosiertes THC stimuliert die AEA-Biosynthese.

Wirksamkeit

- Von 1843 bis 1943 war Cannabismedizin in den USA und Europa das häufigste Migränemittel.
- Eine Befragung von 120 Anwendern in Colorado ergab, dass die Häufigkeit von Migräneattacken durch Cannabismedizin halbiert werden kann (von rund 10 auf knapp 5 Attacken pro Monat).
- Zahlreiche Studien haben ECS-Störungen bei Migränepatienten nachgewiesen.

Dosierung

Ein wichtiger Faktor für die Bewältigung von Migräne ist der gesunde Lebensstil. Auslöser sollten beseitigt und das ECS unterstützt werden.

- Kultursorten ohne CBG und mit schmerzlindernden Terpenen (wie Linalool) sind empfehlenswert.
- CBDA bietet sich wegen der starken Serotonin-Bindungskapazität an: CBD und CDBA im Verhältnis 1:1, maximale Tagesdosis 80 mg.
- Akutbehandlung von Migräneattacken mit niedrig dosiertem THC, 10 Tropfen einer 10 mg/ml-Tinktur.

Immunstörungen

Dieser Abschnitt befasst sich mit Krebs und Multipler Sklerose. An beiden Erkrankungen sind Störungen des Immunsystems beteiligt. Bei Krebs werden die entarteten Zellen vom Immunsystem nicht als „fremd“ erkannt und eliminiert oder das System ist mit der Abtötung von Krebszellen überfordert. Bei Multipler Sklerose greift das Immunsystem körpereigene Gewebezellen an.

Krebs

Das Hauptkennzeichen von Krebserkrankungen ist die unkontrollierte Vermehrung entarteter Zellen. Krebszellen folgen nicht mehr normalen Funktionsvorgaben sondern sind „Piraten“und verbrauchen Nährstoffe, wachsen, vermehren sich nach Gutdünken und beanspruchen Platz. In manchen Fällen metastasieren Tumorzellen. Das heißt, sie wandern in andere Gewebe aus, um dort noch mehr Ressourcen auszubeuten. Krebszellen folgen konsequent ihrem eigenen Überlebensprogramm und verbrauchen Stoffe, die für gesunde Zellen lebenswichtig sind.

Krebszellen produzieren Stoffe, die das Gefäßwachstum (Angiogenese) fördern. Dadurch wird die Nährstoffversorgung und das Wachstum eigennützig verbessert. Schließlich erreichen Tumoren eine solche Größe, dass gesundes Gewebe nicht mehr lebensfähig ist. Betroffene sterben an Krebs, da befallene Organe nicht mehr normal arbeiten können.

Pro Tag kommt es zu 10.000 fehlerhaften DNA-Kopien. Im Prinzip leben wir mit einem latenten Krebsrisiko. Glücklicherweise haben wir ein Immunsystem und das ECS, die entartete Zellen ständig im Visier haben. Das Immunsystem zerstört „Schurkenzellen“ und das ECS hemmt das Tumorwachstum.

Wirkmechanismen

Die natürliche Krebsabwehr nutzt vier Mechanismen:

1. **Direkte Abtötung entarteter Zellen.**
2. **Auslösung von Autophagie und Apoptose** (Selbstverdauung und natürlicher Zelltod).
3. **Hemmung von Angiogenese, Metastasierung und Tumorinvasion.**
4. **Verlangsamung des Tumorwachstums.**

Das ECS wirkt krebshemmend. Steigen die Endocannabinoidspiegel in Krebszellen an, wird das Tumorwachstum gehemmt. Abbauenzyme von Endocannabinoiden werden abreguliert, was ihre Wirkung verlängert und auf Heilwirkungen bei Krebs hinweist. Das Tumorwachstum verlangsamt sich, wenn weniger Abbauenzyme präsent sind.

Natürliche Killerzellen. Ein wirksames Instrument zur Beseitigung von „Schurkenzellen“ sind natürliche Killerzellen (NK-Zellen), die im Blut, in der Lymphflüssigkeit und im Bindegewebe vorkommen. Sie sind immer auf der Suche nach ungebetenen Gästen (z. B. Bakterien), nach schadhaften und entarteten Zellen, Viruspartikeln und schädlichen Molekülen. Haben NK-Zellen Krebszellen aufgespürt, alarmieren sie mit Zytokinsignalen andere Immunzellen, greifen Schurkenzellen an und töten sie.

CBD reguliert die Expression von Adhäsionsmolekülen (ICAM = *Intercellular Adhesion Molecule*) bei Krebszellen auf. ICAM verbessert die Abtötung von Krebszellen durch NK-Zellen. Bei gesunden Zellen wird die ICAM-Expression durch CBD nicht aufreguliert. Anders als bei der Chemotherapie, die alle Zellen, die sich schnell teilen, vernichtet – gesunde und entartete Zellen.

Autophagie und Apoptose. Immunzellen können bei Krebszellen Apoptose (programmierten Zelltod) oder Autophagie (Selbstverdauung) auslösen. Im ECS führt die Bindung von Endocannabinoiden und THC an CB-Agonisten auf Krebszellen zu Apoptose und Autophagie. Drei verschiedene intrazelluläre Abwehrmechanismen sind bekannt: MAPK, P13K und die Hemmung der Adenylatzyklase. CBD hemmt das Abbauenzym FAAH und erhöht die AEA-Spiegel, was die CB-Bindung verstärkt. Zudem löst Bindung an CBD GRP55 und TRPV1 bei Tumorzellen Apoptose und Autophagie aus.

Angiogenese und Metastasierung. THC hemmt die Gefäßneubildung (Angiogenese). Ein Vorgang, der die Blutversorgung des Tumors verbessern soll. Wird die Blutzufuhr abgeschnitten, „hungern" Tumorzellen und sterben ab.

- THC blockiert die Angiogenese durch Absenkung des Wachstumsfaktors für Gefäßendothel und dessen Rezeptoren.
- CBD aktiviert die ICAM-Expression entarteter Zellen, was die Tumorinvasion verlangsamt. Im Tiermodell verringerte CBD die Metastasierung.

Tumorwachstumshemmung. Binden Endocannabinoide an CB-Rezeptoren, wird das Wachstum zahlreicher Tumorzelllinien im Labor ausgebremst: Gliom, Brustkrebs, Leber-, Bauchspeicheldrüsenkrebs, Schilddrüsenepitheliom, Gebärmutter-, Gallengangkrebs, Cervixkarzinom (Gebärmutterhalskrebs), Darmkrebs, Magenkarzinom, Leukämie, Lungenkrebs, Lymphom, Melanom, Mund-, Prostata- und Hautkrebs. Es ist hochwahrscheinlich, dass ECS-Tumorhemmung auch beim lebenden Menschen funktioniert.

- THC blockiert Tumorwachstum durch Hemmung des epidermalen Wachstumsfaktors (EGF = *Epidermal Growth Factor*). Krebszellen weisen überdurchschnittlich viele EGF-Rezeptoren auf. Wird EGF reduziert, verlangsamt sich das Tumorwachstum.

• CBD bindet nicht direkt an CB-Rezeptoren sondern bewirkt die Wachstumshemmung über andere Mechanismen. Studien zufolge verschlechtert CBD auch das Überleben von Tumorzellen (Neuroblastom, Glioblastom, Melanom, Leukämie, Darm-, Brust-, Lungen- und Prostatakrebs).

Chemotherapie. THC bekämpft Tumorzellen und schützt gleichzeitig gesunde, nicht-entartete Zellen. Eine Begleitbehandlung mit CBD vervielfacht die Wirksamkeit von Chemotherapien. Das heißt, es sind weniger Medikamente nötig, somit auch weniger Nebenwirkungen zu erwarten.

Beziehungen zwischen ECS und Immunsystem

Bei jeder Verletzung oder Erkrankung ist eine lokale Entzündung die primäre Heilreaktion. Reichlich Endocannabinoide und/oder erhöhte CB2-Dichte auf Abwehrzellen können diese Reaktion unterbinden. Beide Faktoren beeinflussen den gesamten Entzündungsprozess günstig: weniger entzündliche und mehr antientzündliche Zytokine. Die CB2-Dichte auf Immunzellen korreliert mit ihrem Aktivierungsstatus. Kann die Entzündung nicht beendet werden, kommt es zur chronischen Entzündung. Das ECS überwacht die

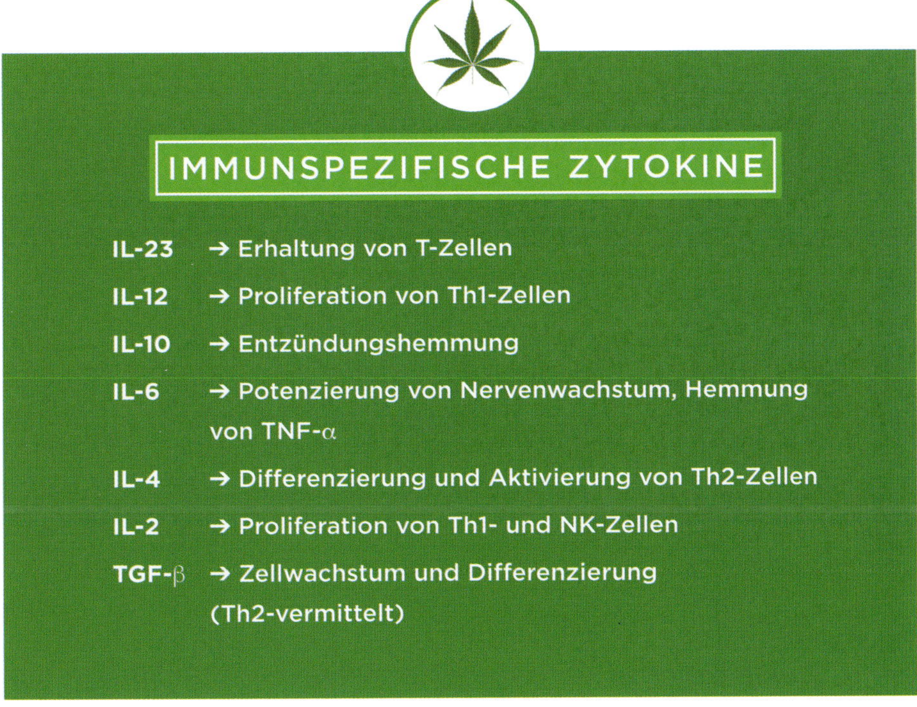

IMMUNSPEZIFISCHE ZYTOKINE

IL-23	→ Erhaltung von T-Zellen
IL-12	→ Proliferation von Th1-Zellen
IL-10	→ Entzündungshemmung
IL-6	→ Potenzierung von Nervenwachstum, Hemmung von TNF-α
IL-4	→ Differenzierung und Aktivierung von Th2-Zellen
IL-2	→ Proliferation von Th1- und NK-Zellen
TGF-β	→ Zellwachstum und Differenzierung (Th2-vermittelt)

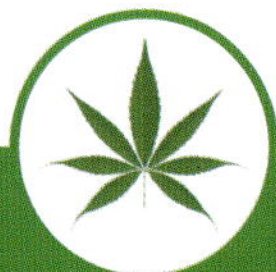

TUMORERKRANKUNGEN, DIE AUF CANNABISMEDIZIN ANSPRECHEN

- Bauchspeicheldrüsenkrebs
- Brustkrebs
- Cervixkarzinom (Gebärmutterhals)
- Darmkrebs
- Endometriumkarzinom
- Gallengangskarzinom
- Glioblastoma multiforme
- Hautkrebs
- Hodgkin-Lymphom
- Hypophysenadenom
- Leberkrebs (toxisch)
- Leberzellkarzinom
- Leukämie
- Lungenkrebs
- Magenkarzinom
- Mantelzelllymphom
- Melanom
- Meningeom
- Mundkrebs
- Neuroblastom
- Prostatakarzinom
- Schilddrüsenepitheliom
- Uteruskarzinom

Zytokinproduktion und kann eine Aktivierung oder Hemmung von Immunreaktionen auslösen. Werden Endo- oder Phytocannabinoide an CB-Rezeptoren gebunden, kommt es sowohl zur Blockade der T-Zellproduktion

(Zytokine inklusive) als auch zur Entzündungshemmung. Außerdem wird T-Zell-Apoptose ausgelöst: Weniger Immunzellen wandern in betroffene Regionen ein, um sich dort festzusetzen.

Wird der Entzündungsprozess zu früh beendet, drohen größere Schäden, da virulente Pathogene oder Krebszellen dann ihr Zerstörungswerk unbehelligt fortsetzen. Wer Cannabis einsetzen möchte, sollte wissen, welche Arten von Cannabismedizin bei welchen Arten von Krebszellen hilfreich sind.

In manchen Fällen kann die immunsupprimierende ECS-Wirkung zum vermehrten Tumorwachstum beitragen – wenn beispielsweise die Zytokine IL-10 und TGF-β auf- und IFN-γ abreguliert werden. Das Gleichgewicht von krebshemmenden Wirkungen der CB-Agonisten und ihrer immunsuppressiven Wirkung verschiebt sich dann zugunsten des Tumorwachstums (bei geringer CB-Rezeptorexpression). Die krebshemmende Wirkung der Agonisten lässt nach. Immunsuppressive Effekte von CB-Agonisten bleiben aber erhalten. Eine Konstellation, die Tumorwachstum begünstigen kann!

In jedem Fall profitieren Betroffene von krebshemmenden CBD-Eigenschaften und von den Vorteilen der palliativen Anwendung von Cannabismedizin.

Evidenzbasierte Wirksamkeit von Cannabismedizin

Derzeit nutzt die Schulmedizin Cannabis vor allem zur Verbesserung der Lebensqualität bei Patienten im Endstadium der Erkrankung (palliativ). Cannabismedizin beeinflusst Übelkeit und Erbrechen, Schmerz, Appetit, Stimmung und den Schlaf günstig.

- Labor-, Tier- und klinische Studien ergaben, dass Cannabismedizin direkt und indirekt das Tumorwachstum hemmt. Im Mausmodell blockierten Cannabinoide das Tumorwachstum bei Lungen-, Brust- und Hautkrebs, bei Melanom, Schilddrüsenepitheliom, Lymphom und Gliom (normale Gliazellen bleiben intakt).
- Eine Übersichtsarbeit (2018) des Nationalen Krebsinstituts in den USA kam zu dem Ergebnis, dass Cannabismedizin wirksam zur Schmerzlinderung bei Krebspatienten beiträgt. Hinzu kommen antiemetische, appetitstimulierende und schlaffördernde Wirkungen. 33 von 34 Laborstudien wiesen nach, dass Cannabis Krebszellen selektiv vernichtet – durch Wachstumshemmung und Abtötung (toxisch, Apoptose, Nekrose, Autophagie). Cannabismedizin war auch gegen Angiogenese und Metastasierung wirksam.

NAHAUFNAHME

Immunsystem

T-Zellen, Krebs und Cannabis

Das Immunsystem, vor allem T-Zellen (T-Lymphozyten), ist an der Kontrolle, am Wachstum und an der Entwicklung vieler Krebszelltypen beteiligt. Endocannabinoide und das Zytokinnetzwerk stehen im ständigen Dialog.

Alle Immunzellen exprimieren CB-Rezeptoren, die auf- und abreguliert werden können.

Man unterscheidet 5 Subtypen von T-Zellen: T-Helferzellen, cytotoxische T-Zellen, T-Gedächtniszellen, regulatorische T-Zellen und natürliche Killerzellen (NK).

T-Helferzellen (Th)

Es gibt zwei verschiedene Th-Zellen: Th1 und Th2.

- **Th1** tragen CD4-Proteine auf ihrer Oberfläche (= CD4-Zellen). Sie gelten als proentzündlich, stimulieren den Heilungsprozess via Entzündung und sind für die Abwehr von Krebszellen von größter Bedeutung. Th1-fördernde Zytokine sind IL-2, IL-12 und Interferon-γ. IL-10 blockiert Th1. IL-2 aktiviert T-, B- und NK-Zellen.
- **Th2** gelten als antientzündlich. Th2-fördernde Zytokine sind IL-4, IL-5, IL-10 und TGF-β.

Cytotoxische T-Zellen (Tc)

Tc tragen CD8-Proteine auf ihrer Oberfläche (= CD8-Zellen). Tc töten gezielt, müssen aber zuvor von Th-Zellen aktiviert werden. CB2-Bindung an Endocannabinoide oder THC hemmt die Tc-Vermehrung.

T-Gedächtniszellen (Tm)

Tm werden auch Antigen-präsentierende Zellen genannt, da sie den „Steckbrief" eines bestimmten „Fremdstoffs" kennen und reaktionsfähig bleiben. Tm sind eine Art „immunologisches Gedächtnis". Sie können noch nach Jahren passende Immunreaktionen auslösen.

Regulatorische T-Zellen (Treg)

Treg hemmen oder blockieren Th-vermittelte Immunreaktionen. Sie sind für ein gesundes Immunsystem sehr wichtig. CB2-Bindung an Endocannabinoide oder THC reguliert Treg auf.

Natürliche Killerzellen (NK-Zellen)

NK-Zellen töten alles ab, was nicht mit dem „Ich-bin's!-Label" gekennzeichnet ist. Die meisten Körperzellen tragen ein solches Label – es sei denn, sie sind entartet. NK-Zellen agieren unspezifisch und müssen nicht von Th-Zellen kostimuliert werden. Die Kontrolle von NK-Zellen hat für die Krebsabwehr größte Bedeutung.

• 21 Gliompatienten wurden in einer placebokontrollierten Studie mit einer Extraktmischung aus Cannabisblättern-/blüten (1:1 CBD:THC, Nabiximols/Sativex) behandelt, zusätzlich zur Chemotherapie mit dem Zytostatikum Temozolomid. Die 1-Jahr-Überlebensrate betrug unter Placebo (Scheinmedikament) 53 Prozent und unter Sativex 83 Prozent. Patienten, die zusätzlich Cannabismedizin bekommen hatten, überlebten im Durchschnitt 550 Tage (unter Placebo 369 Tage).

• Eine israelische Studie mit 2.000 Krebspatienten berichtete über folgende prozentuale Verbesserungen von Symptomen durch Cannabismedizin:

- Übelkeit und Erbrechen: 91 Prozent.
- Schlaf: 87,5 Prozent.
- Unruhe: 87,5 Prozent.
- Angst und Depression: 84,2 Prozent.
- Juckreiz (Pruritus): 82,1 Prozent.
- Kopfschmerz: 81,4 Prozent.

35 Prozent der Patienten nahmen weniger Begleitmedikamente ein. Von 344 Patienten, die Opiate bekamen, setzten 36 Prozent das Medikament ab und 46 Prozent verringerten ihre Tagesdosis.

• Eine Studie (Gliom-Mausmodell) wies nach, dass ein CBD-THC-Extrakt in 1:1-Ratio das Tumorwachstum dramatisch verlangsamt, verglichen mit Bestrahlung. Auf Menschen bezogen beträgt die Äquivalenzdosis jeweils 137 mg THC und CBD, pro Woche dreimal gegeben.

• Im Darmkrebs-Mausmodell mit aktivierten CB1 verlangsamte sich das Tumorwachstum. Bei funktionslosen CB1 war es beschleunigt (Krebs-Mausmodell).

Dosierung

• Die Palliativmedizin empfiehlt die minimale Wirkdosis (MWD) eines CBD-THC-Ganzpflanzenextrakts in 1:1-Ratio.

• Zur Behandlung bestimmter Symptome (Übelkeit und Erbrechen, Schmerz, Appetit-, Stimmungs- und Schlafstörungen) werden die Dosierungen in Kapitel 4 empfohlen (siehe S. 146).

• Die Anwendung von Cannabis in der Krebstherapie wird kontrovers diskutiert. Es gibt kaum klinische Studien, aber viele Fallberichte. Dosierungen in Tierstudien betrugen 700–3400 mg THC pro Tag, 10 Tage bis zu 2 Jahre.

• Das Therapieprotokoll muss der Patient mit seinem Hausarzt abstimmen.

Es beinhaltet die Aufdosierung von THC auf 1000 mg und von CBD auf 400 mg pro Tag. Dies ist eine der wenigen medizinischen Indikationen für Cannabis-Harzextrakt (siehe S. 142).

Warnhinweis! Versuchen Sie nicht, eine solche Behandlung selbst durchzuführen! Sie brauchen jemanden, der Erfahrung mit Cannabismedizin hat. Abhängig von der individuellen Toleranzschwelle werden Sie mindestens einen Monat zu Hause unter Beobachtung stehen. Eine THC-Tagesdosis von 1000 mg ist extrem hoch und schwer durchzuhalten. Für die Rückkehr ins „normale Leben“ müssen Sie 3 bis 5 Wochen einkalkulieren.

Multiple Sklerose

Multiple Sklerose (MS) ist nach derzeitigem Kenntnisstand eine Autoimmunerkrankung, an der bestimmte reaktive T-Zellen, Makrophagen, Mikroglia und Astrozyten im zentralen Nervensystem beteiligt sind. Das Immunsystem „vergisst“ zunehmend, dass die isolierende Nervenhülle (Myelinscheide) körpereigen ist. In der Folge greifen spezifische T-Zellen Myelin, Myelin-produzierende Zellen (Oligodendrozyten) und die Nerven selbst an. Im weiteren Verlauf kommt es zur demyelinisierenden Erkrankung. Die Weiterleitung von Nervenimpulsen verschlechtert sich oder wird unterbrochen. Schadhafte Myelinscheiden können anfangs zwar „repariert“ werden, es bleiben aber Vernarbungen, die Funktionsstörungen im Nervensystem verursachen.

Da Nerven unterschiedlicher Hirnregionen und im Rückenmark befallen sind, kommt es zu diversen Beschwerden: Muskelspasmen, Zittern (Tremor), Verlust der motorischen Kontrolle (Ataxie), Muskelschwäche, Lähmungen, Verstopfung, Harninkontinenz, Empfindungsstörungen u. a.

Wirkmechanismus

Bei Gesunden verhindert eine starke Blut-Hirn-Schranke, dass Immunzellen Zugang zum zentralen Nervensystem bekommen. Wird die Blut-Hirn-Schranke im Krankheitsfall durchlässiger, gelangen T-Helferzellen in den extrazellulären Raum und erreichen von dort Nerven im Gehirn und Rückenmark.

Die T-Zellen stufen Myelin als „Fremdmaterial“ ein und produzieren die entzündlichen Zytokine IFN-γ und TNF-α. Die Entzündung verschlimmert sich, wenn Astrozyten und Mikroglia eigene entzündliche Zytokine (IL-12,

IL-13, IL-23, NO) und den exzitatorischen Neurotransmitter Glutamat freisetzen.

Anschließend attackieren aktivierte T-Zellen (cytotoxische T-Zellen) die Myelinscheiden. In der Folge wird das ECS aufreguliert. Die CB2-Expression auf Astrozyten und Mikroglia nimmt zu. Antientzündliche Cannabinoidwirkungen machen sich bemerkbar. Auch die AEA-, OEA- und POA-Spiegel im Blut steigen an.

Ein weiterer Heilmechanismus von Cannabismedizin ist CB1-Aktivierung. CB1-Agonisten beeinflussen T-Zellen mehrfach günstig:

- Abnehmende Produktion entzündlicher Zytokine (IL-2, IFN, TNF-α, IL-12).
- Abnehmende Th1-bezogene Fehleinstufung von Myelin als „fremd".
- Abnehmende Th1-bezogene Infiltration betroffener Regionen.
- Zunehmende Th2-bezogene Produktion antientzündlicher Zytokine.

CB2-Agonisten lösen Apoptose bei T-Helferzellen und Mikroglia aus, verringern TNF-α, NO, IFN-γ und aktivieren die Freisetzung von IL-6. CB2-Agonisten blockieren auch die Mikrogliaproduktion im Knochenmark.

Evidenzbasierte Wirksamkeit von Cannabismedizin

- Der Bericht der National Academy of Science, Engineering, and Medicine (NASEM) 2017 bestätigte die überzeugende Evidenz der Anwendung von Cannabismedizin zur Behandlung von Muskelspasmen bei Multipler Sklerose.
- Eine Befragung von 112 Cannabisnutzern aus den USA und Großbritannien, die sich selbst behandelten, ergab, dass MS-Symptome in 90 Prozent der Fälle durch Cannabismedizin gebessert werden – inklusive Spastik, Tremor, Schmerz und Depression.
- Einer Studie zufolge profitierten 37 MS-Patienten, die 3 Tage Cannabis inhaliert hatten, von wirksamer Schmerzlinderung.
- Eine Studie mit 279 Patienten zeigte, dass Muskelsteifigkeit nach 12 Wochen oraler Cannabismedizin (Ganzpflanzenextrakt, Sativex) deutlich gebessert war.
- Eine große multimodale Studie mit Kindern und Jugendlichen (CAMS = *Child/Adolescent Anxiety Multimodal Study*) beobachtete Schmerzlinderung und verbesserte Beweglichkeit nach 15-wöchiger Anwendung von 2,5 bis 5 mg THC pro Tag.

• Zahlreiche Sativex-Studien belegen die Wirksamkeit von Cannabismedizin bei Spastik, Schlafstörungen, Schmerz und Blaseninkontinenz. Sativex (Pflanzenextraktmischung aus Cannabisblättern und -blüten, Mundspray) ist in Europa und Australien zur Behandlung von MS-Symptomen zugelassen.

Dosierung

• Niedrige THC-Dosierungen sind unwirksam.

• Günstige Wirkungen sind bei 7,5 mg oder mehr THC pro Tag zu erwarten.

• Eine minimale Wirkdosis von CBD und THC in 1:1-Ratio wird empfohlen, bedarfsweise auf mindestens 7,5 mg pro Tag erhöht.

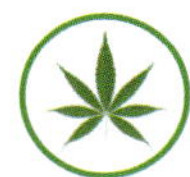

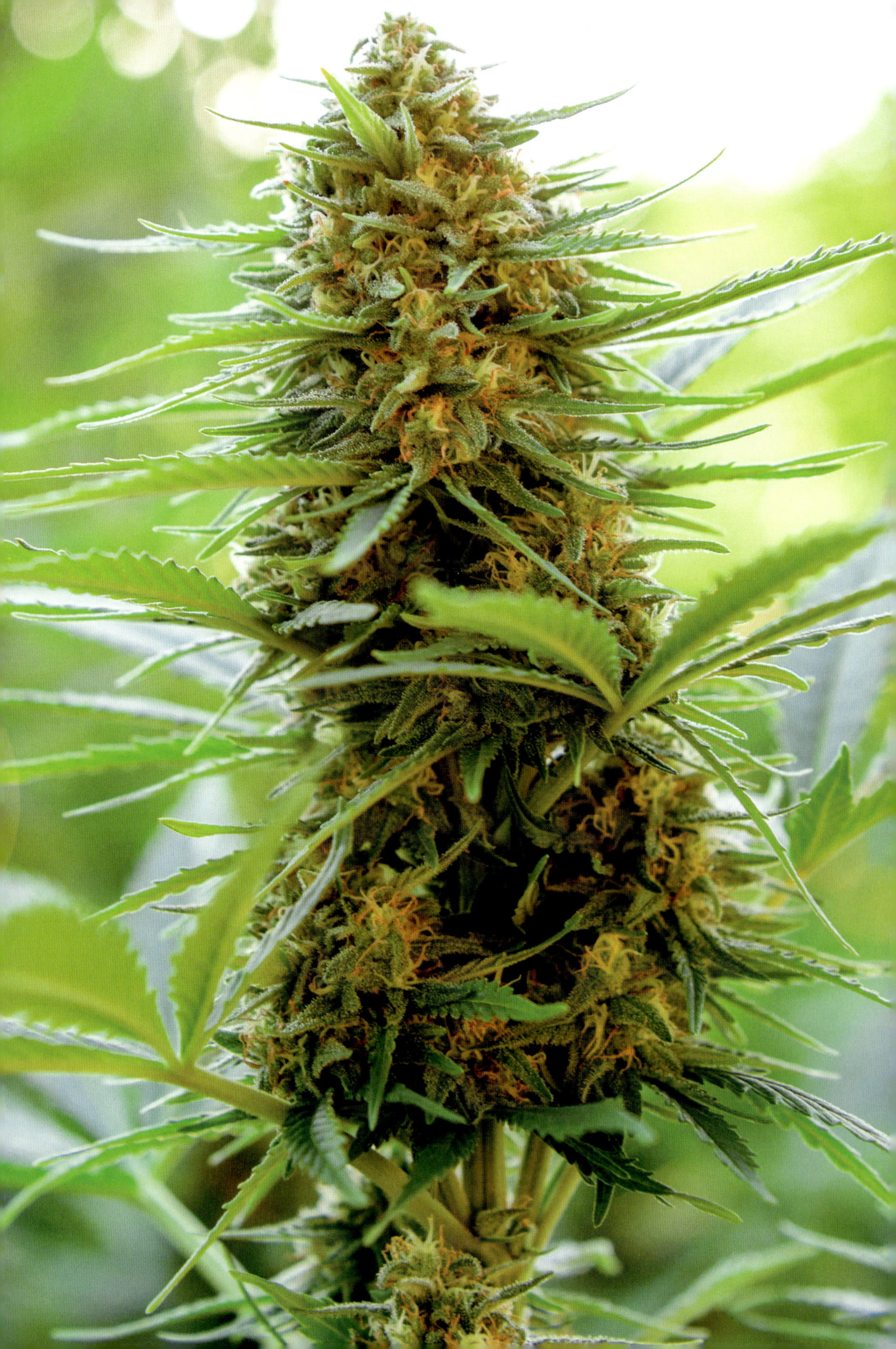

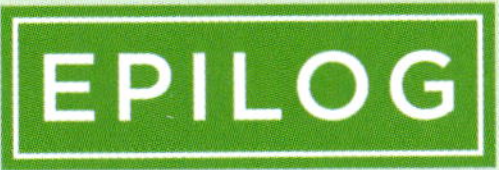

EPILOG

Hier endet unsere Reise.

Vielleicht haben Sie den Cannabisspirit gespürt, vielleicht auch nicht. Es ist Ihr Spirit, Ihre Partnerschaft mit Cannabis, Ihre gemeinsame Schöpfung. Nicht nur Worte in einem Buch.

Verbündete sind nicht jedermanns Sache, noch weniger Beziehungen zu Meisterpflanzen. Vertrauliche und anspruchsvolle Beziehungen. Sie entscheiden.

Wenn Sie sich mit Cannabis verbünden, dann mit allen Sinnen. Körper, Geist und Seele. Cannabis wird Sie niemals im Stich lassen. Geborgenheit. Vertrauen Sie Ihrer Verbündeten.

Ich habe viel von Cannabis gelernt. Und ich hoffe, dass das Wissen der Meisterpflanze auch für Sie nützlich und hilfreich sein wird.

Warum ist Cannabis heute wieder in aller Munde? Vielleicht, weil wir gerade jetzt, in schwierigen Zeiten, eine Verbündete brauchen. Sie kann uns helfen, uns daran zu erinnern, wer wir sind.

Wir sind geerdet. Wir sind der Fels in der Brandung.

Eine Bewegung, die nicht aufzuhalten ist.

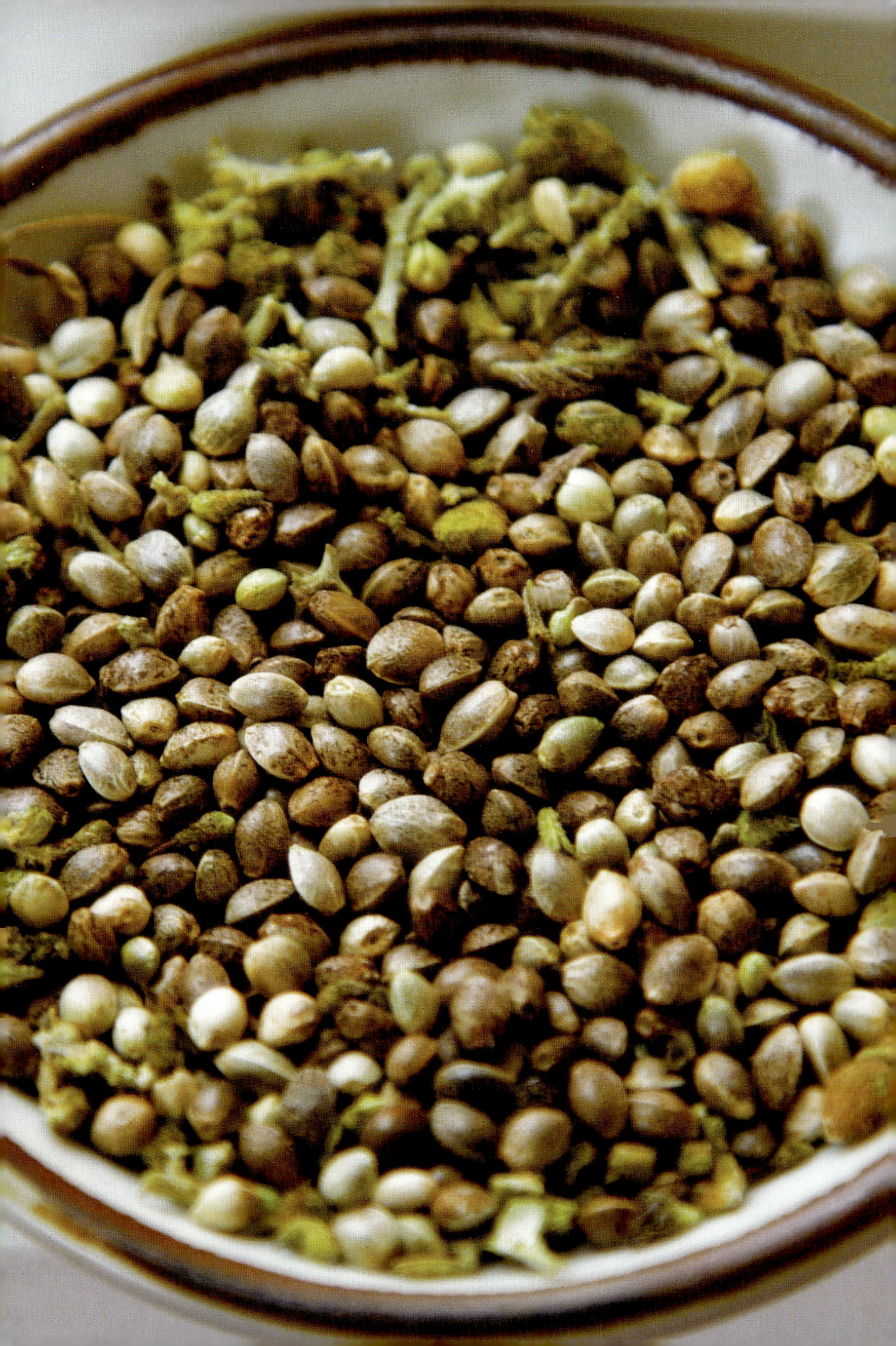

DANKSAGUNG

An erster Stelle steht Cannabis, meine pflanzliche Verbündete. Danke für alles, was mich zum besseren Menschen gemacht hat! Danke für die großzügigen Gaben, dass ich deine Magie mit anderen teilen kann. Ich habe mein Bestes gegeben.

Es folgt der Clan der Pflanzenliebhaber, die meine „Familie“ sind: Herbalisten. In ihre Welt bin ich erstmals anlässlich der New England Women's Herbal Conference in den späten 1990er-Jahren vorgedrungen. Obwohl ich mich anfangs wie ein Baum unter Blumen gefühlt habe, mit Enthusiasmus und in Basketballshorts. Ich merkte schnell, dass es „meine Leute“ waren. Ich verstand, was eine „richtige Beziehung“ ist, und blühte auf. Ehrwürdige Stammesälteste hielten Versammlungen ab und erzählten Geschichten unter einer uralten Eiche. Herbalisten-Aspiranten überbrachten dankbar ihre Geschenke. Wir begriffen, dass unser Leben im Überfluss auf den großzügigen, lebensspendenden Gaben unserer Ahnen beruht. Die grüne Welt. Wir wären nicht hier, wenn sie uns nicht Luft zum Atmen, Nahrung, Kleidung, Obdach und Medizin geschenkt hätten.

Rosemary Gladstar, meine verehrte kräuterkundige Lehrerin, lebt „richtige Beziehung“ vor, wenn sie die Welt bereist und Elfenstaub über jeden versprüht, der nahe genug kommt, um zuzuhören. Eine ganz besondere Gabe ist ihre Fähigkeit, Führer- und Lehrernaturen zu erkennen und ihnen einen Platz am Tisch anzubieten.

Mit dem Auftrag, am Sage Mountain zu unterrichten, begann mein Weg zu diesem Buch. Pam Montgomery vertiefte meine Ausbildung, was die subtile Natur der Pflanzengeister betrifft. Ohne ihre Beratung, Erforschung und Erkundung der Orte mit Pflanzenbezug, ihre Offenheit und Bereitschaft, Wissen zu teilen, wäre dieses Buch niemals entstanden.

Ich danke Tom Brown Jr., dem Meisterkartografen der Geisterwelt, dass er Wege zur spirituellen Verbindung aufgezeigt hat.

Man braucht ein ganzes Dorf, um ein Buch zu schreiben. Das Leben geht weiter, während ich in meiner „Höhle“ festsitze. Forschend, lernend, schreibend. Der Garten blüht auf, wird gehegt und gepflegt. Medizin wird hergestellt und lästige Pflichten werden erledigt. Danke, Suzanne, dass du mich umsorgts und die Aufsicht über unser Land übernommen hast. Ich danke Kim und Milo und allen Praktikanten, die alles am Laufen gehalten haben. Insbesondere Kim, meiner persönlichen Artikelbeschafferin und Lektorin.

Schließlich und endlich danke ich Kris, meiner Frau und geliebten Begleiterin auf dieser wilden Reise. Sie hat das „Gezwitscher“ und den ganzen Kleinkram unseres Lebens gemanagt. Damit ich ungestört schreiben konnte. Dass du geduldig meinen Ideen gelauscht hast. Für deine einfühlsamen Anmerkungen und die amüsanten Anregungen, neue Ideen auszuprobieren. Ich wäre nicht hier ohne deinen stetigen, sanften und klugen Beistand.

Danke!

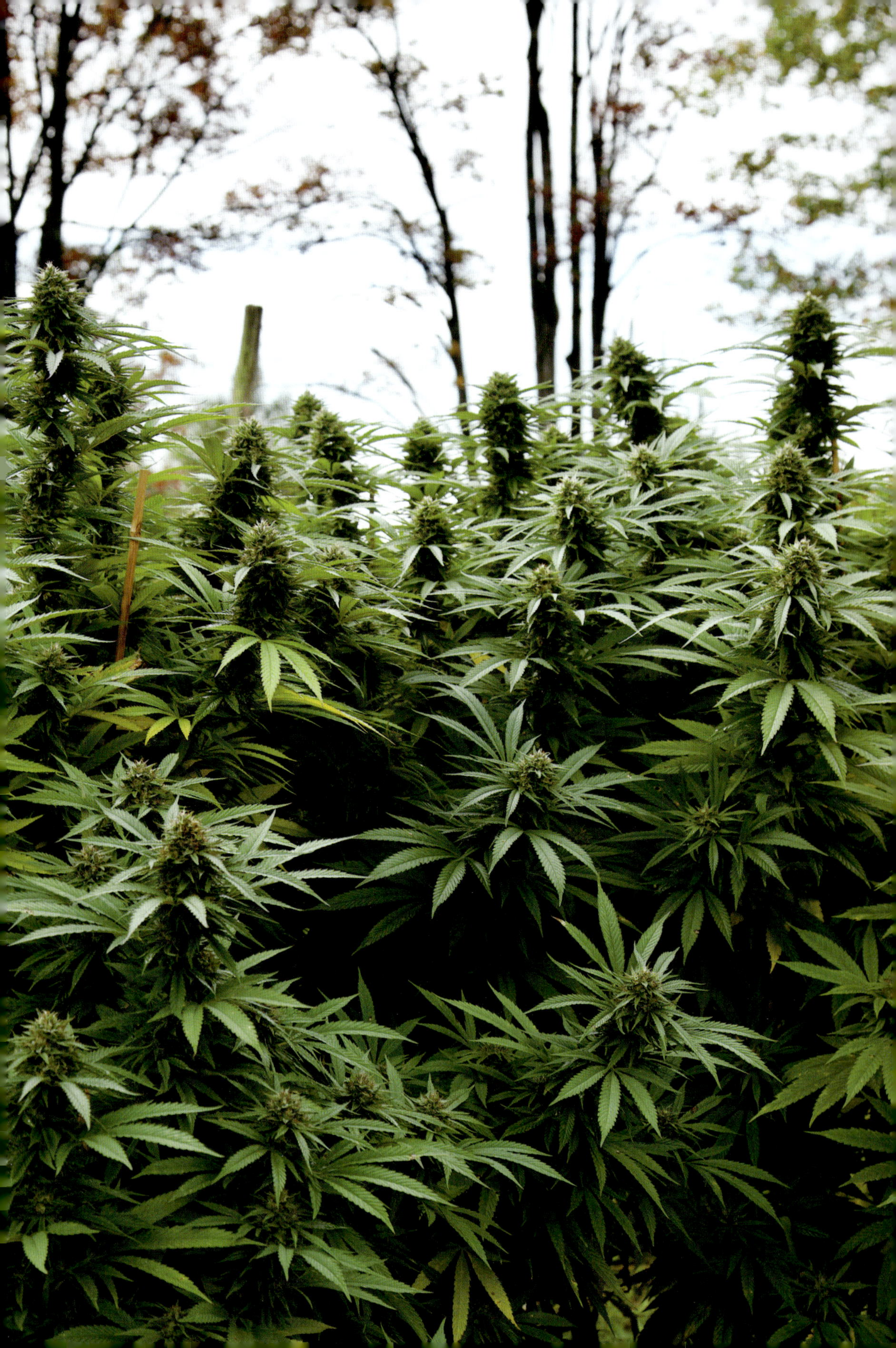

ABKÜRZUNGEN

2-AG	2-Arachidonoylglycerol
2-AGE	2-Arachidonoylglycerylether
5-HT1A	5-Hydroxytryptamin-1A, Serotoninrezeptor
5-HT2A	5-Hydroxytryptamin-2A, Serotoninrezeptor
5-HT3	5-Hydroxytryptamin-3, Serotoninrezeptor
5-LO	Arachidonat-5-Lipoxygenase
11-OH-THC	11-Hydroxy-THC
ACh	Acetylcholin
ADHD	Aufmerksamkeitsdefizit-/Hyperaktivitätsstörung (ADHS)
AEA	Arachidonoylethanolamid-Anandamid
AMD	altersbedingte Makuladegeneration
AMS	Amyotrophe Lateralsklerose
ASD	Autismus-Spektrum-Störung
ATP	Adenosintriphosphat
BfArM	Bundesinstitut für Arzneimittel und Medizinprodukte
BLD	*broad-leaf drug*
BLH	*broad-leaf hemp*
BtM	Betäubungsmittel
cAMP	cyclisches Adenosinmonophosphat
CB	Cannabinoidrezeptor
CB1	Cannabinoidrezeptor 1
CB2	Cannabinoidrezeptor 2
CBC	Cannabichromen
CBCA	Cannabichromensäure
CBD	Cannabidiol
CBDA	Cannabidiolsäure
CBDV	Cannabidivarin
CBG	Cannabigerol
CBGA	Cannabigerolsäure
CBN	Cannabinol
CGRP	*Calcitonin gene-related peptide*
CoA	Coenzym A

COX-1	Cyclooxygenase 1
COX-2	Cyclooxygenase 2
CRF	Corticotropin-releasing Faktor
CRH	Corticotropin-releasing Hormon
CRPS	Komplexes regionales Schmerzsyndrom
CYP450	Cytochrom P450
DAG	Diacylglycerol
DEA	*Drug Enforcement Administration*
DHA	Docosahexaensäure
DMT	N,N-Dimethyltryptamin
DNA	Desoxyribonukleinsäure
DRG	Dorsalwurzelganglien
ECDS	*Endocannabinoid Deficiency Syndrome*
ECS	Endocannabinnoidsystem
EPA	Eicosapentaensäure
FAAH	Fettsäureamidhydrolase
FABP	Fettsäurebindungsprotein
FDA	*Food and Drug Administration*
fMRT	funktionelle Magnetresonanztomographie
GABA	γ-Aminobuttersäure
GPCR	G-Protein-gekoppelte Rezeptoren
GPR18	G-Protein-gekoppelter Rezeptor 18
GPR19	G-Protein-gekoppelter Rezeptor 19
GPR55	G-Protein-gekoppelter Rezeptor 55
ICAM	*intercellular adhesion molecule*
IFN-γ	Interferon gamma
IL-1	Interleukin 1
IL-6	Interleukin 6
IL-12	Interleukin 12
IL-18	Interleukin 18
LIPOX	Lipoxygenasen
LSD	Lysergsäurediethylamid
MAGL	Monoacylglycerol-Lipase
MAPK	*mitogen-activated protein kinase*
MDMA	3,4-Methylendioxy-N-methylamphetamin

mg	Milligramm
ml	Milliliter
mRNA	*messenger RNA*, Boten-RNA
MS	Multiple Sklerose
MWD	minimale Wirkdosis
NADA	N-Arachidonoyldopamin
NAPE-PLD	N-Acetylphosphatidylethanolamin-spezifische Phospholipase D
NASEM	*National Academies of Sciences, Engineering, and Medicine*
NIH	*National Institutes of Health*
NK-1	Neurokinin 1
NLD	*narrow-leaf drug*
NLH	*narrow-leaf hemp*
NMDA	N-Methyl-D-Aspartat
NO	Stickstoffmonoxid
NSAR	nichtsteroidale Antirheumatik/Schmerzmittel
OEA	Oleoylethanolamid
OR	Opioidrezeptoren
oz	Unze
P13K	*phosphoinositide 3-kinases*
PAG	periaquäduktales Grau
PEA	N-Palmitoylethanolamin
PGE2	Prostaglandin E2
PLA2	Phospholipase A2
PPAR	Peroxisom-Proliferator-aktivierte Rezeptoren
PTBS	posttraumatische Belastungsstörung
RDS	Reizdarmsyndrom
RNA	Ribonukleinsäure
ROS	reaktive Sauerstoffspezies
SOD	Superoxid-Dismutase
SP	Substanz P
SSRI	Serotonin-Wiederaufnahmehemmer
Tc	cytotoxische T-Zellen
TCA	trizyklische Antidepressiva
TG	Trigeminusganglien
TGF-β	*transforming growth factor beta*

Th	T-Helferzellen
THC	Tetrahydrocannabinol
THC-COOH	11-nor-9-Carboxy-THC
THCA	Tetrahydrocannabinolsäure
THCV	Tetrahydrocannabivarin
THCVA	Tetrahydrocannabivarinsäure
TLR4	*toll-like receptor 4*
Tm	T-Gedächtniszellen
TNF-α	Tumornekrosefaktor alpha
Treg	regulatorische T-Zellen
TRP	*transient receptor potential channels*
TRPV	*transient receptor potential cation channels vanilloid*
TRPV1	*transient receptor potential cation channels vanilloid member 1*
TRPVA1	*transient receptor potential cation channels vanilloid subfamily A member 1*
ZNS	zentrales Nervensystem

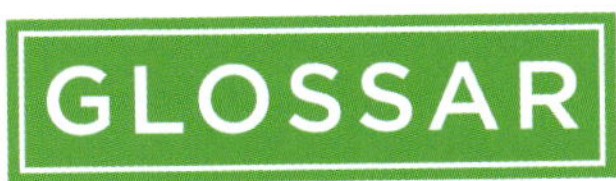

GLOSSAR

Absorption	Aufnahme von Molekülen oder Stoffen (z. B. in das Blut)
Acetylcholin	ACh, Neurotransmitter, Botenstoff des Nervensystems für Signalübertragungen
Adenosin	DNA-Baustein und Bestandteil energiereicher Verbindungen (z. B. ATP), beeinflusst auch das Nervensystem
Adiponektin	in Fettzellen gebildetes Hormon, beeinflusst das Hungergefühl, die Nahrungsaufnahme und die Insulinwirkung an Fettzellen
Affinität	Neigung von Atomen und Molekülen, Wechselwirkungen einzugehen
Agonist	Bindungspartner (Ligand) eines Rezeptors, der eine Signalübertragung in der zugehörigen Zelle aktiviert (was z. B. eine Wirkung auslöst)
Albumin	Eiweiß (Protein), z. B. Milcheiweiß
Allostase	stabiles Gleichgewicht aller Körperfunktionen
Alveolen	Lungenbläschen, Austausch der Atemgase (z. B. Sauerstoff)
Alzheimer-Demenz	neurodegenerative Erkrankung, häufigste Ursache von Demenz
Ambrosia	Taubenkräuter, bekannter Auslöser von Allergien
Ammoniak	Stickstoff-Wasserstoff-Verbindung, stechend riechendes, farbloses, wasserlösliches und giftiges Gas
Amygdala	Mandelkern, paariges Kerngebiet des Gehirns, Teil des limbischen Systems
Amyloid	fehlerhafte Proteine, die sich ansammeln und Fasern bilden können (Fibrillen)
Analgesie	Schmerzunempfindlichkeit
Angiogenese	Gefäßneubildung
Anorektika	Appetitzügler
Anorexie	Magersucht
Antagonist	hemmt die Wirkung des Agonisten
Antiemetika	Mittel, die Übelkeit und Brechreiz lindern
Antikonvulsiva	Krampfhemmer

Antiproliferation	Wachstumshemmung (Gewebe)
Anxiolytika	Angstlöser
Apoptose	programmierter Zelltod
Arachidonsäure	vierfach ungesättigte Omega-6-Fettsäure
Armplexus	Plexus brachialis, Nervengeflecht auf Achselhöhe
Arteriosklerose	Ablagerungen von Fett-/Faserpartikeln in Blutgefäßen, „Arterienverkalkung“
Ashwagandha	Schlafbeere, *Withania somnifera*
Astrozyten	stern- oder spinnenförmig verzweigte Nervenzellen im Gehirn
atopisches Ekzem	Neurodermitis
Autismus	Entwicklungsstörung bei Kindern, soziale, kommunikative Störungen, abnormes Verhalten
Autophagie	„Selbstverdauung“
Basalganglien	Kerne/Kerngebiete des Endhirns unterhalb der Großhirnrinde
Benzen	flüssiger organischer Kohlenwasserstoff, farblos, leicht entzündlich, rußend
Benzodiazepine	Medikamente, die Angst lösen, beruhigen, entspannen, den Schlaf fördern sollen
Bioakkumulation	Anreicherung von Stoffen/Schadstoffen in der Nahrungskette
Biokohle	Pflanzenkohle
Bioverfügbarkeit	Messgröße des Anteils eines Wirkstoffes, der im Blutkreislauf zur Verfügung steht
Bong	Wasserpfeife
Bradikinin	Gewebshormon, das den Blutgefäßtonus beeinflusst
Butan	farbloses, leicht brennbares Flüssiggas
Calciumantagonisten	Blutdrucksenker
Capsaicin	in Paprika natürlich vorkommender Stoff, der einen Hitze- oder Schärfereiz vermittelt
Cervixkarzinom	Gebärmutterhalskrebs
Charge	Produktionseinheit, Los
Chemokine	Zytokine, die die Migration von Immunzellen in Gewebe und Blut beeinflussen
Chlorophyll	Blattgrün, natürlicher Farbstoff

Cholecystokinin	Peptidhormon des Verdauungstrakts, Neurotransmitter, Auslöser des Sättigungsgefühls
Chorea Huntington	erbliche Hirnerkrankung, „Veitstanz", unkoordinierte Bewegungen bei schlaffem Muskeltonus
Cortisol	Stresshormon der Nebennierenrinde
Decarboxylierung	chemische Reaktion, Abspaltung eines Kohlenstoffdioxid-Moleküls von einem Molekül, meist durch Erhitzung
Dekokt	Abkochung, wässriger Extrakt
Depression	psychische Störung/Erkrankung mit gedrückter Stimmung, Grübeln, Hoffnungslosigkeit und vermindertem Antrieb
Diabetes mellitus	Stoffwechselerkrankung, „Zuckerkrankheit"
Dimer	Molekül, das aus zwei Untereinheiten (Monomeren) besteht. CB1 bewegen sich in Zellmembranen fort und können mit anderen G-Protein-gekoppelten Rezeptoren (GPCR) kooperieren. CB1-Dimere zahreicher Rezeptortypen sind nachgewiesen (Dopamin, Serotonin, Orexin, Opioide, Adenosin, Chemokine u. a.).
Dopamin	erregend wirkender Neurotransmitter des zentralen Nervensystems
Dravet-Sydrom	genetisch bedingte, seltene, schwere frühkindliche myoklonische Epilepsie
Dynorphin	vom Körper selbst produzierte Opioide, schmerzlindernd
Eicosapentaensäure	mehrfach ungesättigte Omega-3-Fettsäure
Endorphine	körpereigene Opioidpeptide, schmerzstillend
Endothelzellen	Zellen der innersten Wandschicht von Blut- und Lymphgefäßen
Enkephaline	vom Körper selbst produzierte Opioide, schmerzlindernd
Entheogene	Psychedelika, Stoffe, die spirituelle Erfahrungen ermöglichen, Halluzinogene
Entzug	freiwilliger oder unfreiwilliger Verzicht auf Substanzen
Epidermis	Oberhaut
Epithel	Deck- und Drüsengewebe
Ethanol	Äthylakohol, gewöhnlicher Alkohol
exokrin	Abgabe von Drüsensekret über einen Ausführungsgang an eine innere oder äußere Körperoberfläche

exzitatorisch	erregend
Exzitotoxizität	Absterben einer Nervenzelle durch permanente Reizüberflutung
Fibroblasten	Bindegewebszellen
Fibromyalgie	chronische Schmerzkrankheit
Flashback	Wiedererleben vergangener Ereignisse/Zustände
Flavonoide	Naturstoffe, Großteil der Blütenfarbstoffe
Glaukom	Grüner Star, erhöhter Augeninnendruck
Gliazelle	Zellen im Nervengewebe, die strukturell und funktionell keine Nervenzellen sind
Glioblastoma multiforme	häufigster bösartiger Hirntumor bei Erwachsenen
Glucoseintoleranz	Zuckerverwertungsstörung bei Diabetes
Glutamat	Glutaminsäure, Neurotransmitter, Geschmacksverstärker
Glycerin	Propan-1,2,3-triol, Zuckeralkohol, einfachster dreiwertiger Alkohol, in allen natürlichen Fetten und fetten Ölen als Fettsäureester (Triglyceride) vorhanden
Glycin	Aminosäure
Halluzination	Wahrnehmung (optisch, akustisch, olfaktorisch, gustatorisch, hypnagog, z. B. Stimmenhören), ohne dass nachweisbar äußerere Reize vorliegen
Heroin	Diacetylmorphin (DAM), halbsynthetisches, stark analgetisches Opioid und Rauschgift
Heterodimer	Molekülverband, bei dem die beiden Monomere unterschiedlich sind
Hippocampus	Teil des Gehirns, am inneren Rand des Schläfenlappens, zentrale Schaltstation des limbischen Systems, ein Hippocampus pro Hirnhälfte
Histamin	Gewebshormon und Neurotransmitter
Hodgkin-Lymphom	Lymphogranulomatose, bösartiger Tumor des Lymphsystems
Homöostase	Gleichgewichtszustand
Hormone	biochemische Botenstoffe
Hyperalgesie	Schmerzüberempfindlichkeit
Hyperemesis	„unstillbares" Erbrechen
Hypophyse	Hirnanhangsdrüse
Hypothalamus	Teil des Gehirns direkt über der Hypophyse, Zwischenhirn

Hypoxie	Sauerstoffmangel
Inflammation	Entzündung
inhibitorisch	hemmend
inotrop	herzkraftstärkend
Insulin	Hormon der Bauchspeicheldrüse, senkt den Blutzuckerspiegel
In-vitro	„im Labor“, Laborstudien
In-vivo	„im Leben“, in der Regel Tierstudien
Ischämie	Durchblutungsstörung, Minderdurchblutung
Koffein	psychoaktiver Stoff mit stimulierender Wirkung, in Kaffee und Tee
Kognition	Denken im allumfassenden Sinn
kortikolimbisches Netzwerk	Nervenverbindungen von Großhirnrinde und limbischem System
Kultursorte	Kulturpflanzengruppe, Varietät, Stamm
Kupffer-Zellen	Makrophagen (Fresszellen) der Leber mit ovalem Zellkern
L-Dopa	L-3,4-Dihydroxyphenylalanin, Vorstufe der Neurotransmitter Adrenalin, Noradrenalin, Betalaine und Dopamin
Langerhans-Zellen	Zellen in der Oberhaut
Leukotriene	Eicosanoide, Signalmoleküle, allergische und entzündliche Reaktionen
Ligand	Molekül, das an ein zentrales Metallion binden kann
Lipidperoxidation	oxidativer Abbau von Fettstoffen (Lipide)
Lipoxin	Lipoxygenase-Interaktions-Produkt, bioaktives Stoffwechselprodukt der Arachidonsäure
Lymphozyten	weiße Blutkörperchen (Leukozyten): B-Zellen, T-Zellen, natürliche Killerzellen
Lysosomen	Zellorganellen, von einer einfachen Biomembran umschlossene Vesikel mit saurem pH-Wert, enthalten Verdauungsenzyme
Maische	mit Hefe vermischte Rohstoffe, zur Bier-/Weinherstellung
Makrolide	Antibiotika
Makrophagen	Fresszellen, weiße Blutkörperchen, Zellen des Immunsystems
Mantelzelllymphom	MCL, bösartiges Lymphom, B-Zell-Non-Hodgkin-Lymphom
Mastzellen	Immunzellen, die Botenstoffe (Histamin, Heparin) speichern

MCT-Öl	Kokosöl mit mittelkettigen Triglyceriden
Melanom	schwarzer Hautkrebs
Meningeom	gutartiger Hirntumor, Entartung von Hirnhautzellen
Mescalin	psychedelisch und halluzinogen wirksames Alkaloid, kommt im Peyote-Kaktus vor
Metabolisches Syndrom	Erkrankung mit vier Kennzeichen: Fettleibigkeit, Bluthochdruck, Fettstoffwechselstörung und Diabetes
Metastasierung	Absiedelung von Tumorzellen in entfernten Körperteilen/-geweben und Organen
Mikrobiom	Gesamtheit aller Mikroorganismen, beim Menschen Bakterien und Pilze
Mikroglia	multifunktionale Gliazellen im Gewebe des zentralen Nervensystems
Mitochondrium	Zellorganelle mit Doppelmembran und eigener DNA, Energiegewinnung
Moleküle	mehratomige Teilchen, die durch chemische Bindungen zusammengehalten werden
Monomere	niedermolekulare, reaktionsfähige Moleküle, die sich zu Polymeren verbinden können, Einzelsubstanzen, Gemische
Monozyten	Immunzellen, Vorläufer von ortsständigen Makrophagen und Dendritischen Zellen
Motilität	Fähigkeit zur aktiven Bewegung
Motoneuron	motorische Nervenzelle (Neuron)
Myelin	Biomembran, mit der Ausläufer (Axone) der meisten Nervenzellen umhüllt sind
Nebennieren	paarige Hormondrüsen auf den oberen Polen der Nieren
Neugeborenenhypoxie	Sauerstoffmangel bei Neugeborenen
Neurit	Zellfortsatz einer Nervenzelle
Neuroglia	Zellen im Nervengewebe, die sich von Nervenzellen abgrenzen lassen
Neuron	Nervenzelle
Neuropathie	Erkrankungen des peripheren Nervensystems
Neuroplastizität	Synapsen, Nervenzellen oder ganze Hirnareale können nutzungsabhängig ihre Struktur und Funktion verändern
Neurotransmitter	Botenstoffe des Nervensystems

Nitrosamine	organisch-chemische Verbindungen, krebserregend
NK-Zellen	natürliche Killerzellen, Immunzellen
Noradrenalin	Stresshormon (in den Nebennieren) und Neurotransmitter (im Nervensystem)
Nozizeption	Schmerzsignalaufnahme (peripher), Schmerzwahrnehmung (zentral)
Opiate	opiumhaltige Arzneimittel, z. B. Morphin
Opioide	chemisch uneinheitliche Gruppe natürlicher und synthetischer Stoffe, die morphinartige Eigenschaften haben und an Opioidrezeptoren wirksam sind
Orexine	Hormone, die im Hypothalamus gebildet werden und das Essverhalten und den Schlafrhythmus beeinflussen
Osteoblasten	Knochen aufbauende Zellen
Osteoklasten	Knochen abbauende Zellen
Oxytocin	im Gehirn produziertes Hormon, von Bedeutung für den Geburtsprozess, fördert soziale Interaktion
palliativ	medizinische oder pflegerische Maßnahmen, die nicht eine zugrundeliegende Erkrankung, sondern deren Bewältigung betreffen (Symptomlinderung, Lebensqualität)
Pankreas	Bauchspeicheldrüse
Parkinson-Erkrankung	langsam fortschreitender Verlust von Nervenzellen, Absterben dopaminproduzierender Nervenzellen im Mittelhirn, Mangel am Botenstoff Dopamin
Peptid	organische Verbindung zwischen Aminosäuren
Peristaltik	Muskeltätigkeit von Hohlorganen: Speiseröhre, Magen, Darm, Harnleiter, Eileiter, Gebärmutter
Perlit	vulkanisches Glasgestein
pH-Wert	Maß für den sauren oder basischen Charakter einer wässrigen Lösung
Pharmakodynamik	Wirkung von Arzneistoffen im Organismus
Pharmakokinetik	Gesamtheit aller Prozesse, die einen Arzneistoff im Körper betreffen
Phobie	Angststörung
Phospholipide	Lipide mit Phosphatgruppe, Bestandteil von Biomembranen
Piperin	Hauptalkaloid des schwarzen Pfeffers (*Piper nigrum*)

Pistille	Stempel (Fruchtknoten, Griffel und Narbe), Botanik
Placebo	Scheinmedikament
Plaques	krankhafte Ablagerungen an Blutgefäßwänden
Plazenta	Mutterkuchen
postsynaptisch	hinter der Synapse
präsynaptisch	vor der Synapse
Prolaktin	Hormon im Hypophysenvorderlappen, Wachstum der Brustdrüse (Schwangerschaft), Milchsekretion (Stillzeit)
Proliferation	Wachstum und Vermehrung von Zellen
Prostaglandine	chemische Verbindungen (Eicosanoide), Gewebshormone
Proteasehemmer	Moleküle, die Proteine spaltende Enzyme (Peptidasen, Proteasen) hemmen und Proteinabbau verhindern
Protectin	Oberflächenprotein aus dem Komplementsystem, Aktivierung von T-Zellen
Protonenpumpenhemmer	Magensäureblocker
Psilocybin	Indolalkaloid aus der Gruppe der Tryptamine in Pilzen, halluzinogen und psychedelisch
psychotrop	chemische Beeinflussung der menschlichen Psyche
Pyrethrum	Insektizid, aus den Blüten von Wucherblumen (*Tanacetum*)-Arten gewonnen
Qigong	chinesische Meditations-, Konzentrations- und Bewegungsform
Raphe-Kerne	Gruppe von Kernen des zentralen Nervensystem, im Hirnstamm verteilt, ein Neurotransmitter der Raphe-Kerne ist Serotonin
Ratio	Quotient, Verhältnis zweier Zahlen
Reisekrankheit	Reaktionen wie Blässe, Schwindel, Kopfschmerz, Übelkeit und Erbrechen, durch ungewohnte Bewegungen verursacht
Reishi	Glänzender Lackporling (*Ganoderma lucidum*), Pilz
rektal	Stoffaufnahme via Mastdarm
Resolvine	hormonähnliche Stoffe in Gewebe, Wiederherstellung normaler Zellfunktionen nach Entzündung
Rezeptor	Molekül, das eine Signalüberleitung auslösen kann, Biochemie
Rhodiola	Rosenwurz
Septum	Scheidewand

Serotonin	5-Hydroxytryptamin (5-HT), Gewebshormon, Neurotransmitter
Sesquiterpene	Untergruppe der Terpene, Riech- und Aromastoffe
Sinsemilla	ausschließlich weibliche, unbestäubte Cannabis-Blütenstände
Spastische Paraplegie	neurodegenerative Erkrankungen, meist mit Lähmungen an den Beinen
Stamen	Staubblatt, Pollen erzeugendes Organ bei zwittrigen oder rein männlichen Blüten
sublingual	unter der Zunge
Substanz P	Neuropeptid, Neurotransmitter bei Schmerzrezeptoren (Nozizeptor) und schmerzleitenden C-Fasern, blutgefäßerweiternd
Synapse	neuronale Verknüpfung, Kontaktstelle einer Nervenzelle mit einer anderen Nervenzelle
Terpene	Hauptbestandteil ätherischer Öle in Pflanzen
Terpinolen	Menthadien, Terpen mit p-Menthan-Gerüst und zwei Doppelbindungen, in ätherischen Ölen
Thalamus	größter Teil des Zwischenhirns
Thymus	Bries, Drüse des lymphatischen Systems, Immunsystem
Tinktur	Alkoholauszug
Toxin	Giftstoff
transdermal	Stoffaufnahme via Haut
Transkriptionsfaktoren	Proteine, die RNA-Polymerase aktivieren, wodurch RNA nach DNA-Vorlage produziert wird
Transmission	Übertragung, Signalübertragung (im Nervensystem)
Trigeminus	Nervus trigeminus, fünfter Hirnnerv, Gesicht, versorgt Nasenhöhle, Mundhöhle und Kaumuskeln
Tryptophan	essenzielle aromatische Aminosäure
Vanilloidrezeptoren	Rezeptor-Unterfamilie von TRP (zelluläre Ionenkanäle)
Varietät	Pflanzenpopulationen, die in wenigen Merkmalen von der Typusform abweichen
Vasokonstriktion	Gefäßverengung
Vasopressin	Antidiuretisches Hormon (ADH), im Hypothalamus gebildet, gefäßverengende Wirkung bei höherer Dosierung
Vermiculit	Schichtsilikat, Tonmineral, Ionenaustauschfähigkeit
Zytokine	Wachstums-/Differenzierungs-Signalstoffe der Zelle

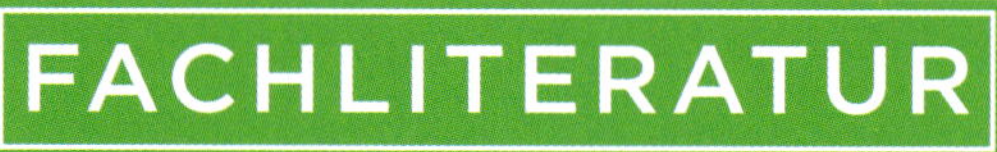

FACHLITERATUR

Begegnung mit Cannabis

Aizpurua-Olaizola O et al.: Evolution of the Cannabinoid and Terpene Content During the Growth of Cannabis Sativa Plants from Different Chemotypes. *J Nat Prod* 79(2) (2016) 324–31

Andre CM, Hausman JF, Guerriero G: Cannabis Sativa: The Plant of the Thousand and One Molecules. *Front Plant Sci* 7 (2016) 19

Bartels EM, Swaddling J, Harrison AP: An Ancient Greek Pain Remedy for Athletes. *Pain Pract* 6(3) (2006) 212–8

Chandra S et al.: Cannabis Cultivation: Methodological Issues for Obtaining Medical-Grade Product. *Epilepsy Behav* 70 (Pt B) (2017) 302–12

Citti C et al.: Analysis of Cannabinoids in Commercial Hemp Seed Oil and Decarboxylation Kinetics Studies of Cannabidiolic Acid (CBDA). *J Pharm Biomed Anal* 149 (2018) 532–40

Clarke R, Merlin M: Cannabis: Evolution and Ethnobotany. University of California Press. 1st ed., 2016

Coke CJ et al.: Simultaneous Activation of Induced Heterodimerization between Cxcr4 Chemokine Receptor and Cannabinoid Receptor 2 (CB2) Reveals a Mechanism for Regulation of Tumor Progression. *J Biol Chem* 291(19) (2016) 9991–10005

Committee on the Health Effects of Marijuana. The Health Effects of Cannabis and Cannabinoids: The Current State of Evidence and Recommendations for Research. Washington, DC: National Academies Press, 2017

de Meijer EP et al.: The Inheritance of Chemical Phenotype in Cannabis Sativa L. *Genetics* 163(1) (2003) 335–46

Deutsch DG: A Personal Retrospective: Elevating Anandamide (AEA) by Targeting Fatty Acid Amide Hydrolase (FAAH) and the Fatty Acid Binding Proteins (FABPS). *Front Pharmacol* 7 (2016) 370

Fujita W, Gomes I, Devi LA: Revolution in GPCR Signalling: Opioid Receptor Heteromers as Novel Therapeutic Targets: Iuphar Review 10. *Br J Pharmacol* 171(18) (2014) 4155–76

Gertsch J, Pertwee RG, Di Marzo V: Phytocannabinoids Beyond the Cannabis Plant — Do They Exist? *Br J Pharmacol* 160(3) (2010) 523–9

Grotenhermen F: Pharmacokinetics and Pharmacodynamics of Cannabinoids. *Clin Pharmacokinet* 42(4) (2003) 327–60

Grotenhermen F, Muller-Vahl K: The Therapeutic Potential of Cannabis and Cannabinoids. *Dtsch Ärztebl Int* 109(29-30) (2012) 495–501

Guy GW, Robson PJ: A Phase I, Double Blind, Three-Way Crossover Study to Assess the Pharmacokinetic Profile of Cannabis Based Medicine Extract (CBME) Administered Sublingually in Variant Cannabinoid Ratios in Normal Healthy Male Volunteers (GWPK0215). *J Cannabis Therapeutics* (The Haworth Integrative Healing Press, an imprint of The Haworth Press, Inc.) 3(4) (2003) 121–52

Guy GW, Robson PJ: A Phase I, Open Label, Four-Way Crossover Study to Compare the Pharmacokinetic Profiles of a Single Dose of 20 Mg of a Cannabis Based Medicine Extract (CBME) Administered on 3 Different Areas of the Buccal Mucosa and to Investigate the Pharmacokinetics of CBME Per Oral in Healthy Male and Female Volunteers (GWPK0112). *J Cannabis Therapeutics* (The Haworth Integrative Healing Press, an imprint of The Haworth Press, Inc.) 3(4) (2003) 79–120

Guy GW, McPartland JM: Models of Cannabis Taxonomy, Cultural Bias, and Conflicts between Scientific and Vernacular Names. *Botanical Rev* 83(1) (2017)

Hebert-Chatelain E et al.: A Cannabinoid Link between Mitochondria and Memory. *Nature* 539(7630) (2016) 555–59

Huestis MA: Human Cannabinoid Pharmacokinetics. *Chem Biodivers* 4(8) (2007) 1770–804

Karschner EL et al.: Plasma Cannabinoid Pharmacokinetics Following Controlled Oral Delta-9-Tetrahydrocannabinol and Oromucosal Cannabis Extract Administration. *Clin Chem* 57(1) (2011) 66–75

Lee SH et al.: Multiple Forms of Endocannabinoid and Endovanilloid Signaling Regulate the Tonic Control of Gaba Release. *J Neurosci* 35(27) (2015) 10039–57

Lewis MA, Russo EB, Smith KM: Pharmacological Foundations of Cannabis Chemovars. *Planta Med* 84(4) (2018: 225–33

Massi P et al.: Cannabidiol as Potential Anticancer Drug. *Br J Clin Pharmacol* 75(2) (2013) 303–12

McPartland JM: Cannabis Systematics at the Levels of Family, Genus, and Species. Cannabis *Cannabinoid Res* 3(1) (2018) 203–12

Mead A: The Legal Status of Cannabis (Marijuana) and Cannabidiol (CBD) under U.S. Law. *Epilepsy Behav* 70(Pt B) (2017) 288–91

Morales P, Hurst DP, Reggio PH: Molecular Targets of the Phytocannabinoids: A Complex Picture. *Prog Chem Org Nat Prod* 103 (2017) 103–31

Moreno E et al.: Singular Location and Signaling Profile of Adenosine A2A-Cannabinoid CB1Receptor Heteromers in the Dorsal Striatum. *Neuropsychopharmacol* 43(5) (2018) 964–77

Moreno-Sanz G: Can You Pass the Acid Test? Critical Review and Novel Therapeutic Perspectives of Delta(9)- Tetrahydrocannabinolic Acid A. Cannabis *Cannabinoid Res* 1(1) (2016) 124–30

Ohlsson A et al.: Plasma Delta-9-Tetrahydrocannabinol Concentrations and Clinical Effects after Oral and Intravenous Administration and Smoking. *Clin Pharmacol Ther* 28(3) (1980) 409–16

Oldfield E, Lin FY: Terpene Biosynthesis: Modularity Rules. *Angew Chem Int Ed Engl* 51(5) (2012) 1124–37

Pertwee, RG: The Diverse CB1 and CB2 Receptor Pharmacology of Three Plant Cannabinoids: Delta9-Tetrahydrocannabinol, Cannabidiol and Delta9-Tetrahydrocannabivarin. *Br J Pharmacol* 153(2) (2008) 199–215

Pertwee RG: Handbook of Cannabis. Oxford, UK: Oxford University Press, 2014

Przybyla JA, Watts VJ: Ligand- Induced Regulation and Localization of Cannabinoid CB1 and Dopamine D2L Receptor Heterodimers. *J Pharmacol Exp Ther* 332(3) (2010) 710–9

Russo EB: Cannabis Roots: A Neglected Herbal Resource. Medicinal Cannabis Conference 2016, Arcata Community Center, Arcata, California, April 2016. Lecture.

Russo EB: Taming THC: Potential Cannabis Synergy and Phytocannabinoid-Terpenoid Entourage Effects. *Br J Pharmacol* 163(7) (2011) 1344–64

Russo EB, Guy GW: A Tale of Two Cannabinoids: The Therapeutic Rationale for Combining Tetrahydrocannabinol and Cannabidiol. *Med Hypotheses* 66(2) (2006) 234–46

Russo EB, Marcu J: Cannabis Pharmacology: The Usual Suspects and a Few Promising Leads. *Adv Pharmacol* 80 (2017) 67–134

Singh M, Mamania D, Shinde V: The Scope of Hemp (Cannabis sativa L.) Use in Historical Conservation in India. Indian *J Traditional Knowledge* 17(2) (2018) 314–21

Small E: Evolution and Classification of Cannabis Sativa (Marijuana, Hemp) in Relation to Human Utilization. (2015)

Stinchcomb AL et al.: Human Skin Permeation of Delta8-Tetrahydrocannabinol, Cannabidiol and Cannabinol. *J Pharm Pharmacol* 56(3) (2004) 291–7

Szaflarski M, Sirven JI: Social Factors in Marijuana Use for Medical and Recreational Purposes. *Epilepsy Behav* 70(Pt B) (2017) 280–87

Valiveti S et al.: In Vitro/in Vivo Correlation Studies for Transdermal Delta 8-THC Development. *J Pharm Sci* 93(5) (2004) 1154–64

Wager-Miller J, Westenbroek R, Mackie K: Dimerization of G Protein-Coupled Receptors: CB1 Cannabinoid Receptors as an Example. *Chem Phys Lipids* 121(1-2) (2002) 83–9

Ward RJ, Pediani JD, Milligan G: Heteromultimerization of Cannabinoid CB(1) Receptor and Orexin OX(1) Receptor Generates a Unique Complex in Which Both Protomers Are Regulated by Orexin A. *J Biol Chem* 286(43) (2011) 37414–28

Weiblen GD et al.: Gene Duplication and Divergence Affecting Drug Content in Cannabis Sativa. *New Phytol* 208(4) (2015) 1241–50

Zaami S et al.: Medical Use of Cannabis: Italian and European Legislation. *Eur Rev Med Pharmacol Sci* 22.4 (2018) 1161–67

Endocannabinoidsystem

Aizpurua-Olaizola O et al.: Evolution of the Cannabinoid and Terpene Content During the Growth of Cannabis Sativa Plants from Different Chemotypes. *J Nat Prod* 79(2) (2016) 324–31

Albergaria C et al.: Cannabinoids modulate associative cerebellar learning via alterations in behavioral state. *eLife* (2020) e61821, doi: 10.7554/eLife.61821

Anand P et al.: Targeting CB2 Receptors and the Endocannabinoid System for the Treatment of Pain. *Brain Res Rev* 60(1) (2009) 255–66

Andre CM, Hausman JF, Guerriero G: Cannabis Sativa: The Plant of the Thousand and One Molecules. *Front Plant Sci* 7 (2016) 19

Bab I, Zimmer A: Cannabinoid Receptors and the Regulation of Bone Mass. *Br J Pharmacol* 153(2) (2008) 182–8

Bambico FR et al.: The Fatty Acid Amide Hydrolase Inhibitor URB597 Modulates Serotonin-Dependent Emotional Behaviour, and Serotonin1A and Serotonin 2A/C Activity in the Hippocampus. *Eur Neuropsychopharmacol* 26(3) (2016) 578–90

Bermudez-Silva FJ et al.: The Endocannabinoid System, Eating Behavior and Energy Homeostasis: The End or a New Beginning? *Pharmacol Biochem Behav* 95(4) (2010) 375–82

Bloomfield MA et al.: The Effects of Delta(9)-Tetrahydrocannabinol on the Dopamine System. *Nature* 539(7629) (2016) 369–77

Booz GW: Cannabidiol as an Emergent Therapeutic Strategy for Lessening the Impact of Inflammation on Oxidative Stress. *Free Radic Biol Med* 51(5) (2011) 1054–61

Braida D et al.: 5-HT1A Receptors Are Involved in the Anxiolytic Effect of Delta 9-Tetrahydrocannabinol and AM 404, the Anandamide Transport Inhibitor, in Sprague-Dawley Rats. *Eur J Pharmacol* 555(2-3) (2007) 156–63

Buckner RL, Andrews-Hanna JR, Schacter DL: The Brain's Default Network: Anatomy, Function, and Relevance to Disease. *Ann NY Acad Sci* 1124 (2008) 1–38

Burstein S: Cannabidiol (CBD) and Its Analogs: A Review of Their Effects on Inflammation. *Bioorg Med Chem* 23(7) (2015) 1377–85

Carlini EA et al.: Effects of Marihuana in Laboratory Animals and in Man. *Br J Pharmacol* 50(2) (1974) 299–309

Citti C et al.: Analysis of Cannabinoids in Commercial Hemp Seed Oil and Decarboxylation Kinetics Studies of Cannabidiolic Acid (CBDA). *J Pharm Biomed Anal* 149 (2018) 532–40

Coke CJ et al.: Simultaneous Activation of Induced Heterodimerization between CXCR4 Chemokine Receptor and Cannabinoid Receptor 2 (CB2) Reveals a Mechanism for Regulation of Tumor Progression. *J Biol Chem* 291(19) (2016) 9991–10005

Committee on the Health Effects of Marijuana. The Health Effects of Cannabis and Cannabinoids: The Current State of Evidence and Recommendations for Research. Washington, DC: National Academies Press, 2017

de Fonseca FR et al.: The Endocannabinoid System: Physiology and Pharmacology. *Alcohol Alcoholism* 40(1) (2005)

De Gregorio D et al.: Cannabidiol Modulates Serotonergic Transmission and Reverses Both Allodynia and Anxiety-Like Behavior in a Model of Neuropathic Pain. *Pain* 160(1) (2019) 136–50

Deutsch DG: A Personal Retrospective: Elevating Anandamide (AEA) by Targeting Fatty Acid Amide Hydrolase (FAAH) and the Fatty Acid Binding Proteins (FABPS). *Front Pharmacol* 7 (2016) 370

Di Marzo V: Targeting the Endocannabinoid System: To Enhance or Reduce? *Nature* 7 (2008)

Di Tomaso E, Beltramo M, Piomelli D: Brain Cannabinoids in Chocolate. *Nature* 382 (1996)

Dincheva I et al.: FAAH Genetic Variation Enhances Fronto-Amygdala Function in Mouse and Human. *Nat Commun* 6 (2015) 6395

Fairbairn JW, Pickens JT: Activity of Cannabis in Relation to Its Delta'-Trans-Tetrahydro-Cannabinol Content. *Br J Pharmacol* 72(3) (1981) 401–9

Fisar Z: Inhibition of Monoamine Oxidase Activity by Cannabinoids. Naunyn Schmiedebergs *Arch Pharmacol* 381(6) (2010) 563–72

Fogaca MV et al.: The Anxiolytic Effects of Cannabidiol in Chronically Stressed Mice Are Mediated by the Endocannabinoid System: Role of Neurogenesis and Dendritic Remodeling. *Neuropharmacol* 135 (2018) 22–33

Fride E: The Endocannabinoid-CB(1) Receptor System in Pre- and Postnatal Life. *Eur J Pharmacol* 500(1-3) (2004) 289–97

Fujita W, Gomes I, Devi LA: Revolution in GPCR Signalling: Opioid Receptor Heteromers as Novel Therapeutic Targets: Iuphar Review 10. *Br J Pharmacol* 171(18) (2014) 4155–76

Galindo L et al.: Cannabis Users Show Enhanced Expression of CB1-5Ht2A Receptor Heteromers in Olfactory Neuroepithelium Cells. *Mol Neurobiol* 55(8) (2018) 6347–61

Galli JA, Sawaya RA, Friedenberg FK: Cannabinoid Hyperemesis Syndrome. Curr *Drug Abuse Rev* 4(4) (2011) 241–9

Gertsch J, Pertwee RG, Di Marzo V: Phytocannabinoids Beyond the Cannabis Plant – Do They Exist? *Br J Pharmacol* 160(3) (2010) 523–9

Giacoppo S et al.: Cannabinoids: New Promising Agents in the Treatment of Neurological Diseases. *Molecules* 19(11) (2014) 18781–816

Grotenhermen F: Pharmacokinetics and Pharmacodynamics of Cannabinoids. *Clin Pharmacokinet* 42(4) (2003) 327–60

Grotenhermen F, Muller-Vahl K: The Therapeutic Potential of Cannabis and Cannabinoids. *Dtsch Ärztebl Int* 109(29-30) (2012) 495–501

Guy GW, Robson PJ: A Phase I, Double Blind, Three-Way Crossover Study to Assess the Pharmacokinetic Profile of Cannabis Based Medicine Extract (CBME) Administered Sublingually in Variant Cannabinoid Ratios in Normal Healthy Male Volunteers (GWPK0215). *J Cannabis Ther* 3(4) (2003) 121–52

Guy GW, Robson PJ: A Phase I, Open Label, Four-Way Crossover Study to Compare the Pharmacokinetic Profiles of a Single Dose of 20 Mg of a Cannabis Based Medicine Extract (CBME) Administered on 3 Different Areas of the Buccal Mucosa and to Investigate the Pharmacokinetics of CBME Per Oral in Healthy Male and Female Volunteers (GWPK0112). *J Cannabis Ther* 3(4) (2003) 79–120

Hebert-Chatelain E et al.: A Cannabinoid Link between Mitochondria and Memory. *Nature* 539(7630) (2016) 555–59

Huestis MA: Human Cannabinoid Pharmacokinetics. *Chem Biodivers* 4(8) (2007) 1770–804

Izzo AA, Camilleri M: Emerging Role of Cannabinoids in Gastrointestinal and Liver Diseases: Basic and Clinical Aspects. *Gut* 57(8) (2008) 1140–55

Karschner EL et al.: Plasma Cannabinoid Pharmacokinetics Following Controlled Oral Delta9-Tetrahydrocannabinol and Oromucosal Cannabis Extract Administration. *Clin Chem* 57(1) (2011) 66–75

Laprairie RB et al.: Cannabidiol Is a Negative Allosteric Modulator of the Cannabinoid CB1 Receptor. *Br J Pharmacol* 172(20) (2015) 4790–805

Lee SH et al.: Multiple Forms of Endocannabinoid and Endovanilloid Signaling Regulate the Tonic Control of Gaba Release. *J Neurosci* 35(27) (2015) 10039–57

Lewis MA, Russo EB, Smith KM: Pharmacological Foundations of Cannabis Chemovars. *Planta Med* 84(4) (2018) 225–33

Mallat A et al.: The Endocannabinoid System as a Key Mediator During Liver Diseases: New Insights and Therapeutic Openings. *Br J Pharmacol* 163(7) (2011) 1432–40

Malone DT, Taylor DA: Involvement of Somatodendritic 5-HT(1A) Receptors in Delta(9)-Tetrahydrocannabinol-Induced Hypothermia in the Rat. *Pharmacol Biochem Behav* 69(3-4) (2001) 595–601

Massi P et al.: Cannabidiol as Potential Anticancer Drug. *Br J Clin Pharmacol* 75(2) (2013) 303–12

McPartland JM: Cannabis and Eicosanoids: A Review of Molecular Pharmacology. *J Cannabis Ther* 1 (2001)

McPartland JM: Expression of the Endocannabinoid System in Fibroblasts and Myofascial Tissues. *J Bodyw Mov Ther* 12(2) (2008) 169–82

McPartland JM: The Endocannabinoid System: An Osteopathic Perspective. *J Am Osteopath Assoc* 108(10) (2008) 586–600

McPartland JM et al.: Are Cannabidiol and Delta9-Tetrahydrocannabivarin Negative Modulators of the Endocannabinoid System? A Systematic Review. *Br J Pharmacol* (2015)

McPartland JM, Guy GW, Di Marzo V: Care and Feeding of the Endocannabinoid System: A Systematic Review of Potential Clinical Interventions That Upregulate the Endocannabinoid System. *PLoS One* 9(3) (2014) e89566

Mechoulam R, Parker LA: The Endocannabinoid System and the Brain. *Ann Rev Psychol* 64 (2013) 21–47

Montecucco F, Di Marzo V: At the Heart of the Matter: The Endocannabinoid System in Cardiovascular Function and Dysfunction. *Trends Pharmacol Sci* 33(6) (2012) 331–40

Morales P, Hurst DP, Reggio PH: Molecular Targets of the Phytocannabinoids: A Complex Picture. *Prog Chem Org Nat Prod* 103 (2017) 103–31

Moreno E et al.: Singular Location and Signaling Profile of Adenosine A2A-Cannabinoid CB1 Receptor Heteromers in the Dorsal Striatum. *Neuropsychopharmacol* 43(5) (2018) 964–77

Moreno-Sanz G: Can You Pass the Acid Test? Critical Review and Novel Therapeutic Perspectives of Delta(9)- Tetrahydrocannabinolic Acid A. *Cannabis Cannabinoid Res* 1(1) (2016) 124–30

Ohlsson A et al.: Plasma Delta-9 Tetrahydrocannabinol Concentrations and Clinical Effects after Oral and Intravenous Administration and Smoking. *Clin Pharmacol Ther* 28(3) (1980) 409–16

Oldfield E, Lin FY: Terpene Biosynthesis: Modularity Rules. *Angew Chem Int Ed Engl* 51(5) (2012) 1124–37

Oz M: Receptor-Independent Actions of Cannabinoids on Cell Membranes: Focus on Endocannabinoids. *Pharmacol Ther* 111(1) (2006) 114–44

Pacher P, Batkai S, Kunos G: The Endocannabinoid System as an Emerging Target of Pharmacotherapy. *Pharmacol Rev* 58(3) (2006) 389–462

Pacher P, Kunos G: Modulating the Endocannabinoid System in Human Health and Disease – Successes and Failures. *FEBS J* 280(9) (2013) 1918–43

Pacher P, Mechoulam R: Is Lipid Signaling through Cannabinoid 2 Receptors Part of a Protective System? *Prog Lipid Res* 50(2) (2011) 193–211

Pamplona FA et al.: Anti-Inflammatory Lipoxin A4 Is an Endogenous Allosteric Enhancer of CB1 Cannabinoid Receptor. *Proc Natl Acad Sci U S A* 109(51) (2012) 21134–9

Pava MJ et al.: Endocannabinoid Modulation of Cortical Up-States and NREM Sleep. *PLoS One* 9(2) (2014) e88672

Pertwee RG: Targeting the Endocannabinoid System with Cannabinoid Receptor Agonists: Pharmacological Strategies and Therapeutic Possibilities. *Philos Trans R Soc Lond B Biol Sci* 367(1607) (2012) 3353–63

Pertwee RG: The Diverse CB1 and CB2 Receptor Pharmacology of Three Plant Cannabinoids: Delta9-Tetrahydrocannabinol, Cannabidiol and Delta9-Tetrahydrocannabivarin. *Br J Pharmacol* 153(2) (2008) 199–215

Pertwee RG: The Therapeutic Potential of Drugs That Target Cannabinoid Receptors or Modulate the Tissue Levels or Actions of Endocannabinoids. *AAPS J* 7(3) (2005) E625–54

Pertwee RG: Handbook of Cannabis. Oxford, UK: Oxford University Press, 2014

Przybyla JA, Watts VJ: Ligand- Induced Regulation and Localization of Cannabinoid CB1 and Dopamine D2l Receptor Heterodimers. *J Pharmacol Exp Ther* 332(3) (2010) 710–9

Ramsay DS, Woods SC: Clarifying the Roles of Homeostasis and Allostasis in Physiological Regulation. *Psychol Rev* 121(2) (2014) 225–47

Rock EM et al.: Cannabidiol, a Non-Psychotropic Component of Cannabis, Attenuates Vomiting and Nausea-Like Behaviour Via Indirect Agonism of 5-HT(1A) Somatodendritic Autoreceptors in the Dorsal Raphe Nucleus. *Br J Pharmacol* 165(8) (2012) 2620–34

Rubio-Araiz A et al.: The Endocannabinoid System Modulates a Transient TNF Pathway That Induces Neural Stem Cell Proliferation. *Mol Cell Neurosci* 38(3) (2008) 374–80

Russo EB, Hohmann AG: Role of Cannabinoids in Pain Management. Comprehensive Treatment of Chronic Pain by Medical, Interventional, and Integrative Approaches. In: Deer TR et al. (eds.): American Academy of Pain Medicine, 2013, 181–97

Russo EB: Clinical Endocannabinoid Deficiency Reconsidered: Current Research Supports the Theory in Migraine, Fibromyalgia, Irritable Bowel, and Other Treatment-Resistant Syndromes. *Cannabis Cannabinoid Res* 1(1) (2016) 154–65

Russo EB: Taming THC: Potential Cannabis Synergy and Phytocannabinoid-Terpenoid Entourage Effects. *Br J Pharmacol* 163(7) (2011) 1344–64

Russo EB, Guy GW: A Tale of Two Cannabinoids: The Therapeutic Rationale for Combining Tetrahydrocannabinol and Cannabidiol. *Med Hypotheses* 66(2) (2006) 234–46

Sainz-Cort A et al.: The interaction between the endocannabinoid system and the renin angiotensin system and its potential implication for COVID-19 infection. *J Cannabis Res* 2(1) (2020) 23, doi: 10.1186/s42238-020-00030-4

Sales AJ et al.: Antidepressant-Like Effect Induced by Cannabidiol Is Dependent on Brain Serotonin Levels. *Prog Neuropsychopharmacol Biol Psychiatry* 86 (2018) 255–61

Sartim AG, Guimaraes FS, Joca SR: Antidepressant-Like Effect of Cannabidiol Injection into the Ventral Medial Prefrontal Cortex-Possible Involvement of 5-HT1A and CB1Receptors. *Behav Brain Res* 303 (2016) 218–27

Scott KA, Dalgleish AG, Liu WM: The Combination of Cannabidiol and Delta9- Tetrahydrocannabinol Enhances the Anticancer Effects of Radiation in an Orthotopic Murine Glioma Model. *Mol Cancer Ther* 13(1)2 (2014) 2955–67

Seyrek M et al.: Systemic Cannabinoids Produce CB(1)-Mediated Antinociception by Activation of Descending Serotonergic Pathways That Act Upon Spinal 5-HT(7) and 5-HT(2A) Receptors. *Eur J Pharmacol* 649(1-3) (2010) 183–94

Smirnov MS, Kiyatkin EA: Behavioral and Temperature Effects of Delta 9-Tetrahydrocannabinol in Human-Relevant Doses in Rats. *Brain Res* 1228 (2008) 145–60

Smith SC, Wagner MS: Clinical Endocannabinoid Deficiency (CECD) Revisited: Can This Concept Explain the Therapeutic Benefits of Cannabis in Migraine, Fibromyalgia, Irritable Bowel Syndrome and Other Treatment-Resistant Conditions? *Neuro Endocrinol Lett* 35(3) (2014) 198–201

Stinchcomb AL et al.: Human Skin Permeation of Delta8-Tetrahydrocannabinol, Cannabidiol and Cannabinol. *J Pharm Pharmacol* 56(3) (2004) 291–7

Szkudlarek HJ et al.: Delta-9- Tetrahydrocannabinol and Cannabidiol Produce Dissociable Effects on Prefrontal Cortical Executive Function and Regulation of Affective Behaviors. *Neuropsychopharmacol* 44(4) (2019) 817–25

Valiveti S et al.: In Vitro/in Vivo Correlation Studies for Transdermal Delta 8-THC Development. *J Pharm Sci* 93(5) (2004) 1154–64

Velenovska M, Fisar Z: Effect of Cannabinoids on Platelet Serotonin Uptake. *Addict Biol* 12(2) (2007) 158–66

Vinals X et al.: Cognitive Impairment Induced by Delta9-Tetrahydrocannabinol Occurs through Heteromers between Cannabinoid CB1 and Serotonin 5-HT2A Receptors. *PLoS Biol* 13(7) (2015) e1002194

Wager-Miller J, Westenbroek R, Mackie K: Dimerization of G Protein-Coupled Receptors: CB1 Cannabinoid Receptors as an Example. *Chem Phys Lipids* 121(1-2) (2002) 83–9

Ward RJ, Pediani JD, Milligan G: Heteromultimerization of Cannabinoid CB(1) Receptor and Orexin OX(1) Receptor Generates a Unique Complex in Which Both Protomers Are Regulated by Orexin A. *J Biol Chem* 286(43) (2011) 37414–28

Wilkinson JD et al.: Medicinal Cannabis: Is Delta9-Tetrahydrocannabinol Necessary for All Its Effects? *J Pharm Pharmacol* 55(12) (2003) 1687–94

Zhornitsky S, Potvin S: Cannabidiol in Humans – the Quest for Therapeutic Targets. *Pharmaceuticals (Basel)* 5(5) (2012) 529–52

Zubereitung und Dosierung

Bonn-Miller MO et al.: Labeling Accuracy of Cannabidiol Extracts Sold Online. *JAMA* 318(17) (2017) 1708–09

Casiraghi A et al.: Extraction Method and Analysis of Cannabinoids in Cannabis Olive Oil Preparations. *Planta Med* 84(4) (2018) 242–49

Committee on the Health Effects of Marijuana. The Health Effects of Cannabis and Cannabinoids: The Current State of Evidence and Recommendations for Research. Washington, DC: National Academies Press, 2017

Fiorini D et al.: Valorizing Industrial Hemp (Cannabis Sativa L.) By-Products: Cannabidiol Enrichment in the Inflorescence Essential Oil Optimizing Sample Pre-Treatment Prior to Distillation. *Industr Crops Prod* 128 (2019)

Hazekamp A et al.: Cannabis Tea Revisited: A Systematic Evaluation of the Cannabinoid Composition of Cannabis Tea. *J Ethnopharmacol* 113(1) (2007) 85–90

Hosseini A et al.: Starting Dose Calculation for Medicinal Plants in Animal Studies; Recommendation of a Simple and Reliable Method. *Res J Pharmacognosy* 5(2) (2018)

Jikomes N, Zoorob M: The Cannabinoid Content of Legal Cannabis in Washington State Varies Systematically across Testing Facilities and Popular Consumer Products. *Sci Rep* 8(1) (2018) 4519

Lanz C et al.: Medicinal Cannabis: In Vitro Validation of Vaporizers for the Smoke-Free Inhalation of Cannabis. *PLoS One* 11(1) (2016) e0147286

Lin TK, Zhong L, Santiago JL: Anti-Inflammatory and Skin Barrier Repair Effects of Topical Application of Some Plant Oils. *Int J Mol Sci* 19(1) (2017)

Lindholst C: Long Term Stability of Cannabis Resin and Cannabis Extracts. Australian *J Forensic Sci* 42(3) (2010) 181–90

MacCallum CA, Russo EB: Practical Considerations in Medical Cannabis Administration and Dosing. *Eur J Intern Med* 49 (2018) 12–19

McPartland JM, Russo EB: Cannabis and Cannabis Extracts: Greater Than the Sum of Their Parts? *J Cannabis Ther* 1(3/4) (2001)

Narayanaswami K et al.: Stability of Cannabis Sativa L. Samples and Their Extracts, on Prolonged Storage in Delhi. *Bull Narc* 30(4) (1978) 57–69

Oh DA et al.: Effect of Food on the Pharmacokinetics of Dronabinol Oral Solution versus Dronabinol Capsules in Healthy Volunteers. *Clin Pharmacol* 9 (2017) 9–17

Ohlsson A et al.: Plasma Delta-9 Tetrahydrocannabinol Concentrations and Clinical Effects after Oral and Intravenous Administration and Smoking. *Clin Pharmacol Ther* 28(3) (1980) 409–16

Parikh N et al.: Bioavailability Study of Dronabinol Oral Solution versus Dronabinol Capsules in Healthy Volunteers. *Clin Pharmacol* 8 (2016) 155–62

Pertwee RG: Handbook of Cannabis. Oxford, UK: Oxford University Press, 2014

Peschel W: Quality Control of Traditional Cannabis Tinctures: Pattern, Markers, and Stability. *Sci Pharm* 84(3) (2016) 567–84

Romano LL, Hazekamp A: Cannabis Oil: Chemical Evaluation of an Upcoming Cannabis-Based Medicine. *Cannabinoids* 7(1) (2013)

Spelman K: Home Extractions of Cannabis: Efficiency of Cannabinoid Yield. The Healing Power of Cannabis: Medicinal Uses, Preparation and Organic Cultivation 2018. Lecture notes.

Turner CE et al.: Constituents of Cannabis Sativa L. IV. Stability of Cannabinoids in Stored Plant Material. *J Pharm Sci* 62(10) (1973) 1601–5

Vandrey R et al.: Cannabinoid Dose and Label Accuracy in Edible Medical Cannabis Products. *JAMA* 313(24) (2015) 2491–3

Victory KR et al.: Notes from the Field: Occupational Hazards Associated with Harvesting and Processing Cannabis – Washington, 2015–2016. *MMWR Morb Mortal Wkly Rep* 67(8) (2018) 259–60

Wang M et al.: Decarboxylation Study of Acidic Cannabinoids: A Novel Approach Using Ultra-High-Performance Supercritical Fluid Chromatography/Photodiode Array-Mass Spectrometry. *Cannabis Cannabinoid Res* 1(1) (2016) 262–71

Endo-Cannabinoid-System

Bidwell LC et al.: A Novel Observational Method for Assessing Acute Responses to Cannabis: Preliminary Validation Using Legal Market Strains. *Cannabis Cannabinoid Res* 3(1) (2018) 35–44

Colizzi M, Murray R: Cannabis and Psychosis: What Do We Know and What Should We Do? *Br J Psychiatry* 212(4) (2018) 195–96

Committee on the Health Effects of Marijuana: Health Effects of Cannabis and Cannabinoids: The Current State of Evidence and Recommendations for Research. Washington, DC: National Academies Press, 2017

D'Souza DC et al.: Blunted Psychotomimetic and Amnestic Effects of Delta-9-Tetrahydrocannabinol in Frequent Users of Cannabis. *Neuropsychopharmacol* 33(1)0 (2008) 2505–16

Gani R, Bhat ZA: Anxiety Disorders and Herbal Medicines. *Int J Pharmaceut Sci Res* 9(3) (2018)

Greer GR, Grob CS, Halberstadt AL: PTBS Symptom Reports of Patients Evaluated for the New Mexico Medical Cannabis Program. *J Psychoactive Drugs* 46(1) (2014) 73–7

Hirvonen J et al.: Reversible and Regionally Selective Downregulation of Brain Cannabinoid CB1 Receptors in Chronic Daily Cannabis Smokers. *Mol Psychiatry* 17(6) (2012) 642–9

Jones JL, Abernathy KE: Successful Treatment of Suspected Cannabinoid Hyperemesis Syndrome Using Haloperidol in the Outpatient Setting. *Case Rep Psychiatry* 2016 (2016) 3614053

Marijuana Cannabis Allergy. (2019). Web.

Minerbi A, Hauser W, Fitzcharles MA: Medical Cannabis for Older Patients. *Drugs Aging* 36(1) (2019) 39–51

Mukamal KJ et al.: An Exploratory Prospective Study of Marijuana Use and Mortality Following Acute Myocardial Infarction. *Am Heart J* 155.3 (2008) 465–70

Pertwee RG: Handbook of Cannabis. Oxford, UK: Oxford University Press, 2014

Schmid K et al.: The Effects of Cannabis on Heart Rate Variability and Well-Being in Young Men. *Pharmacopsychiatry* 43(4) (2010) 147–50

Simonetto DA et al.: Cannabinoid Hyperemesis: A Case Series of 98 Patients. *Mayo Clin Proc* 87(2) (2012) 114–9

Solowij N: Peering through the Haze of Smoked vs Vaporized Cannabis-to Vape or Not to Vape? *JAMA Netw Open* 1(7) (2018) e184838

Valenti D: Marijuana: Impairment to the Visual Sensory System. *Innovation in Aging* 2(Suppl 1) (2018)

Walsh Z et al.: Medical Cannabis and Mental Health: A Guided Systematic Review. *Clin Psychol Rev* 51 (2017) 15–29

Zehra A et al.: Cannabis Addiction and the Brain: A Review. *J Neuroimmune Pharmacol* (2018)

Cannabismedizin bei Erkrankungen

Adejumo AC et al.: Cannabis Use Is Associated with Reduced Prevalence of Progressive Stages of Alcoholic Liver Disease. *Liver Int* 38(8) (2018) 1475–86

Akinyemi E et al.: Medical Marijuana Effects in Movement Disorders, Focus on Huntington Disease; A Literature Review. *J Pharm Pharm Sci* 23 (2020), doi: 10.18433/jpps30967

Alfulaij N et al.: Cannabinoids, the Heart of the Matter. *J Am Heart Assoc* 7(14) (2018)

Ali S, Scheffer IE, Sadleir LG: Efficacy of Cannabinoids in Paediatric Epilepsy. *Dev Med Child Neurol* (2018)

Allan GM et al.: Systematic Review of Systematic Reviews for Medical Cannabinoids: Pain, Nausea and Vomiting, Spasticity, and Harms: *Can Fam Physician* 64(2) (2018) e78– e94

Amato L et al.: Systematic Review of Safeness and Therapeutic Efficacy of Cannabis in Patients with Multiple Sclerosis, Neuropathic Pain, and in Oncological Patients Treated with Chemotherapy. *Epidemiol*

Prev 41(5-6) (2017) 279–93

Anderson CL et al.: Cannabidiol for the Treatment of Drug-Resistant Epilepsy in Children: Current State of Research. *J Pediatr Neurol* 14(4) (2017)

Ar E et al.: Use of cannabis and cannabinoids in palliative care setting. *Curr Opin Anaesthesiol J* 33(6) (2020) 841–46, doi: 10.1097/ACO.0000000000000933

Araki N: Migraine. *Japan Med Assoc J* 47(3) (2004)

Aran A et al.: Brief Report: Cannabidiol-Rich Cannabis in Children with Autism Spectrum Disorder and Severe Behavioral Problems – a Retrospective Feasibility Study. *J Autism Dev Disord* 49(3) (2019) 1284–88

Aviram J et al.: Medical Cannabis Treatment for Chronic Pain: Outcomes and Prediction of Response. *Eur J Pain* 2020 Oct 16, doi: 10.1002/ejp.1675

Barker J: Review of the Public Health Risks of Widespread Cannabis Use. *Rhode Island Med J* (2018)

Bar-Lev Schleider L et al.: Prospective Analysis of Safety and Efficacy of Medical Cannabis in Large Unselected Population of Patients with Cancer. *Eur J Intern Med* 49 (2018) 37–43

Benevenuto SG et al.: Recreational Use of Marijuana During Pregnancy and Negative Gestational and Fetal Outcomes: An Experimental Study in Mice. *Toxicology* (2017) 94–101

Bergamaschi MM et al.: Cannabidiol Reduces the Anxiety Induced by Simulated Public Speaking in Treatment-Naive Social Phobia Patients. *Neuropsychopharmacol* 36(6) (2011) 1219–26

Berger AA et al.: Cannabis and cannabidiol (CBD) for the treatment of fibromyalgia. *Best Pract Res Clin Anaesthesiol* 34(3) (2020) 617-631, doi: 10.1016/j.bpa.2020.08.010

Bhattacharyya S et al.: Acute Induction of Anxiety in Humans by Delta-9- Tetrahydrocannabinol Related to Amygdalar Cannabinoid-1 (CB1) Receptors. *Sci Rep* 7(1) (2017) 15025

Blazquez C et al.: Loss of Striatal Type 1 Cannabinoid Receptors Is a Key Pathogenic Factor in Huntington's Disease. *Brain* 134(Pt 1) (2011) 119–36

Bloomfield MAP et al.: The Neuropsycho pharmacology of Cannabis: A Review of Human Imaging Studies. *Pharmacol Ther* (2018)

Boehnke KF, Litinas E, Clauw DJ: Medical Cannabis Use Is Associated with Decreased Opiate Medication Use in a Retrospective Cross-Sectional Survey of Patients with Chronic Pain. *J Pain* 17(6) (2016) 739–44

Bonn-Miller MO et al.: Labeling Accuracy of Cannabidiol Extracts Sold Online. *JAMA* 318(17) (2017) 1708–09

Borgelt LM et al.: The Pharmacologic and Clinical Effects of Medical Cannabis. *Pharmacotherapy* 33(2) (2013) 195–209

Bradford AC et al.: Association between Us State Medical Cannabis Laws and Opioid Prescribing in the Medicare Part D Population. *JAMA Intern Med* 178(5) (2018) 667–72

Brodie JS, Di Marzo V, Guy GW: Polypharmacology Shakes Hands with Complex Aetiopathology. Trends *Pharmacol Sci* 36(12) (2015) 802–21

Brown MRD, Farquhar-Smith WP: Cannabinoids and Cancer Pain: A New Hope or a False Dawn? *Eur J Intern Med* 49 (2018) 30–36

Buckner JD, Walukevich Dienst K, Zvolensky MJ: Distress Tolerance and Cannabis Craving: The Impact of Laboratory-Induced Distress. *Exp Clin Psychopharmacol* (2018)

Busquets-Garcia A et al.: Peripheral and Central CB1 Cannabinoid Receptors Control Stress-Induced Impairment of Memory Consolidation. *Proc Natl Acad Sci U S A* 113(35) (2016) 9904–9

Campos AC et al.: Multiple Mechanisms Involved in the Large-Spectrum Therapeutic Potential of Cannabidiol in Psychiatric Disorders. *Philos Trans R Soc Lond B Biol Sci* 367(1607) (2012) 3364–78

Cannabis for Medical Purposes Evidence Guide: Information for Pharmacists and Other Health Care Professionals: Canadian Pharmacists Association, 2018

Carvalho AF, Van Bockstaele EJ: Cannabinoid Modulation of Noradrenergic Circuits: Implications for Psychiatric Disorders. *Prog Neuropsychopharmacol Biol Psychiatry* 38(19 (2012) 59–67

Chabarria KC et al.: Marijuana Use and Its Effects in Pregnancy. *Am J Obstetr Gynecol* (2016)

Chakrabarti, B., and S. Baron-Cohen: Variation in the Human Cannabinoid Receptor CNR1 Gene Modulates Gaze Duration for Happy Faces. *Mol Autism* 2(1) (2011) 10

Cohen K, Weizman A, Weinstein A: Modulatory Effects of Cannabinoids on Brain Neurotransmission. *Eur J Neurosci* 50(3) (2019) 2322–45

Committee on the Health Effects of Marijuana: The Health Effects of Cannabis and Cannabinoids: The Current State of Evidence and Recommendations for Research. Washington, District of Columbia: National Academies Press, 2017

Conner SN et al.: Maternal Marijuana Use and Neonatal Morbidity. *Am J Obstetr Gynecol* (2015)

Corli O et al.: Cannabis as a Medicine. An Update of the Italian Reality. *Eur J Intern Med* 60 (2019) e9–e10

Cunha P et al.: Endocannabinoid System in Cardiovascular Disorders – New Pharmacotherapeutic Opportunities. *J Pharm Bioallied Sci* 3.3 (2011) 350–60

De Aquino JP, Ross DA: Cannabinoids and Pain: Weeding out Undesired Effects with a Novel Approach to Analgesia. *Biol Psychiatry* 84(10) (2018) e67–e69

Desroches J, Beaulieu P: Opioids and Cannabinoids Interactions: Involvement in Pain Management. *Curr Drug Targets* 11(4) (2010) 462–73

Devinsky O et al.: Cannabidiol: Pharmacology and Potential Therapeutic Role in Epilepsy and Other Neuropsychiatric Disorders. *Epilepsia* 55(6) (2014) 791–802

Dhadwal G, Kirchhof MG: The Risks and Benefits of Cannabis in the Dermatology Clinic. *J Cutan Med Surg* 22(2) (2018) 194–99

Dincheva I et al.: Faah Genetic Variation Enhances Fronto-Amygdala Function in Mouse and Human. *Nat Commun* 6 (2015) 6395

Dogrul A et al.: Topical Cannabinoid Antinociception: Synergy with Spinal Sites. *Pain* 105(1-2) (2003) 11–6

Donadelli M et al.: Gemcitabine/Cannabinoid Combination Triggers Autophagy in Pancreatic Cancer Cells through a ROS-Mediated Mechanism. *Cell Death Dis* 2 (2011) e152

Dong C et al.: Cannabinoid Exposure During Pregnancy and Its Impact on Immune Function. *Cell Mol Life Sci* (2018)

Donvito G et al.: The Endogenous Cannabinoid System: A Budding Source of Targets for Treating Inflammatory and Neuropathic Pain. *Neuropsychopharmacol* 43(1) (2018) 52–79

Dugas EN et al.: Early Risk Factors for Daily Cannabis Use in Young Adults. *Can J Psychiatry* (2018) 706743718804541

Elikkottil J, Gupta P, Gupta K: The Analgesic Potential of Cannabinoids. *J Opioid Manag* 5(6) (2009) 341–57

El Marroun H et al.: Intrauterine Cannabis Exposure Affects Fetal Growth Trajectories: The Generation R Study. *J Am Acad Child Adolesc Psychiatry* 48(12) (2009) 1173–81

Engels FK et al.: Medicinal Cannabis Does Not Influence the Clinical Pharmacokinetics of Irinotecan and Docetaxel. *Oncologist* 12(3) (2007) 291–300

Ferguson G, Ware MA: Review Article: Sleep, Pain and Cannabis. *J Sleep Dis Ther* 4(2) (2015)

Fine PG, Rosenfeld MJ: The Endocannabinoid System, Cannabinoids, and Pain. Rambam Maimonides *Med J* 4(4) (2013) e0022

Fowler CJ et al.: Targeting the Endocannabinoid System for the Treatment of Cancer – a Practical View. *Curr Top Med Chem* 10(8) (2010) 814–27

Fragoso YD et al.: Cannabis and multiple sclerosis. *Expert Rev Neurother* 20(8) (2020) 849-854, doi: 10.1080/14737175.2020.1776610

Fraguas-Sanchez AI, Torres-Suarez AI: Medical Use of Cannabinoids. *Drugs* 78(16) (2018) 1665–703

Fusar-Poli L et al.: Cannabinoids for People with ASD: A Systematic Review of Published and Ongoing Studies. *Brain Sci* 10(9) (2020) 572, doi: 10.3390/brainsci10090572

Gaffal E et al.: Anti-Inflammatory Activity of Topical THC in DNFB-Mediated Mouse Allergic Contact Dermatitis Independent of CB1 and CB2 Receptors. *Allergy* 68(8) (2013) 994–1000

Gallily R, Yekhtin Z, Hanus LO: Overcoming the Bell-Shaped Dose-Response of Cannabidiol by Using Cannabis Extract Enriched in Cannabidiol. *Pharmacol Pharmacy* 6 (2015)

Gates PJ, Albertella L, Copeland J: The Effects of Cannabinoid Administration on Sleep: A Systematic Review of Human Studies. *Sleep Med Rev* 18(6) (2014) 477–87

Giacoppo S et al.: A New Formulation of Cannabidiol in Cream Shows Therapeutic Effects in a Mouse Model of Experimental Autoimmune Encephalomyelitis. *Daru* 23 (2015) 48

Gobbi G et al.: Antidepressant-Like Activity and Modulation of Brain Monoaminergic Transmission by Blockade of Anandamide Hydrolysis. *Proc Natl Acad Sci U S A* 102(51) (2005) 18620–5

Gorter R: Cannabis in Pain Management. *Townsend Letter* (2018)

Greco R et al.: Peripheral changes of endocannabinoid system components in episodic and chronic migtaine patients: A pilot study. *Cephalalgia* (2020) [Epub 23. Sept.; doi: 10.1177/0333102420949201]

Gunduz-Cinar O et al.: Convergent Translational Evidence of a Role for Anandamide in Amygdala-Mediated Fear Extinction, Threat Processing and Stress-Reactivity. *Mol Psychiatry* 18(7) (2013) 813–23

Guzman M et al.: A Pilot Clinical Study of Delta9-Tetrahydrocannabinol in Patients with Recurrent Glioblastoma Multiforme. *Br J Cancer* 95(2) (2006) 197–203

Haroutounian S et al.: The Effect of Medicinal Cannabis on Pain and Quality-of-Life Outcomes in Chronic Pain: A Prospective Open-Label Study. *Clin J Pain* 32(12) (2016) 1036–43

Hess C, Kramer M, Madea B: Topical Application of THC Containing Products Is Not Able to Cause Positive Cannabinoid Finding in Blood or Urine. *Forensic Sci Int* 272 (2017) 68–71

Hosseini S, Oremus M: The Effect of Age of Initiation of Cannabis Use on Psychosis, Depression, and Anxiety among Youth under 25 Years. *Can J Psychiatry* (2018) 706743718809339

Huang Y et al.: The Role of Traditional Chinese Herbal Medicines and Bioactive Ingredients on Ion Channels: A Brief Review and Prospect. *CNS Neurol Disord Drug Targets* (2018)

Huestis MA: Human Cannabinoid Pharmacokinetics. *Chem Biodivers* 4(8) (2007) 1770–804

Huizink AC: Prenatal Cannabis Exposure and Infant Outcomes: Overview of Studies. *Prog Neuropsychopharmacol Biol Psychiatry* 52 (2014) 45–52

Hupli AMM: Medical Cannabis for Adult Attention Deficit Hyperactivity Disorder: Sociological Patient Case Report of Cannabinoid Therapeutics in Finland. *Med Cannabis Cannabinoids* (2018)

Ibarra-Lecue I et al.: The Endocannabinoid System in Mental Disorders: Evidence from Human Brain Studies. *Biochem Pharmacol* 157 (2018) 97–107

International Association for Cannabinoid Medicines Bulletin. 2017. Web.

Javed H et al.: Cannabinoid Type 2 (CB2) Receptors Activation Protects against Oxidative Stress and Neuroinflammation Associated Dopaminergic Neurodegeneration in Rotenone Model of Parkinson's Disease. *Front Neurosci* 10 (2016) 321

Jean-Gilles L et al.: Effects of Pro-Inflammatory Cytokines on Cannabinoid CB1 and CB2 Receptors in Immune Cells. *Acta Physiol (Oxf)* 214(1) (2015) 63–74

Jordt S-E et al.: Mustard Oils and Cannabinoids Excite Sensory Nerve Fibres through the TRP Channel ANKTM1. *Nature* 427 (2004)

Kander J: Cannabis for the Treatment of Cancer. Ed. Dennis Hill. 2015. The Anticancer Activity of Phytocannabinoids and Endocannabinoids. Web <http://coscc.org/wp-content/ uploads/2015/07/ Cannabis-and-Cancer.pdf>.

Karhson DS et al.: Plasma Anandamide Concentrations Are Lower in Children with Autism Spectrum Disorder. *Mol Autism* 9 (2018) 18

Karl T et al.: The Therapeutic Potential of the Endocannabinoid System for Alzheimer's Disease. *Expert Opin Ther Targets* 16(4) (2012) 407–20

Karst M, Wippermann S: Cannabinoids against Pain. Efficacy and Strategies to Reduce Psychoactivity: A Clinical Perspective. *Expert Opin Invest Drugs* 18.2 (2009) 125–33

Kinnucan J: Use of Medical Cannabis in Patients with Inflammatory Bowel Disease. *Gastroenterol Hepatol* (2018)

Kirkedal C et al.: Hemisphere-Dependent Endocannabinoid System Activity in Prefrontal Cortex and Hippocampus of the Flinders Sensitive Line Rodent Model of Depression. *Neurochem Int* 125 (2019) 7–15

Klein TW: Cannabinoid-Based Drugs as Anti-Inflammatory Therapeutics. *Nat Rev Immunol* 5(5) (2005) 400–11

Kunos G et al.: Endocannabinoids as Cardiovascular Modulators. *Chem Phys Lipids* 108(1-2) (2000) 159–68

Kupczyk P, Reich A, Szepietowski JC: Cannabinoid System in the Skin – a Possible Target for Future Therapies in Dermatology. *Exp Dermatol* 18(8) (2009) 669–79

Ladouceur R: The Cannabis Paradox. *Can Fam Physician* 64(2) (2018) 86

Landa L et al.: Medical Cannabis in the Treatment of Cancer Pain and Spastic Conditions and Options of Drug Delivery in Clinical Practice. *Biomed Pap Med Fac Univ Palacky Olomouc Czech Repub* 162(1) (2018) 18–25

Leung L: Cannabis and Its Derivatives: Review of Medical Use. *J Am Board Fam Med* 24(4) (2011) 452–62

Leweke FM et al.: Cannabidiol Enhances Anandamide Signaling and Alleviates Psychotic Symptoms of Schizophrenia. *Transl Psychiatry* 2 (2012) e94

Lim M, Kirchhof MG: Dermatology- Related Uses of Medical Cannabis Promoted by Dispensaries in Canada, Europe, and the United States. *J Cutan Med Surg* 23(2) (2019) 178–84

Lin TK, Zhong L, Santiago JL: Anti-Inflammatory and Skin Barrier Repair Effects of Topical Application of Some Plant Oils. *Int J Mol Sci* 19(1) (2017)

Lodzki M et al.: Cannabidiol-Transdermal Delivery and Anti-Inflammatory Effect in a Murine Model. *J Control Release* 93(3) (2003) 377–87

Lynch ME, Ware MA: Cannabinoids for the Treatment of Chronic Non-Cancer Pain: An Updated Systematic Review of Randomized Controlled Trials. *J Neuroimmune Pharmacol* (2015)

Mark K, Terplan M: Cannabis and Pregnancy: Maternal Child Health Implications During a Period of Drug Policy Liberalization. *Prev Med* 104 (2017) 46–49

McAllister SD, Soroceanu L, Desprez PY: The Antitumor Activity of Plant-Derived Non-Psychoactive Cannabinoids. *J Neuroimmune Pharmacol* 10(2) (2015) 255–67

McGuire P et al.: Cannabidiol (CBD) as an Adjunctive Therapy in Schizophrenia: A Multicenter Randomized Controlled Trial. *Am J Psychiatry* 175(3) (2018) 225–31

McSweeney LJ, McEneaney P, O'Reilly S: Cannabis Versus Combination Chemotherapy; N = 1 Trial in Hodgkin's Lymphoma. *Ir J Med Sci* (2018)

Mendiguren A, Aostri E, Pineda J: Regulation of Noradrenergic and Serotonergic Systems by Cannabinoids: Relevance to Cannabinoid-Induced Effects. *Life Sci* 192 (2018) 115–27

Metz TD, Stickrath EH: Marijuana Use in Pregnancy and Lactation: a Review of the Evidence. *Am J Obstetr Gynecol* (2015)

Michalski CW et al.: Cannabinoids in Pancreatic Cancer: Correlation with Survival and Pain. *Int J Cancer* 122(4) (2008) 742–50

Minerbi A, Hauser W, Fitzcharles MA: Medical Cannabis for Older Patients. *Drugs Aging* 36(1) (2019) 39–51

Minnesota Department of Health, Office of Medical Cannabis: Review of Medical Cannabis Studies Relating to Chemical Compositions and Dosages for Qualifying Medical Conditions, 2018

Montane E et al.: Scientific Drug Information in Newspapers: Sensationalism and Low Quality. The Example of Therapeutic Use of Cannabinoids. *Eur J Clin Pharmacol* 61(5-6) (2005) 475–7

Moore RA et al.: Cannabinoids, cannabis, and cannabis-based medicines for pain management: an overview of systematic reviews. *Pain* 2020 May 28, doi: 10.1097/j.pain.0000000000001941

Morilak DA: Modulating the Modulators: Interaction of Brain Norepinephrine and Cannabinoids in Stress. *Exp Neurol* 238.2 (2012) 145–8

Morrish AC et al.: Protracted Cannabinoid Administration Elicits Antidepressant Behavioral Responses in Rats: Role of Gender and Noradrenergic Transmission. *Physiol Behav* 98(1-2) (2009) 118–24

Mostafavi M et al.: Autism Spectrum Disorder and Medical Cannabis: Review and Clinical Experience. *Semin Pediatr Neurol* 35 (2020) 100833, doi: 10.1016/j.spen.2020.100833

Nasehi M et al.: Modulation of Cannabinoid Signaling by Amygdala Alpha2-Adrenergic System in Fear Conditioning. *Behav Brain Res* 300 (2016) 114–22

Neumeister A et al.: Elevated Brain Cannabinoid CB1 Receptor Availability in Post-Traumatic Stress Disorder: A Positron Emission Tomography Study. *Mol Psychiatry* 18(9) (2013) 1034–40

Nenert R et al.: Cannabidiol normalizes resting-state functional connectivity in treatment-resistant epilepsy. *Epilepsy Behav* 112 (2020) 107297, doi: 10.1016/j.yebeh.2020.107297

O'Connell BK, Gloss D, Devinsky O: Cannabinoids in Treatment-Resistant Epilepsy: A Review. *Epilepsy Behav* 70(Pt B) (2017) 341–48

Orsini A et al.: Personalized Medicine in Epilepsy Patients. *J Translat Genetics Genomics* (2018)

Pacher P, Steffens S: The Emerging Role of the Endocannabinoid System in Cardiovascular Disease. *Semin Immunopathol* 31(1) (2009) 63–77

Pamplona FA, da Silva LR, Coan AC: Potential Clinical Benefits of CBD-Rich Cannabis Extracts over Purified CBD in Treatment-Resistant Epilepsy: Observational Data Meta-Analysis. *Front Neurol* 9 (2018) 759

Paudel KS et al.: Cannabidiol Bioavailability after Nasal and Transdermal Application: Effect of Permeation Enhancers. *Drug Dev Ind Pharm* 36(9) (2010) 1088–97

Pava MJ, Makriyannis, Lovinger ADM: Endocannabinoid Signaling Regulates Sleep Stability. *PLoS One* 11(3) (2016) e0152473

Pergolizzi Jr J, Quang A, Bisney JF: Cannabinoid Hyperemesis. *Med Cannabis Cannabinoids* (2018)

Pertwee RG: Handbook of Cannabis. Oxford, UK: Oxford University Press, 2014

Pham QD et al.: Chemical Penetration Enhancers in Stratum Corneum – Relation between Molecular Effects and Barrier Function. *J Control Release* 232 (2016) 175–87

Pisanti S, Bifulco M: Endocannabinoid System Modulation in Cancer Biology and Therapy. *Pharmacol Res* 60(2) (2009) 107–16

Poleszak E et al.: Cannabinoids in Depressive Disorders. *Life Sci* 213 (2018) 18–24

Pratt M et al.: Benefits and harms of medical cannabis: a scoping review of systematic reviews. *Syst Rev* 8(1) (2019)320. doi: 10.1186/s13643-019-1243-x

Raikos N et al.: Determination of Delta9-Tetrahydrocannabinolic Acid A (Delta9- THCA-A) in Whole Blood and Plasma by LC-MS/MS and Application in Authentic Samples from Drivers Suspected of Driving under the Influence of Cannabis. *Forensic Sci Int* 243 (2014) 130–6

Rajesh M et al.: CB2-Receptor Stimulation Attenuates TNF-Alpha-Induced Human Endothelial Cell Activation, Transendothelial Migration of Monocytes, and Monocyte-Endothelial Adhesion. *Am J Physiol Heart Circ Physiol* 293(4) (2007) H2210-8

Richardson KA, Hester AK, McLemore GL: Prenatal Cannabis Exposure – the „First Hit" to the Endocannabinoid System. *Neurotoxicol Teratol* 58 (2016) 5–14

Romero-Sandoval EA, Kolano AL, Alvarado-Vazquez PA: Cannabis and Cannabinoids for Chronic Pain. *Curr Rheumatol Rep* 19(11) (2017) 67

Romigi A et al.: Cerebrospinal Fluid Levels of the Endocannabinoid Anandamide Are Reduced in Patients with Untreated Newly Diagnosed Temporal Lobe Epilepsy. *Epilepsia* 51(5) (2010) 768–72

Russo EB: Cannabis and Epilepsy: An Ancient Treatment Returns to the Fore. *Epilepsy Behav* 70(Pt B) (2017) 292–97

Russo EB: Cannabis for Migraine Treatment: The Once and Future Prescription? An Historical and Scientific Review. *Pain* 76(1-2) (1998) 3–8

Russo EB: Cannabis Therapeutics and the Future of Neurology. *Front Integr Neurosci* 12 (2018) 51

Russo EB: Clinical Endocannabinoid Deficiency Reconsidered: Current Research Supports the Theory in Migraine, Fibromyalgia, Irritable Bowel, and Other Treatment-Resistant Syndromes. *Cannabis Cannabinoid Res* 1(1) (2016) 154–65

Russo EB: Synthetic and Natural Cannabinoids: The Cardiovascular Risk. *Br J Cardiol* 22 (2015)

Russo EB, Guy GW, Robson PJ: Cannabis, Pain, and Sleep: Lessons from Therapeutic Clinical Trials of Sativex, a Cannabis-Based Medicine. *Chem Biodivers* 4(8) (2007) 1729–43

Sarid N et al.: Medical Cannabis Use by Hodgkin Lymphoma Patients: Experience of a Single Center. *Acta*

Haematol 140(4) (2018) 194–202

Sawtelle L et al.: Use of Cannabis and Cannabinoids in Patients With Cancer. *Ann Pharmacother* 2020 Oct 17, doi: 10.1177/1060028020965224

Schier AR et al.: Cannabidiol, a Cannabis Sativa Constituent, as an Anxiolytic Drug. *Braz J Psychiatry* 34 (Suppl 1) (2012) S104–10

Scott KA, Dalgleish AG, Liu WM: The Combination of Cannabidiol and Delta9-Tetrahydrocannabinol Enhances the Anticancer Effects of Radiation in an Orthotopic Murine Glioma Model. *Mol Cancer Ther* 13(12) (2014) 2955–67

Sexton M, Cuttler C, Mischley LK: A Survey of Cannabis Acute Effects and Withdrawal Symptoms: Differential Responses across User Types and Age. *J Altern Complement Med* (2018)

Sharpe L et al.: Cannabis, a cause for anxiety? A critical appraisal of the anxiogenic and anxiolytic properties. *J Transl Med* 18(1) (2020) 374, doi: 10.1186/s12967-020-02518-2

Shelef A et al.: Safety and Efficacy of Medical Cannabis Oil for Behavioral and Psychological Symptoms of Dementia: An Open-Label, Add-on, Pilot Study. *J Alzheimers Dis* 51(1) (2016) 15–9

Shen JJ et al.: Trends and Related Factors of Cannabis-Associated Emergency Department Visits in the United States: 2006–2014. *J Addict Med* (2018)

Sherif M et al.: Human Laboratory Studies on Cannabinoids and Psychosis. *Biol Psychiatry* 79(7) (2016) 526–38

Sledzinski P et al.: The Current State and Future Perspectives of Cannabinoids in Cancer Biology. *Cancer Med* 7(3) (2018) 765–75

Slivicki RA et al.: Positive Allosteric Modulation of Cannabinoid Receptor Type 1 Suppresses Pathological Pain without Producing Tolerance or Dependence. *Biol Psychiatry* 84(10) (2018) 722–33

Smith PA et al.: Low Dose Combination of Morphine and Delta9-Tetrahydrocannabinol Circumvents Antinociceptive Tolerance and Apparent Desensitization of Receptors. *Eur J Pharmacol* 571(2-3) (2007) 129–37

Soares VP, Campos AC: Evidences for the Anti-Panic Actions of Cannabidiol. *Curr Neuropharmacol* 15(2) (2017) 291–99

Spierings EL: Mechanism of Migraine and Action of Antimigraine Medications. *Med Clin North Am* 85(4) (2001) 943–58, vi–vii

Stampanoni Bassi M et al.: Exploiting the Multifaceted Effects of Cannabinoids on Mood to Boost Their Therapeutic Use against Anxiety and Depression. *Front Mol Neurosci* 11 (2018) 424

Stella N: Cannabinoid and Cannabinoid-Like Receptors in Microglia, Astrocytes, and Astrocytomas. *Glia* 58(9) (2010) 1017–30

Stinchcomb AL et al.: Human Skin Permeation of Delta8-Tetrahydrocannabinol, Cannabidiol and Cannabinol. *J Pharm Pharmacol* 56(3) (2004) 291–7

Sulak D: Cannabis for Health Promotion and Disease Prevention. Medicinal Cannabis Conference 2017, Arcata Community Center, Arcata, California, April 29, 2017. Lecture.

Takakuwa KM et al.: The Impact of Medical Cannabis on Intermittent and Chronic Opioid Users with Back Pain: How Cannabis Diminished Prescription Opioid Usage. *Cannabis Cannabinoid Res* 5(3) (2020) 263-270, doi: 10.1089/can.2019.0039

Thomas RH, Cunningham MO: Cannabis and Epilepsy. *Pract Neurol* 18(6) (2018) 465–71

Tiwari RK, Chauhan NS, Yogesh HS: Ethosomes: A Potential Carries for Transdermal Drug Delivery. *Int J Drug Develop Res* 2(2) (2010)

Torres S et al.: A Combined Preclinical Therapy of Cannabinoids and Temozolomide against Glioma. *Mol Cancer Ther* 10(1) (2011) 90–103

Touitou E et al.: Ethosomes – Novel Vesicular Carriers for Enhanced Delivery: Characterization and Skin Penetration Properties. *J Control Release* 65(3) (2000) 403–18

Touitou E et al.: Transdermal Delivery of Tetra-hydrocannabinol. *Int J Pharmaceut* 43(1–2) (1988)

Valiveti S et al.: In Vitro/in Vivo Correlation Studies for Transdermal Delta 8-THC Development. *J Pharm*

Sci 93(5) (2004) 1154–64

Vandrey R et al.: Cannabinoid Dose and Label Accuracy in Edible Medical Cannabis Products. *JAMA* 313(24) (2015) 2491–3

Velasco G, Sanchez C, Guzman M: Towards the Use of Cannabinoids as Antitumour Agents. *Nat Rev Cancer* 12(6) (2012) 436–44

Verbanck P: Short-Term and Long-Term Effects of Cannabis Use. *Rev Med Bruxelles* 39(4) (2018) 246–49

Vigil JM et al.: Effectiveness of Raw, Natural Medical Cannabis Flower for Treating Insomnia under Naturalistic Conditions. *Medicines (Basel)* 5(3) (2018)

Vucković S et al.: Cannabinoids and Pain: New Insights from Old Molecules. *Front Pharmacol* (2018)

Wade DT et al.: A Preliminary Controlled Study to Determine Whether Whole-Plant Cannabis Extracts Can Improve Intractable Neurogenic Symptoms. *Clin Rehabil* 17(1) (2003) 21–9

Ware MA et al.: Cannabis for the Management of Pain: Assessment of Safety Study (Compass). *J Pain* 16(12) (2015) 1233–42

Whiting PF et al.: Cannabinoids for Medical Use: A Systematic Review and Meta-Analysis. *JAMA* 313(24) (2015) 2456–73

Whittle BA, Guy GW, Robson P: Prospects for New Cannabis-Base Prescription Medicines. *J Cannabis Ther* 1 (2001)

Wilkinson JD, Williamson EM: Cannabinoids Inhibit Human Keratinocyte Proliferation through a Non-CB1/CB2 Mechanism and Have a Potential Therapeutic Value in the Treatment of Psoriasis. *J Dermatol Sci* 45(2) (2007) 87–92

Winkelman M: Archeological Investigations of Ancient Psychoactive Substances. *J Psychedelic Studies* (2018)

Woodhams SG et al.: The Cannabinoid System and Pain. *Neuropharmacology* 124 (2017) 105–20

Yang YT, Szaflarski JP: The US Food and Drug Administration's Authorization of the First Cannabis-Derived Pharmaceutical: Are We Out of the Haze? *JAMA Neurol* (2018)

Yesilyurt O et al.: Topical Cannabinoid Enhances Topical Morphine Antinociception. *Pain* 105(1-2) (2003) 303–8

Yin AQ, Wang F, Zhang X: Integrating Endocannabinoid Signaling in the Regulation of Anxiety and Depression. *Acta Pharmacol Sin* 40(3) (2019) 336–41

Zador F, Wollemann M: Receptome: Interactions between Three Pain-Related Receptors or the 'Triumvirate' of Cannabinoid, Opioid and Trpv1 Receptors. *Pharmacol Res* 102 (2015) 254–63

Zhou D et al.: Role of the Endocannabinoid System in the Formation and Development of Depression. *Pharmazie* 72(8) (2017) 435–39

Zias J et al.: Early Medical Use of Cannabis. *Nature* 363(6426) (1993) 215

Zimmerman C, Yarnell E: Herbal Medicines for Seizures. *Alternative Complement Ther* 24(6) (2018)

Zou S, Kumar U: Cannabinoid Receptors and the Endocannabinoid System: Signaling and Function in the Central Nervous System. *Int J Mol Sci* 19(3) (2018)

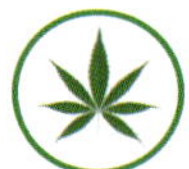

INFOSERVICE

Cannabis 2020 – Was ist erlaubt?

Im letzten Jahrzehnt war weltweit ein Trend zugunsten der Legalisierung von Cannabis zu beobachten. Sanktionen wurden gelockert, und die Verfügbarkeit von Cannabis hat sich verbessert. Die Rechtslage ist aber alles andere als übersichtlich und ändert sich permanent. Von Land zu Land unterscheiden sich die Vorgaben für die Cannabisnutzung teils beträchtlich (www.sensiseeds.com/de/blog/lander/). Derzeit ist die Welt ein Flickenteppich, was Erlaubnisse und Verbote in Bezug auf den Erwerb, die Anwendung, die Vermarktung die Nutzung von Cannabis zum Privatgebrauch und für medizinische Zwecke betrifft. Klare Grenzen, was erlaubt oder verboten ist, gibt es fast nirgendwo.

Global

Cannabis-Arzneimittel

• Legal (rezeptpflichtig) in Kanada, Südafrika, in einigen US-Staaten, größtenteils in Südamerika, Australien und Neuseeland, Thailand, Georgien und in einigen EU-Staaten inklusive Deutschland, Niederlande sowie in der Schweiz.

Cannabis-Privatgebrauch

• Legal nur in Kanada, einigen US-Staaten, Uruguay, Georgien (seit 2018) und Südafrika.

• Entkriminalisiert bzw. geduldet: in einigen US-Staaten, Mittel- und Südamerika, einigen EU-Staaten und Südostasien.

Deutschland

Cannabispflanzen/-teile, Harz (Haschisch) und THC-Derivate unterliegen dem Betäubungsmittelgesetz (BtMG). Ohne Erlaubnis des Bundesinstituts für Arzneimittel und Medizinprodukte (BfArM) sind Anbau, Herstellung, Handel, Einfuhr, Ausfuhr, Abgabe, Verkauf, Erwerb und Besitz von allen Pflanzenteilen (inklusive Cannabissamen) strafbar (§§ 29 ff. BtMG). Ausnahmen sind möglich (Wissenschaft, öffentliches Interesse u. a.).

Cannabismengen

• Geringe Mengen: einheitliche Obergrenze (seit 2018) für den Eigenbedarf, Einstellung von Strafverfahren bei Besitz von ≤ 6 Gramm Cannabis.
• Nicht geringe Mengen: ab einem Wirkstoffanteil von 7,5 Gramm THC.

Cannabiskonsum

• Der Konsum von Betäubungsmitteln ist in Deutschland erlaubt (straffreie „Selbstschädigung"). Ein positiver Drogentest ist kein gerichtsfester Beweis für eine strafbare Handlung. In der Regel folgt aber ein Eintrag in die Führerscheindatei („Drogenkonsument"), auch bei Nachweis geringer Mengen. Meist kommt dann eine Aufforderung zum Drogenscreening. Gerichtsfeste THC-Werte im Serum bis 8 Tage nach dem Konsum: ≥ 5 ng/ml THC = gelegentlicher Konsum, > 75 ng/ml THC = regelmäßiger Konsum.
• CBD-Produkte (Öle, Cremes) sind erlaubt, wenn sie weniger als 0,2 Prozent THC enthalten und aus zertifizierten Nutzhanfsorten hergestellt wurden.

Cannabismedizin

Cannabis darf für die Zubereitung von Arzneimitteln benutzt werden, ist verschreibungs- und verkehrsfähig (seit 2011). Cannabisextrakte/-blüten dürfen ärztlich verordnet werden (seit 2017). Krankenkassen übernehmen die Therapiekosten nach Fallprüfung.

Cannabis-Arzneimittel

• Zulassung von Fertigarzneimitteln mit den Wirkstoffen Nabiximols (Sativex), Dronabinol und Nabilon. Die Medikamente sind rezeptpflichtig (BtM-Rezept).
• Das BfArM muss eine Ausnahmeerlaubnis zum Eigenanbau von Cannabis für die medizinische Selbstversorgung erteilen (seit 2016). Eigenanbau bleibt trotzdem grundsätzlich verboten.
• Cannabisblüten können zu Lasten der gesetzlichen Krankenkassen verordnet werden, wenn Cannabis aus der Apotheke nicht verfügbar ist (seit 2017).
• Schwer kranke Patienten können zu Lasten der Krankenkassen kontrolliert angebautes Cannabis auf Rezept bekommen (seit 2017).
• Ärzte entscheiden eigenverantwortlich über die Indikation der Cannabistherapie. Die häufigste Diagnose ist Schmerz (ca. 70 %).
• Cannabisanbau zu medizinischen Zwecken soll in Deutschland staatlich

kontrolliert stattfinden. Versorgungsengpässe werden seit 2018 durch Importe ausgeglichen.

Österreich

Cannabis unterliegt dem Suchtmittelgesetz (SMG). Erwerb, Besitz, Erzeugung, Einfuhr/Ausfuhr, Überlassung, Verschaffung und Konsum (= vorübergehender Besitz) sind strafbar. Für die strafrechtliche Verfolgung in Österreich gilt offiziell der Grundsatz „Therapie statt Strafe“.

Cannabismengen

- Geringe Mengen: Wirkstoffmasse weniger als 20 Gramm THC = 80–300 Gramm Cannabisblüten. Strafverfahren werden 2 Jahre zurückgestellt („Probezeit“). Gesundheitsbezogene Maßnahmen können angeordnet werden: Beratungsgespräche, regelmäßige Abgabe von Urinproben.
- Nicht geringe Mengen: ab einem Wirkstoffanteil von 7,5 Gramm THC.

Cannabis-Saatgut/Pflanzen

Maximal 0,3 Prozent THC sind erlaubt: Samen, Blätter, Stängel, Wurzeln und Jungpflanzen erreichen diesen THC-Gehalt nicht und gelten deshalb nicht als Suchtgift. Zahlreiche Geschäfte haben Samen und Jungpflanzen deshalb legal im Angebot (z. B. https://shop.seeds2go.eu).

Cannabisanbau

- Cannabisanbau zur Suchtmittelgewinnung (Trennung THC-haltiger Pflanzenteile) ist strafbar (auch versuchte Erzeugung). Cannabisanbau für Zwecke, die nicht der Suchtmittelgewinnung dienen (Zierpflanzen, Papierrohstoff u. a.), ist unabhängig vom THC-Gehalt der Sorte erlaubt.
- Cannabisanbau für Forschung und Medizin ist staatlich kontrolliert erlaubt (seit 2008).

Cannabismedizin

Cannabis darf für die Zubereitung von Arzneimitteln verwendet werden: Nabiximols (Sativex), Dronabinol und Nabilon. Bei Patienten mit Multipler Sklerose, HIV, Krebs oder Erkrankungen des Nervensystems übernimmt die Krankenversicherung die Therapiekosten.

Schweiz

Cannabis ist laut Betäubungsmittelgesetz in der Schweiz nicht erlaubt (illegal): und zwar Anbau, Herstellung, Veräußerung, Besitz, gewerbsmäßiger Handel. Die liberale Drogenpolitik der 1990er-Jahre (vor allem im Kanton Basel) war 2003 mit der Schließung aller Hanfläden beendet.

Cannabismengen

• Geringe Mengen für den Privatgebrauch/Abgabe (Erwachsene) mit maximal 10 Gramm Cannabis und höchstens 1 Prozent THC sind erlaubt.
• „Wer nur eine geringfügige Menge eines Betäubungsmittels für den eigenen Konsum vorbereitet oder zur Ermöglichung des gleichzeitigen und gemeinsamen Konsums einer Person von mehr als 18 Jahren unentgeltlich abgibt, ist nicht strafbar.“ (BtMG Art. 19b 1.)

Cannabiskonsum

• „Wer unbefugt Betäubungsmittel vorsätzlich konsumiert oder wer zum eigenen Konsum eine Widerhandlung im Sinne von Artikel 19 Betäubungsmittelgesetz begeht, wird mit Busse bestraft.“ (Art. 19a 1.) Verfahrenseinstellung, Straflosigkeit und Verwarnungen sind möglich (100–10.000 SF).
• Konsum und Handlungen, die auf Konsum, Anbau, Erwerb und Besitz abzielen, sind grundsätzlich strafbar (Buße bis 10.000 SF). Erlaubte Ausnahme: Mengen bis 10 Gramm.
• Polizeilich beobachteter Konsum von Cannabis bei Erwachsenen: Buße 100 SF.

Cannabisprodukte

CBD-Produkte (z. B. Marihuana) mit weniger als 1 Prozent THC sind im Rahmen des Lebensmittelgesetzes erlaubt. Sie gelten als „Tabakersatzprodukte“ und sind den gesetzlichen Vorgaben entsprechend anzubieten. Getrocknete Cannabisblüten werden vor dem Verkauf beim Bundesamt gemeldet. Es gelten die Vorgaben für Tabakprodukte: Kennzeichnung, Warnhinweise, weitere Hinweise („< 1 % THC“ sowie „Produkt auf pflanzlicher Basis, ohne Tabak“). Heilversprechen dürfen nicht abgegeben werden.

Cannabisanbau

• Industrieller Anbau mit regelkonformem THC-Gehalt ist erlaubt (seit 1995).

• Anbau von Kleinstmengen für den Eigenbedarf ist erlaubt: nur Kultursorten mit weniger als 1 Prozent THC-Gehalt (Cannabis „light“).

Italien

Drogenbesitz/-handel, gewerbsmäßiger Anbau und Vertrieb von Cannabis sind strafbar. Seit 2007 ist der therapeutische Nutzen von THC/CBD in Italien anerkannt und Cannabis für medizinische Zwecke legalisiert. Cannabis gilt als „weiche“ Droge (Liste 2).

• Drogenbesitz, der nicht ausschließlich dem Privatgebrauch dient, ist strafbar.
• Cannabis-Arzneimittel sind auf Rezept legal erhältlich (seit 2013).
• Drogenkonsum ist erlaubt (seit 1993, Volksbefragung). Es gibt aber verwaltungsrechtliche Sanktionen: Entzug von Führerschein, Aufenthaltserlaubnis oder Waffenpass.
• Cannabisanbau für den Eigenbedarf in Kleinstmenge (bis ca. 5 Pflanzen) auf eigenem Grund ist erlaubt (seit 2019).
• Cannabis-„light“-Produkte (z. B. Blüten) sind beispielsweise in Tabakläden frei verkäuflich, wenn höchstens 0,6 Prozent THC enthalten sind.
• CBD-Öle mit maximal 0,6 Prozent THC sind rezeptfrei als „Nahrungsergänzungsmittel“ erlaubt.

Niederlande

Cannabis war und ist illegal in den Niederlanden. Gewerblicher Anbau, Großhandel, Im-/Export von Cannabis und anderen Drogen sind strafbar. Die Drogenpolitik möchte allerdings den Einstieg von Drogenkonsumenten in den Schwarzmarkt und die Kriminalität bekämpfen.

• Der Besitz von 30 Gramm Cannabis wird toleriert (seit 1976).
• Der Erwerb von maximal 5 Gramm Cannabis (Marihuana und Haschisch) pro erwachsene Person beispielsweise in Coffeeshops ist erlaubt (seit 1995). Coffeeshops dürfen maximal 500 Gramm Cannabis vorhalten. Verkauf von Alkohol ist nicht gestattet. Wer nicht in den Niederlanden lebt, darf weder Coffeeshops betreten noch Cannabis kaufen. Minderjährige sind generell ausgeschlossen.
• Cannabisanbau ist offiziell nicht erlaubt. Anbau in Kleinstmenge für den Eigenbedarf wird toleriert (maximal 5 Cannabispflanzen).
• Der Anbau von Cannabis mit maximal 0,2 Prozent THC ist erlaubt (seit

1999), die Herstellung von CBD-Produkten verboten.

- CBD-Produkte dürfen höchstens 0,05 Prozent THC enthalten.
- Cannabisprodukte zu medizinischen Zwecken dürfen staatlich kontrolliert hergestellt werden (seit 2003).

Cannabistherapie in Deutschland

Unter bestimmten Umständen haben Patienten mit schwerwiegender Erkrankung Anspruch auf Cannabis (seit März 2017). Haus- und Fachärzte dürfen getrocknete Cannabisblüten/-extrakte und Arzneimittel (Dronabinol, Nabilon) verordnen. Im Regelfall übernehmen Krankenkassen die Kosten. Ein Anspruch auf Versorgung mit Cannabis ist dann gegeben, wenn …

1. eine medizinische Standardtherapie nicht zur Verfügung steht oder eine solche nach begründeter Einschätzung des Arztes im Einzelfall nicht angewendet werden kann (z. B. wegen Nebenwirkungen oder bezüglich des Schweregrads der Erkrankung).

2. wenn ein merklich günstiger Einfluss von Cannabis auf den Krankheitsverlauf und schwerwiegende Symptome zu erwarten ist.

Anwendungsgebiete, die als „schwerwiegend“ gelten, werden vom Gesetzgeber nicht konkret benannt (§ 31 Absatz 6 SGB V). Ein Einfallstor für die pauschale Ablehnung von Anträgen seitens der Krankenkassen.

Für Ärzte und Patienten ist die Cannabistherapie in Deutschland noch „Neuland“. Vorschriften, Formulare und Genehmigungen erschweren den Zugang zur Cannabistherapie. Es wird viel Selbstvertrauen und Durchhaltevermögen von beiden Seiten verlangt, um eine Behandlung im Einzelfall zu begründen und durchzusetzen. Eigeninitiative und Übezeugungsarbeit der Betroffenen sind entscheidende Erfolgsfaktoren.

Ärztliche Verordnung

Für den Arzt bedeutet der Einstieg in die Cannabistherapie Mehraufwand. Er sollte die Anwendung befürworten und begründen können. Er muss Daten zur Behandlung an das BfArM übermitteln. Er muss ein Betäubungsmittelrezept ausstellen, was immer zusätzliche Arbeit macht. Behörden haben mitunter sogar versucht, Ärzte mit fragwürdigen oder bedrohlichen Aktionen zu diskreditieren und davon abzuschrecken, Cannabismedizin zu verordnen. Dennoch bleibt zu hoffen, dass zukünftig mehr Patienten als bisher von einer ärztlich verordneten Cannabistherapie profitieren werden.

Ein Jahr nach Gesetzesänderung (2018) sind etwa 16.000 Anträge auf Kostenübernahme bei gesetzlichen Krankenkassen gestellt worden. Zwei Drittel davon wurden genehmigt. Die Ablehnungsquote von 40 Prozent beruht nach Angaben der Techniker Krankenkasse auf unvollständigen Angaben auf den Anträgen, auf banalen Diagnosen oder wirksamen Therapiealternativen. Info für Ärzte: www.kbv.de/html/cannabis-verordnen.php.

- Für die Cannabisbegleiterhebung muss sich der Arzt in einem Portal des BfArM anmelden (www.begleiterhebung.de) und wird zum Erhebungsbogen weitergeleitet. Benötigte Angaben: ärztliche Betäubungsmittelnummer, Postleitzahl, Nachname und Geburtsjahr des Arztes. Auch bei einer Umstellung der Therapie muss der Bogen ausgefüllt werden. Die Erhebung dauert fünf Jahre und fungiert als Entscheidungsgrundlage für die Zulassung von Cannabis als Regelleistung der Krankenkassen.
- Cannabisblüten/-extrakte und Arzneimittel (Dronabinol, Nabilon) werden via Betäubungsmittelrezept verordnet. Folgende Angaben sind erforderlich (§ 9, BtMVV): Arzneimittelbezeichnung, Menge, Gebrauchsanweisung. Abweichungen werden mit „A“ gekennzeichnet.
- Zugelassene Cannabis-Fertigarzneimittel: Nabiximols (Sativex-Mundspray), Nabilon (Canemes).
- Abrechnung der Kosten (GOP): 01460 (Aufklärung), 01461 (Datenerfassung), 01626 (ärztliche Stellungnahme für die Krankenkasse).
- Informationen für Ärzte:
  - Verordnung: (https://www.kbv.de/media/sp/Cannabisbl_ten_und_Cannabinoide_Information_BAK.pdf).
  - Fragen: (https://www.bfarm.de/DE/Bundesopiumstelle/Cannabis/Hinweise_Aerzte/_node.html).
  - Begutachtung: (https://www.mds-ev.de/richtlinien-publikationen/richtlinien-/-grundlagen-der-begutachtung/mdk-cannabinoide-begutachtung.html).
  - Studienlage (www.akdae.de/Stellungnahmen Weitere/20160114.pdf).

Hinweise für Patienten

Der entscheidende Faktor für Patienten ist Eigeninitiative. Betroffene müssen sich bemühen, einen ärztlichen Verbündeten zu finden, der sie unterstützt. Viele Ärzte fürchten den Aufwand oder Probleme, was die Cannabistherapie betrifft.

Sie sollten dafür Verständnis haben. Lassen Sie sich nicht entmutigen! Suchen und finden Sie einen aufgeschlossenen Arzt. Ein Betäubungsmittelrezept weist Sie als Patienten aus, der auf Cannabismedizin angewiesen ist. Es schützt Sie auch vor den mitunter bedrohlichen Mutmaßungen staatlicher Behörden und Ämter. Cannabistherapie ist in Deutschland legal!

- Sie müssen vor erstmaliger Verordnung eines Cannabispräparats die Erlaubnis Ihrer Krankenkasse einholen.
- Wird eine bereits genehmigte Cannabistherapie angepasst oder auf andere Präparate umgestellt, ist keine erneute Erlaubnis der Krankenkasse nötig.
- Zu Beginn der Therapie werden Sie darüber informiert, dass Ihr Arzt gesetzlich vorgeschriebene Daten zur Behandlung abfragen und (anonymisiert) an das BfArM übermitteln wird (Infoblatt: https://www.kbv.de/media/sp/Patienteninformation_Cannabis_als_Medizin.pdf)
- Informationen für Patienten: Fragen und Antworten (https://www.kbv.de/media/sp/Patienteninformation_Cannabis_als_Medizin.pdf).

Hinweise für Apotheker

- Zugelassene Cannabis-Arzneimittel: Nabiximols (*Sativex*-Mundspray), Nabilon (*Canemes*), *Epidyolex* (98 % CBD, < 0,2 % THC).
- Cannabis-Rezepturen: gemahlene, gesiebte oder granulierte Blütenstände. Rezeptursubstanzen: Dronabinol und eingestelltes raffiniertes Cannabisölharz.
- Monografien und Rezepturvorschriften (siehe Neues Rezept-Formularium/NRF: https://dacnrf.pharmazeutische-zeitung.de): Dronabinol, eingestelltes raffiniertes Cannabisölharz, Cannabisblüten (DAB).

CBD-Produkte kaufen

Empfehlungen sind kaum möglich. Am besten orientieren Sie sich an den Hinweisen auf S. 18, 124 und 139.

Cannabistest: Cannabinoid-Analyse

Die chemische Analyse von Pflanzenmaterial und Extrakten (Öl, Harz) verschafft Klarheit über die Wirkstoffkomposition der Cannabismedizin. Die Kenntnis der Anteile an Cannabinoiden ist eine wichtige Voraussetzung für optimale Dosierung und die Wirksamkeit der Behandlung (siehe S. 55–64).

Hier beispielhaft die detaillierte und transparente Cannabinoid-Analyse eines Bio-CBD-Öls vom österreichischen Biohanf-Hersteller BioBloom (09-2020).

Abk.	Substanz	Ergebnis	Einheit
Sa-We	Gewicht Probe	3,826	g
T-CBD	Cannabidiol gesamt (CBD +CBDA)	**10,41**	%
CBD	Cannabidiol	7,95	%
CBDA	Cannabidiol-Säure	2,80	%
T-THC	Tetrahydrocannabinol gesamt (THC + THCA)	**0,11**	%
D9THC	D9-Tetrahydrocannabinol	0,08	%
THCA	Tetrahydrocannabinol Säure	–	%
D8THC	D8-Tetrahydrocannabinol	0,03	%
T-CBG	Cannabigerol gesamt (CBG + CBGA)	0,15	%
CBG	Cannabigerol	0,09	%
CBGA	Cannabigerol-Säure	0,07	%
CBN	Cannabinol	0,05	%
CBC	Cannabichromen	0,14	%
THCV	Tetrahydrocannabivarin	–	%
CBDV	Cannabidivarin	0,05	%
CBDVA	Cannabidivarin-Säure	0,04	%

Analyseergebnis: CBD-ÖL 10 % mit zulässigem THC-Gehalt (< 0,2 %).

[Quellen: Ing. Christian Fuczik Chemisches Laboratorium (IFHA), www.hanfanalytik.at; Biobloom GmbH, https://biobloom.at/produkt/10-prozent-bio-cbd-oel-10ml/]

Bücher

Michael Backes: *Cannabis als Medizin*. Kopp, 2016

Jack Herer: *Hanf. Cannabis. Marihuana*. Zweitausendeins, 1993

Lester Grinsoon, James B. Bakalar: *Marihuana. Die verbotene Medizin*. Zweitausendeins, 1994

Greg Green: *The Cannabis Grow Bible: The Definitive Guide to Growing Marijuana for Recreational and Medical Use*. Green Candy Press, 2017

Ed Rosenthal: *Ed Rosenthal's Marijuana Grower's Handbuch*. Nachtschatten, 2016

Ed Rosenthal: *Marijuana Pest and Disease Control: How to Protect Your Plants and Win Back Your Garden*. Quick American Archives, 2012

Roger G. Pertwee (ed.): *Handbook of Cannabis*. OUP Oxford, 2016

K of Trichome Technologies: *Marijuana Horticulture Fundamentals: A Comprehensive Guide to Cannabis Cultivation and Hashish Production*. Green Candy Press, 2016

Franjo Grotenhermen, Markus Berger, Kathrin Gebhardt: Cannabidiol CBD. Nachtschatten, 2015

Kenzi Riboulet-Zemouli, Simon Anderfuhren-Biget, Martin Diaz Velásquez, Michael Krawitz: Cannabis & Sustainable Development. FAAT, 2019

Internet

www.hanfmuseum.de
www.hanfinstitut.at
www.hanfmuseum.ch
www.hashmuseum.com
www.nachtschatten.ch
www.hanf-kompass.com

Tammi Sweet

Tammy Sweet, MS, LMT, ist erfahrene Herbalistin und passionierte Lehrerin. Sie verfügt über ein Masterdiplom in Neurobiologie und Endokrinologie. Mit Begeisterung unterrichtet sie Kräuterkunde, aber auch Leistungssport und Anatomie an Colleges sowie Massage und Yoga. Sie präsentiert das faszinierende Wunderwerk und die Weisheit des menschlichen Körpers mitreißend und verständlich, ganzheitlich und mit allen Aspekten des Lebens. Häufig gibt sie Workshops im Rahmen von Anatomie- und Physiologie-Kongressen, unterrichtet an Kräuterkundeschulen und bietet Online-Kurse an. Sie ist derzeit Co-Direktorin des *Heartstone Center for Earth Essentials* nahe Ithaca, New York. Mit Cannabispflanzen und ihren außergewöhnlichen Heilkräften verbindet sie eine ganz besondere, intensive Beziehung.

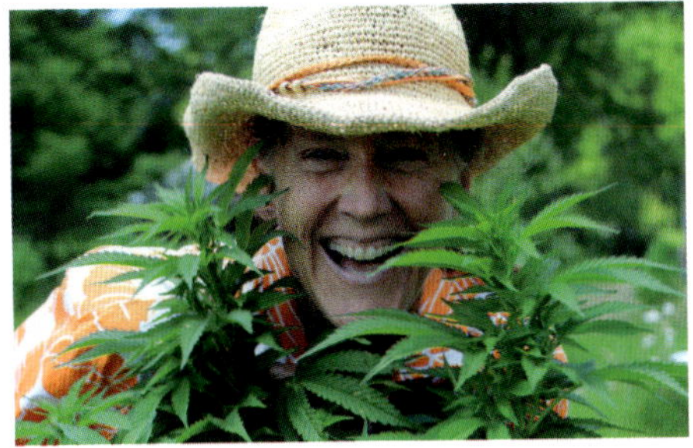

www.tammisweet.com – www.heart-stone.com

Online-Tutorial

Lehrgang in englischer Sprache (www.tammisweet.com/book-bonus):

- Zubereitung von Cannabismedizin.
- Schritt für Schritt durch den Herstellungsprozess.
- Antworten auf Fragen (Bedenken, Ängste u. a.).

Zusätzliches Videomaterial:

- Cannabismedizin herstellen und anwenden.
- Cannabisöle herstellen und anwenden.
- Cannabistinkturen herstellen und anwenden.
- Fehler bei der Decarboxylierung vermeiden.
- Testergebnisse verstehen.
- Testergebnisse interpretieren.
- Dosis kalkulieren.

REGISTER

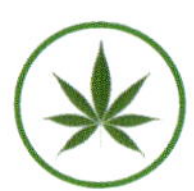

Entdecken Sie gesunde Produkte

Eine kleine Auswahl interessanter Bezugsquellen für heilsame Heilkräuter und Co.

Kräuter Schulte: www.kraeuterschulte.de
Die Drogerie *Kräuter Schulte* gehört zu den führenden Anbietern von Tinkturen, Arznei- und Gewürzkräutern in Deutschland. Zu ihren Kunden zählen Apotheken, Ärzte, Heilpraktiker, Heilkundige und auch einfach alle Menschen, die das richtige Kraut für ihre Heilung suchen. Neu im Sortiment sind ausgewählte CBD-Öle.

Kasimir und Lieselotte: www.kasimirlieselotte.de
Ein kleines Familienunternehmen mit einer eigenen Kräutermanufaktur in Brandenburg. Firmenchef Markus Gürtler und seine beiden Kinder Kasimir und Lieselotte fühlen sich dem ökologisch-biologischen Anbau verpflichtet und bauen verschiedene Heilpflanzen selber an.

Bachhuber China-Medica: www.china-medica.de
Firmeninhaber Andreas Bachhuber ist fasziniert vom jahrtausendealten Heilwissen der Chinesen und der hohen Kunst, die Schätze der Natur heilbringend für den Menschen einzusetzen. Seit mehr als drei Jahrzehnten versorgt die Firma *China-Medica* unter der Leitung von Andreas Bachhuber Apotheken und über sie die Ärzte, Heilpraktiker, Heilkundigen und Heilung Suchenden mit qualitativ hochwertigen, geprüften Arzneikräutern der traditionellen chinesischen Medizin.

Vitalpilze Chiemsee: www.vitalpilze-chiemsee.de
Claudia Rother, Gründerin und Inhaberin von Vitalpilze Chiemsee, bietet in ihrem Sortiment die wichtigsten Heilpilze an, die meisten in Bioqualität. Sie ist selbst begeisterte Mykotherapeutin, setzt die Vitalpilze seit vielen Jahren begleitend zu Therapien oder vorbeugend zur Gesunderhaltung ein und legt Wert auf höchste Qualität. Die heilenden und immunstärkenden Kräfte von Pilzen werden schon seit Jahrtausenden vom Menschen genutzt.

Maienfelser Naturkosmetik: www.maienfelser-naturkosmetik.de
Schon 30 Jahre steht die sympathische Familienmanufaktur *Maienfelser Naturkosmetik* unter der Führung von Gründer Hans-Peter Lindenmann für einzigartige Produkte von höchster Qualität.

Kreuterey: www.kreuterey.de
Die „Kreuterey" des Inhabers und leidenschaftlichen Gärtners Udo Schäfer ist ein kleiner Bio-Gartenbaubetrieb, der sich auf den Anbau von Heil-, Gewürz- und Aromapflanzen spezialisiert hat. Zusätzlich bietet er ein erlesenes Sortiment verschiedener Gemüsejungpflanzen an. Sensationell ist die große Auswahl an Basilikum-, und Chilisorten, die in vielen Kulturen als Heilkräuter und Heilgewürze verwendet werden. Bestellen Sie einfach online der Versand von Jungpflanzen zum eigenen Anbau ist eine prima Idee.

BioBloom: www.biobloom.at
Beim österreichischen Bio-Hanfproduzenten BioBloom stehen der Mensch und seine Gesundheit sowie der nachhaltige und sorgsame Umgang mit den Ressourcen der Natur im Mittelpunkt. BioBlooms Mission ist es, hochwertige biologische Naturprodukte aus Hanf zu produzieren.

Weihrauchwelt: weihrauchwelt.de
Eine Welt voller Kostbarkeiten zum Räuchern und Genießen mit spannenden Hintergrundinformationen zu verschiedenen Duftstoffen. Weihrauch wird schon seit Tausenden von Jahren zu gesundheitlichen Zwecken verwendet, zum Beispiel zur physischen und spirituellen Reinigung von Räumen. Dazu kommen der beeindruckende Duft, positive Auswirkungen auf die Psyche und die religiöse Bedeutung.

Hanf-Delikatessen: www.hanf-delikatessen.de
Hanf gehört zu den ältesten Nutzpflanzen der Erde. Hanfsamen und Hanföl enthalten ca. 90% mehrfach ungesättigte Fettsäuren. Besonders hervorzuheben sind die Omega-3-Fettsäure und die essenzielle Alpha- und Gamma-Linolensäure. Auch aufgrund seines hochwertigen Eiweißgehaltes ist Hanf ein wertvolles, gesundheitsförderndes Naturprodukt. Bei Hanf-Delikatessen finden Sie Hanf-Lebensmittel in bester Bioqualität und Auswahl.

Ganzheitliche Anwendung von Heilpilzen

In diesem Buch finden Sie umfassende Praxisinfos aus der langjährigen Arbeit des Autors Dr. Christopher Hobbs mit Heilpilzen, Erfahrungsberichte über Pilzmedizin bei Patienten und die wichtigsten Ergebnisse der Forschung über medizinisch wirksame Pilze. Schwerpunkte sind ausführliche Heilpilzporträts und eine Auswahl der besten Pilzspezies bei diversen Gesundheitsstörungen. Lernen Sie neue Heilpilze kennen, von denen Sie vorher noch nie gehört haben, die aber seit Jahrhunderten in Asien und der TCM (Traditionelle Chinesische Medizin) verwendet werden. Ein Werk, das verständlich für Laien ist und gleichzeitig als Fachbuch für Spezialisten dient. Ein Buch, das die Herzen aller Pilzfans höherschlagen lässt.

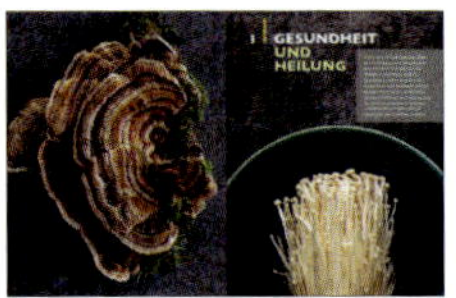

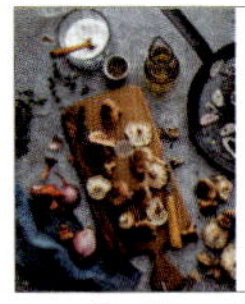
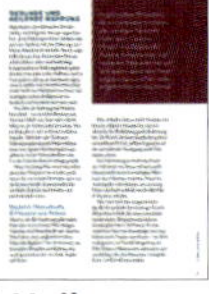
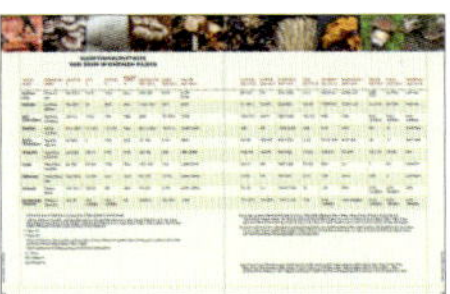
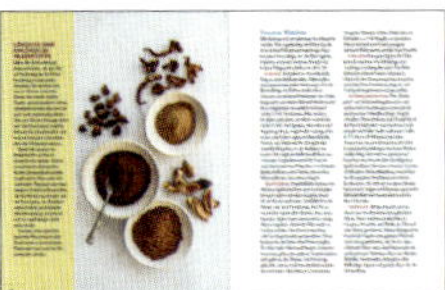

Beispielseiten **Kapitel 1. Gesundheit und Heilung.**

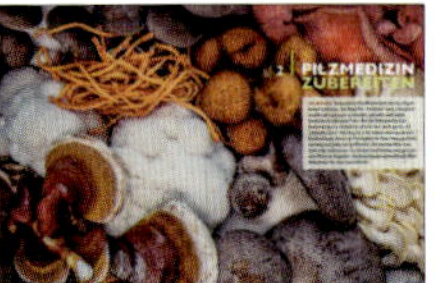

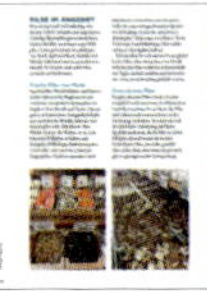
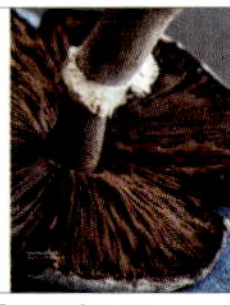
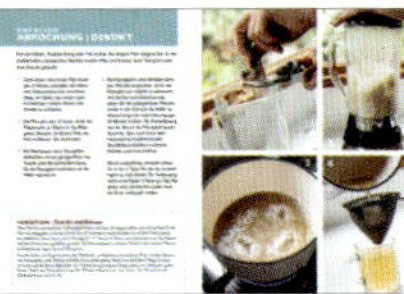
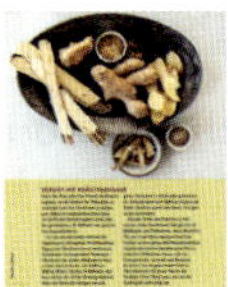
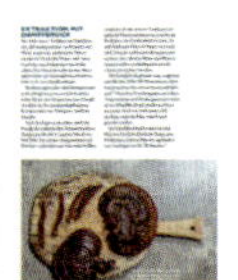

Beispielseiten **Kapitel 2. Pilzmedizin zubereiten.**

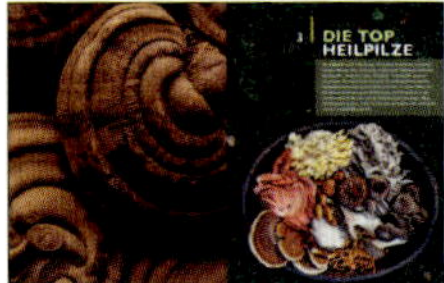

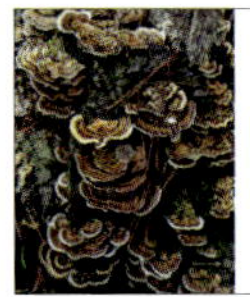
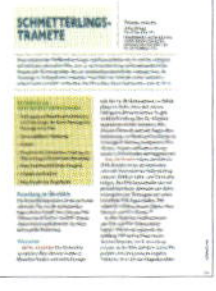

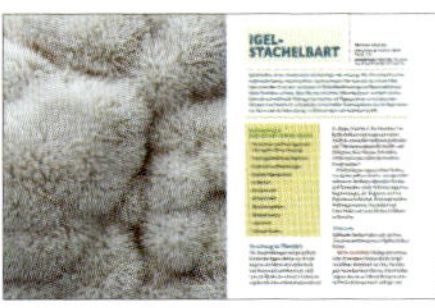

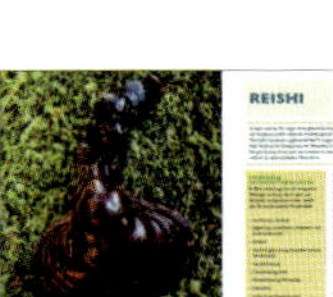

Beispielseiten **Kapitel 3. Die Top Heilpilze.**

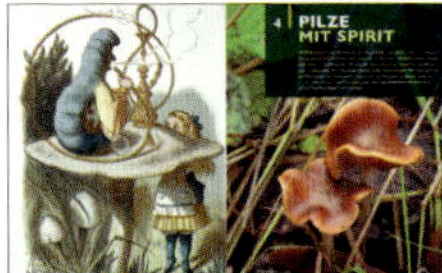

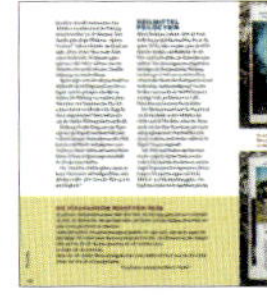
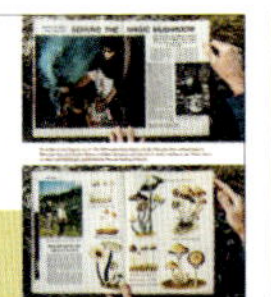

Beispielseiten **Kapitel 4. Pilze mit Spirit.**

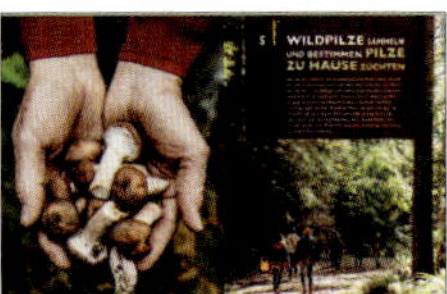

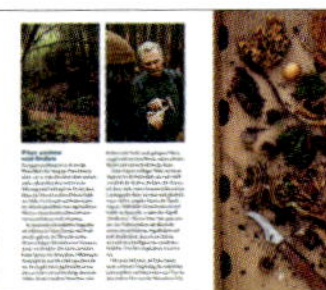

Beispielseiten **Kapitel 5. Wildpilze sammeln.**

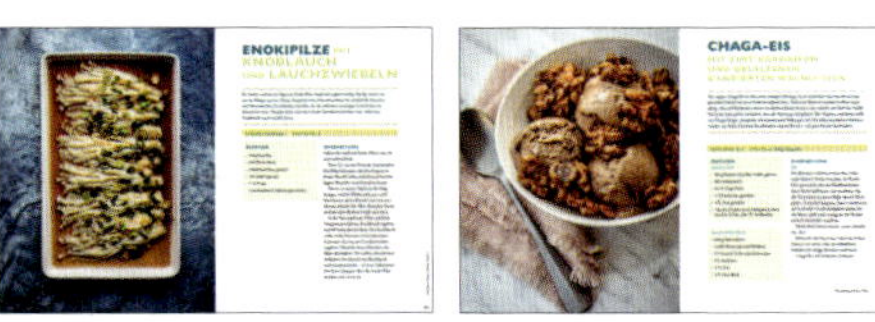

Beispielseiten **Kapitel 6. Leckere Rezepte.**

Ganzheitliche Anwendung von Heilpilzen
Sechs spannende, übersichtliche Kapitel. Sehr viele farbige Abbildungen, hilfreiche Tabellen und spektakuläre Pilzfotos. 328 Seiten. Hardcover. Großformat 22 x 28 cm.
ISBN 978-3-946245-10-0

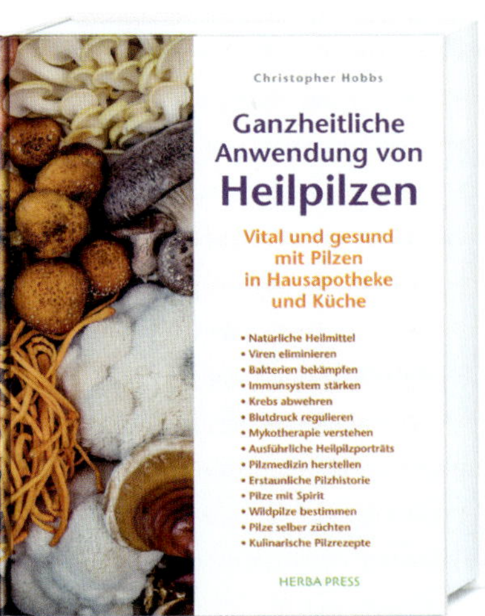

Pflanzliche Antibiotika

Wirksame Alternativen bei Infektionen durch resistente Bakterien Krankenhauskeime und MRSA

Im Falle einer Krankheit entscheiden sich heutzutage immer mehr Menschen für möglichst sanfte und natürliche Heilmethoden – darunter auch Kräutermedizin. Oft lassen sich damit schon nachhaltige Heilerfolge erzielen. Kräutermedizin ist darüber hinaus kostengünstig und weist im Vergleich zu Pharmazeutika so gut wie keine Nebenwirkungen auf.

Das Buch bietet neben detailliertem Fachwissen für den Ernstfall aber auch ein sehr großes Spektrum an Tipps und Rezepten für den täglichen Gebrauch. Dieses Buch ist ein wichtiges und praxistaugliches Nachschlagewerk für Heilpraktiker, Ärzte für Naturheilkunde, alle professionellen Therapeuten und für gesundheitsbewusste Laien.

Stephen Harrod Buhner präsentiert in seinem Werk „Pflanzliche Antibiotika“ schlüssige Belege dafür, dass Heilkräuter mit ihrer komplexen Mischung aus antibiotischen, systemischen und synergistischen Komponenten die beste Abwehrstrategie gegen resistente Infektionen sind.

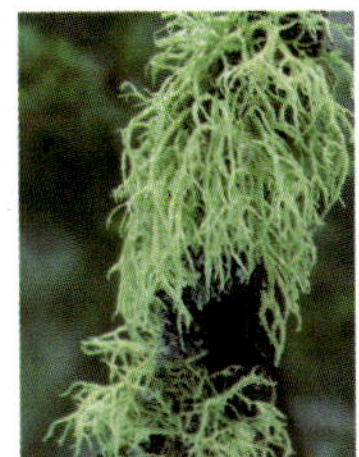

Usnea

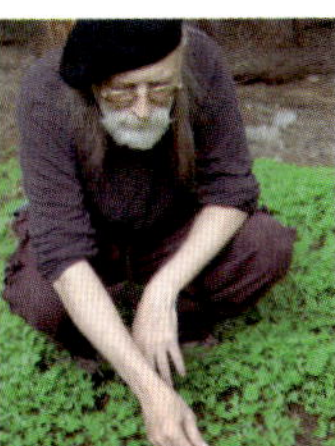

S.H. Buhner

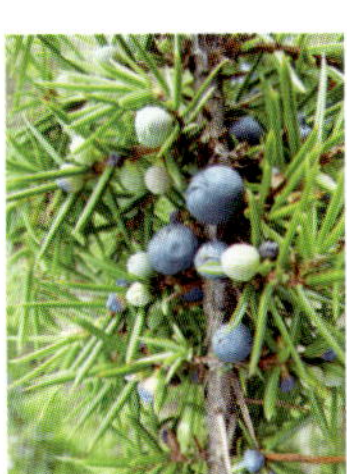

Wacholder

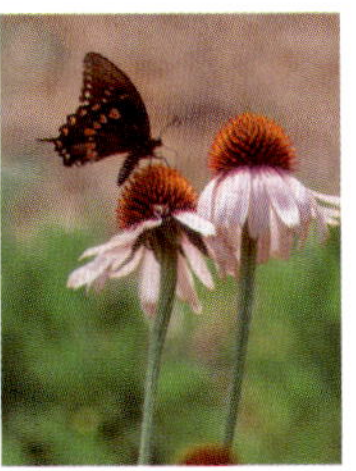

Echinacea

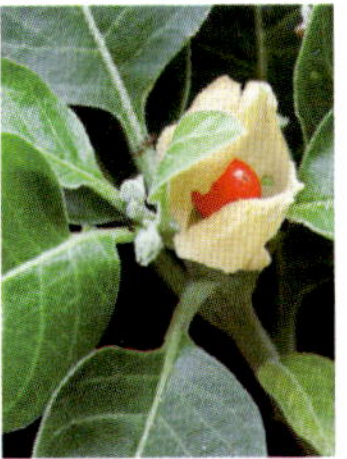

Ashwagandha

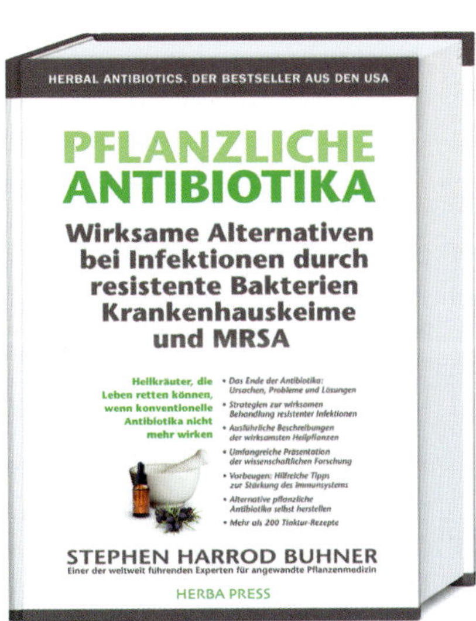

Pflanzliche Antibiotika präsentiert umfassendes Heilkräuterwissen, fundierte Fachinformationen und praktische Tipps auf 572 Seiten. Die wirksamsten Heilpflanzen sind mit farbigen Fotografien abgebildet.
Hardcover, 16,5 x 24 cm
HERBA PRESS
ISBN 978-3-946245-00-1

Pflanzliche Virenkiller

Immunstärkung und natürliche Heilmittel bei schweren und resistenten Virusinfektionen

„Heilkräuter sind die Medizin der Menschen. Sie waren es immer. Sie waren unsere Begleiter, als wir aus dem ökologischen Bauch des Planeten gekrochen sind. Sie begleiten uns noch immer und sie heilen die Notleidenden – zumindest jene, die über sie Bescheid wissen. Geben Sie sich keinen Illusionen hin: Es kommt der Tag, an dem wir sie brauchen.“

Stephen Harrod Buhner

Lernen Sie mehr über Heilkräuter, die erfolgreich Viren abwehren und Infektionen bekämpfen können. Definitiv die richtige Lektüre für alle, die nicht nur den nächsten Grippevirus rein pflanzlich bekämpfen, sondern mehr wissen wollen! Buhner macht deutlich, dass u. a. die weltweite Massentierhaltung, aber auch Pestizide in der Landwirtschaft und die Verseuchung der Umwelt dafür verantwortlich sind, dass sich lebensgefährliche Viren immer weiter ausbreiten. Er warnt vor zunehmenden Resistenzen, die Viren auch gegen Arzneimittel entwickeln.

Wichtige Themen, die das Buch behandelt:

- Behandlungsstrategien bei Infektionen durch Grippeviren, FSME-, West-Nil-, Dengue-Viren, SARS-, Corona-Viren, Zika, Herpes & Co.
- Ausführliche Beschreibungen der wirksamsten Heilpflanzen
- Umfangreiche Präsentation der wissenschaftlichen Forschung
- Vorbeugen: Hilfreiche Anwendungen zur Stärkung des Immunsystems
- Pflanzliche Antivirenmittel selbst herstellen

Stephen Harrod Buhner erklärt, was es mit „neu auftauchenden“ Viren auf sich hat – und weist einmal mehr darauf hin, dass es für uns keinen „Krieg“ gegen Mikroorganismen zu gewinnen gibt. Es werden nicht nur raffinierte Überlebensstrategien von Viren vorgestellt, sondern auch praxistaugliche und evidenzbasierte Vorschläge gemacht, wie man sich gegen Virusintelligenz mithilfe von Heilkräutern erfolgreich zur Wehr setzt.

Kooperation und Wettbewerb sind die Zauberworte der Evolution des belebten Universums. Es sind die Erfolgsfaktoren, die zur Dominanz der Spezies Mensch auf Erden führten. Kooperation und Wettbewerb kennzeichnen alle lebenden Systeme, vom Einzeller bis hin zur organisierten Massengesellschaft. Letztendlich geht es um das Ziel, die eigene Nachkommenschaft gegen allgegenwärtige Widersacher durchzusetzen. Im Kern betrifft dies vor allem den Bauplan des lebenden Organismus, der genetisch kodiert ist. Diese Erbinformationen sind aber nun keineswegs fixierte „Bibelworte“, sondern werden abhängig von Umgebungsbedingungen hochgradig flexibel und anpassungsfähig gehandhabt. Lebenslanges Lernen ist somit das dritte Prinzip für erfolgreiches Überleben.

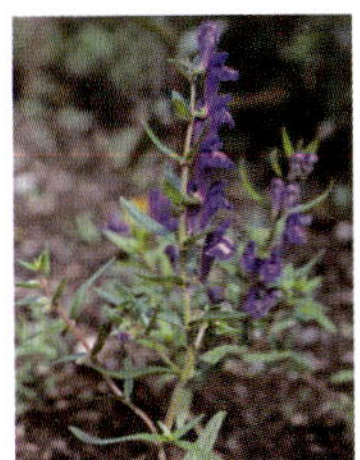
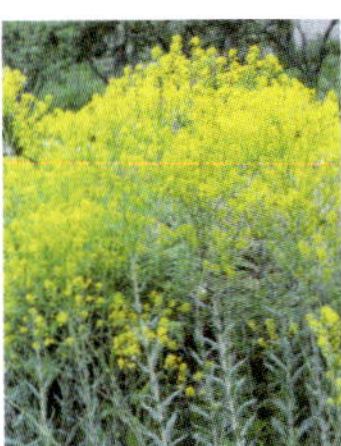
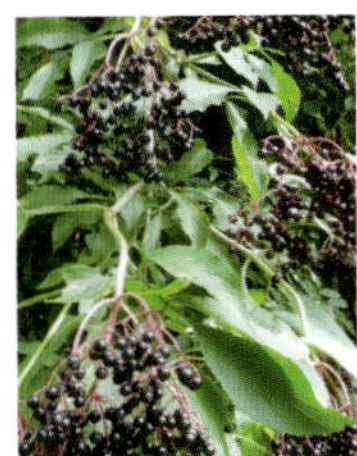
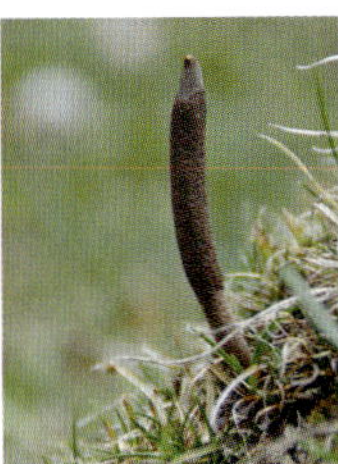
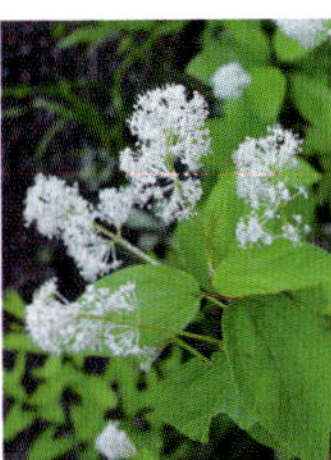

Die Vielfalt der Heilpflanzen ist unerschöpflich – hier eine kleine Auswahl von Fotos aus dem Buch.

Buhner stellt bewährte antivirale Heilkräuter vor. Wir lernen, welche unglaublichen Heilkräfte uns die Natur zur Verfügung stellt. Ein brillantes, hoffnungsvolles Werk, das aufzeigt, wie wichtig unser eigenes Immunsystem als erste Abwehrinstanz ist – und wie wir es mit Heilpflanzen optimal unterstützen können. Das Buch „Pflanzliche Virenkiller“ bietet viel detailliertes Fachwissen und ein großes Spektrum an Tipps und praktischen Rezeptvorschlägen für den täglichen Gebrauch.

„1.400 wissenschafliche Studien, die die Aussagen zu den medizinischen Wirkungen der Kräuter belegen, bilden die Grundlage des praxisnahen und bisher einzigartigen Buches.“ Vitaljournal

„Dieses Buch informiert über alternative und lebensrettende Lösungen.“
Laurie Regan, PhD, ND, Fakultät für Klassische Chinesische Medizin

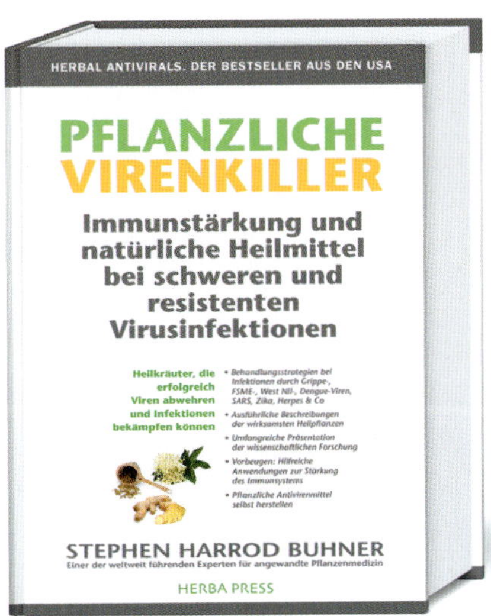

Pflanzliche Virenkiller präsentiert umfassendes Heilkräuterwissen, fundierte Fachinformationen und praktische Tipps auf 480 Seiten. Die wirksamsten Heilpflanzen sind mit farbigen Fotografien abgebildet.
Hardcover, 16,5 x 24 cm
HERBA PRESS
ISBN 978-3-946245-01-8

Lyme Borreliose natürlich heilen

Borreliose und ihre Koinfektionen Chlamydiose und Rickettsiose

„Die Buhner-Protokolle“

„Ich verneige mich ehrfürchtig vor jenen Menschen, die mit cleveren Pathogenen infiziert sind und nicht aufgegeben haben. Sie haben dafür gekämpft, einen Ausweg aus einer Erkrankung zu finden, die in unserer Kultur nur von sehr wenigen verstanden wird.“
Stephen Harrod Buhner

Im vorliegenden Buch schildert der Autor Stephen Harrod Buhner, was Borreliose-Bakterien im Körper anrichten und wie die Erkrankung mit natürlichen Mitteln geheilt werden kann. Das Buch wendet sich an Patienten, die an Lyme-Borreliose leiden, und Therapeuten, die Lyme-Borreliose behandeln – Ärzte, Heilpraktiker und Apotheker. Der Leser kann gezielt die Kapitel auswählen, die ihn interessieren: medizinisch-wissenschaftliche Informationen über die Mechanismen der Borrelien-, Chlamydien- und Rickettsieninfektionen, Diagnostik, Tests und Nachweisverfahren oder detaillierte Therapieprotokolle mit antiinfektiösen Heilkräutern.

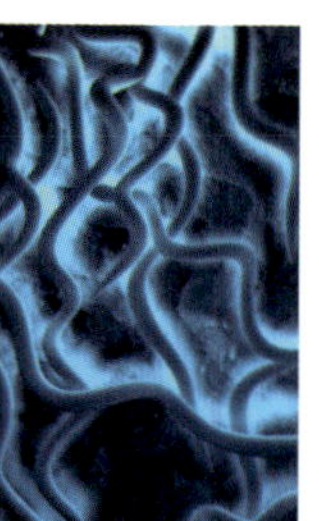
Borrelia burgdorferi

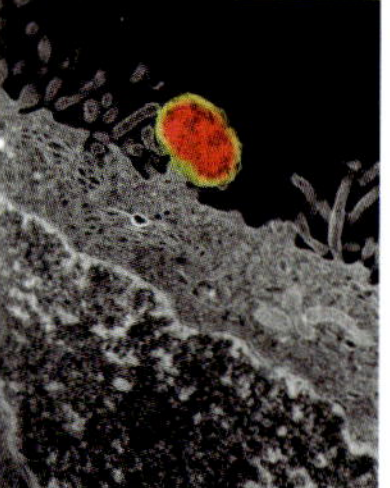
Rickettsia rickettsii

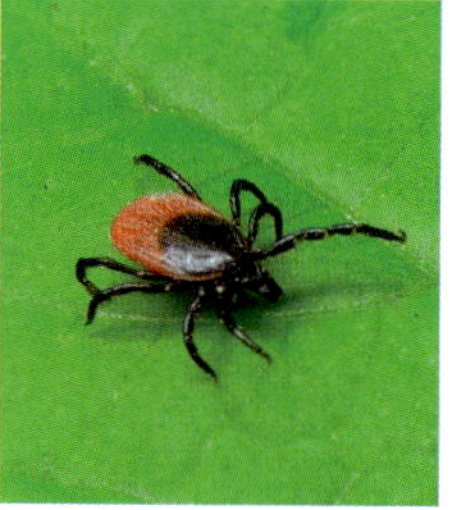
Ixodes ricinus

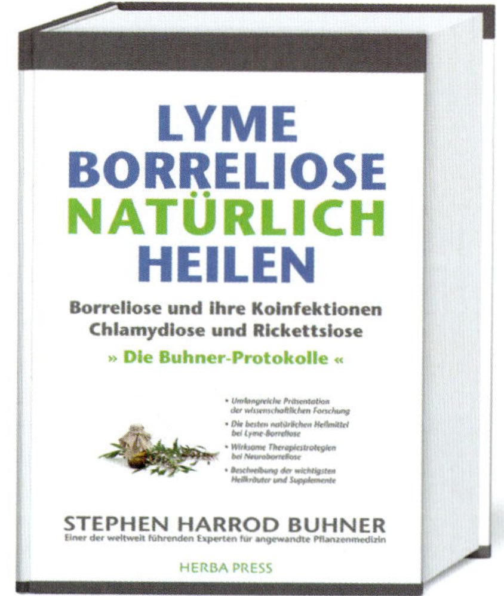

Borreliose Koinfektionen

Erkennen • Behandeln • Heilen

Babesia, Ehrlichia und Anaplasma, Mycoplasma, Bartonella

„Ich selbst und Tausende Betroffene haben von den in diesem Buch beschriebenen Protokollen profitiert. Ich hoffe darauf, dass diese Protokolle auch bei Ihnen erfolgreich sein werden.“
Stephen Harrod Buhner

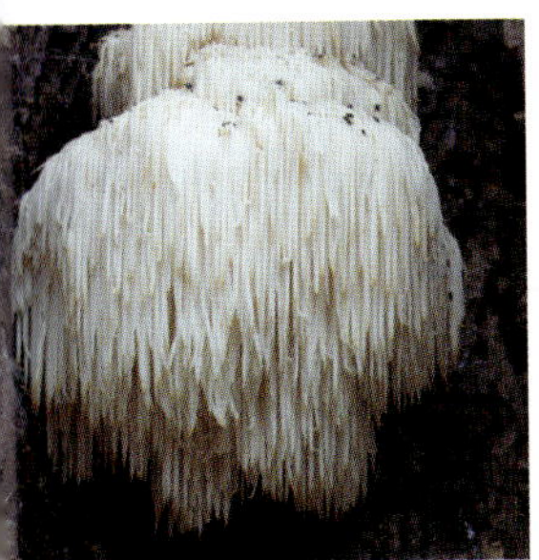
Igelstachelbart

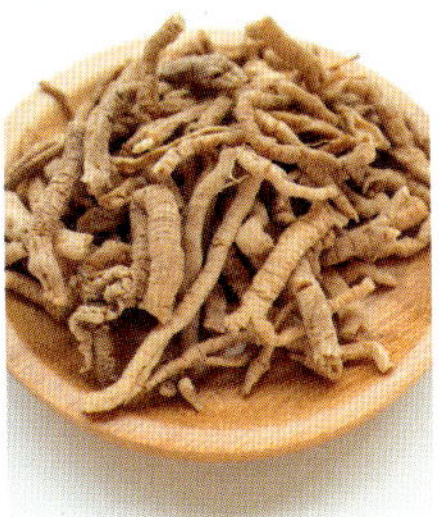
Senegawurzel

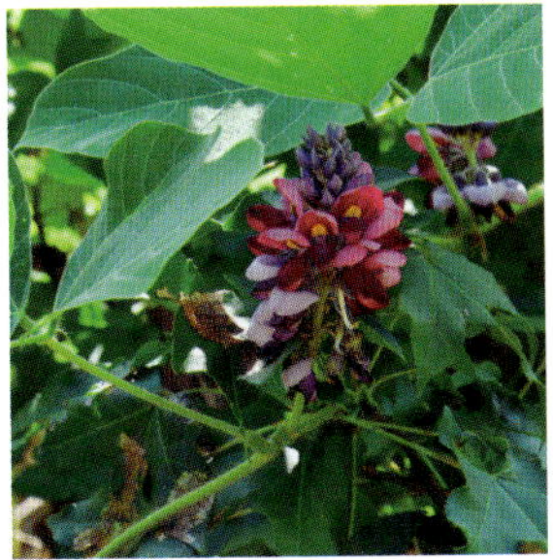
Kudzu

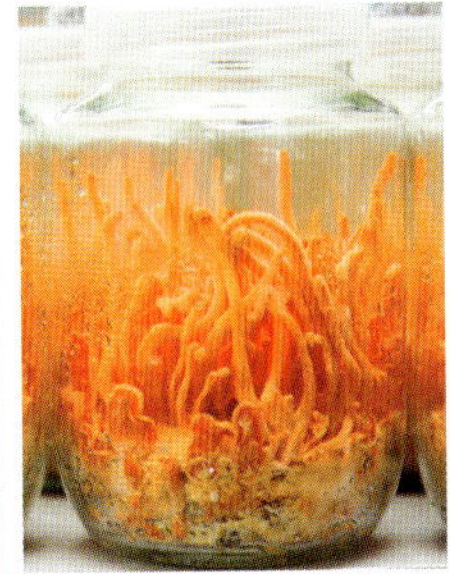
Cordyceps

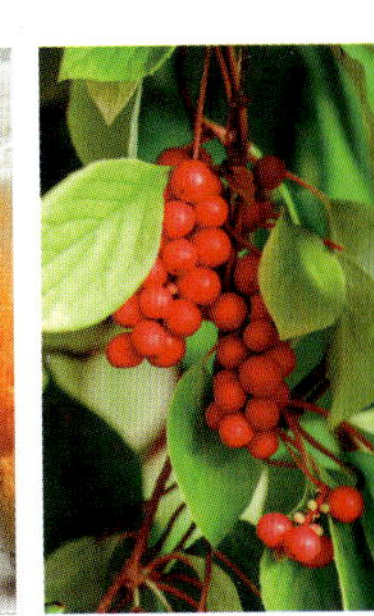
Schisandra

Zecken und andere Überträger von Krankheiten haben in der Regel mehr als einen Erreger im Gepäck. Ärzten, Heilpraktikern und Therapeuten steht erstmals ein komplettes Kompendium zur Behandlung von Borreliose-Koinfektionen zur Verfügung. Laien und betroffene Patienten erfahren, was sich hinter unerklärlichen Beschwerden verbergen kann und wie man Borreliose-assoziierte Infektionen mit der Kraft der Natur unter Kontrolle bekommt.

Borreliose Koinfektionen
Autoren: Stephen Harrod Buhner und Eberhard Wormer. Fundierte Fachinformationen und praktische Tipps auf 560 Seiten. Viele Abbildungen und Grafiken. Besonders umfangreiche Materia medica mit farbigen Fotografien. Solides Hardcover
Format: 16,5 x 24 cm
HERBA PRESS
ISBN 978-3-946245-07-0

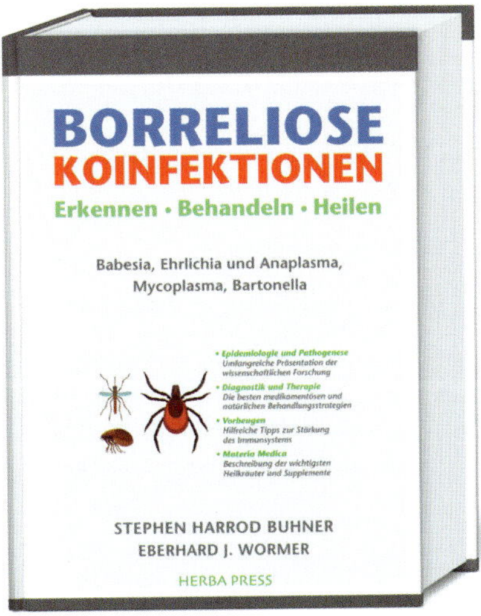

Die wirklichen Ursachen der Arteriosklerose

GUTES CHOLESTERIN BÖSES HOMOCYSTEIN

Wie Sie sich vor Herzinfarkt, Schlaganfall und Demenz wirksam schützen

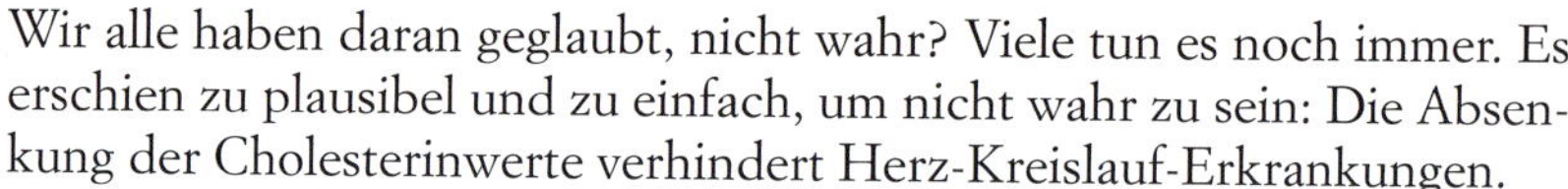

Wir alle haben daran geglaubt, nicht wahr? Viele tun es noch immer. Es erschien zu plausibel und zu einfach, um nicht wahr zu sein: Die Absenkung der Cholesterinwerte verhindert Herz-Kreislauf-Erkrankungen.

In der Lebenswirklichkeit hat die flächendeckende Anwendung von Cholesterinsenkern aber wenig gebracht. Herzinfarkt, Schlaganfall und Co. sind nach wie vor Spitzenreiter bei den Todesursachen. Es ist nun höchste Zeit, sich mit der wahren Geschichte von Cholesterin und Homocystein zu befassen.

Der Erfolgsautor Dr. med. Eberhard J. Wormer entzaubert im ersten Teil seines Buchs den Mythos vom „schlechten" Cholesterin und erklärt, warum Cholesterin „gut", ja sogar lebenswichtig und unverzichtbar für den menschlichen Organismus ist.

Im zweiten Teil des Buchs erfahren Sie alles, was Sie über den Risikofaktor Homocystein wissen sollten. Homocystein rückt immer stärker in den Fokus gesundheitsbewusster Menschen. Viele Betroffene, die hohe Homocysteinwerte im Blut haben, wissen nichts davon und werden weder über Risiken informiert noch ausreichend untersucht. Dabei kann man sich sehr einfach vor Homocystein-Risiken schützen. Ein positives, aufbauendes und inspirierendes Buch, das zum Umdenken ermutigt.

„Es muss mir mal einer erklären, warum es nach zwei Millionen Jahren Evolution des Menschen ein schlechtes und ein gutes Cholesterin geben sollte. Was heißt das denn? Im Grunde doch gar nichts. Wenn beide Cholesterinarten seit zwei Millionen Jahren von der Leber ausgeschüttet werden, dann deshalb, weil wir auch beide brauchen."

Mikael Rabaeus, Kardiologe

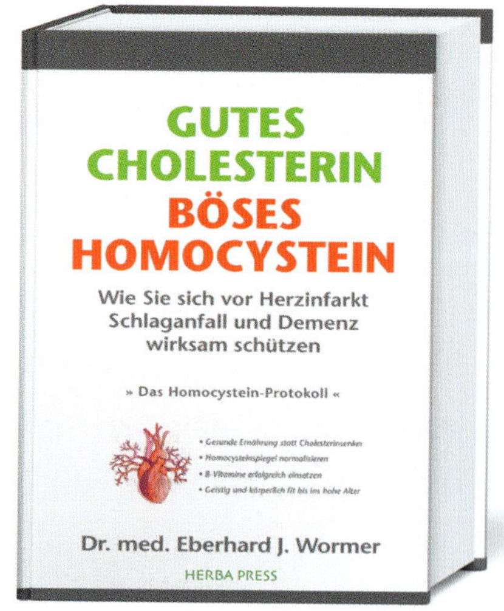

Gutes Cholesterin – Böses Homocystein

Viele farbige Abbildungen und informative Grafiken.

304 S. Solides Hardcover

Format 16,5 x 24 cm

HERBA PRESS

ISBN 978-3-946245-06-3

Die heilende Seele der Pflanzen

Was wir von Pflanzen lernen können, wenn wir ihnen zuhören, und warum Biophilia für das Leben auf Erden so wichtig ist

„Ich glaube, dass viele Krankheiten, mit denen wir konfrontiert werden, mit Naturmedizin heilbar sind. Wir müssen nur unsere verloren gegangene Fähigkeit, die Seele der Pflanzen zu verstehen und mit ihr zu kommunizieren, wiederentdecken. Dann können wir aus der unerschöpflichen Quelle von Energie, Liebe und Weisheit der Natur schöpfen."

Stephen Harrod Buhner

Pflanzen haben eine Seele und heilende Kräfte. Sie spüren, wenn wir Hilfe brauchen. Und sie helfen uns, wenn wir sie darum bitten. Schon Goethe wusste das. Aber wie offenbaren sie sich uns?

Eine Antwort gibt „Die heilende Seele der Pflanzen", ein Buch der Gedanken und Gefühle. Wie eine poetische Wegbeschreibung nimmt es uns mit auf eine Reise in die geheimnisvolle Welt der Pflanzen. Und wie ein Sachbuch vermittelt es wichtiges Wissen über die Probleme, die unser Überleben gefährden: Umweltzerstörung, resistente Bakterien, Luftverschmutzung, Krebs und Klimawandel.

Dieses wundervoll geschriebene Buch präsentiert die erstaunlichen Erkenntnisse eines Naturforschers, Poeten und Experten für Pflanzenmedizin. Buhner ist zutiefst davon überzeugt, dass die Erde ein einzigartiger und großer, lebendiger Organismus ist, der seine Bewohner schützen und deren Lebensgrundlagen erhalten möchte. Die Pflanzen auf Mutter Erde waren schon immer und sind noch heute die primäre Medizin des Menschen und aller Erdenbewohner.

Die Natur ist tiefgründiger, als wir bislang glaubten – und als es uns beigebracht wurde. Buhners bemerkenswerte Sichtweisen und seine wissenschaftliche Analyse eröffnen uns neue Wege, die Zusammenhänge des Lebens besser zu verstehen.

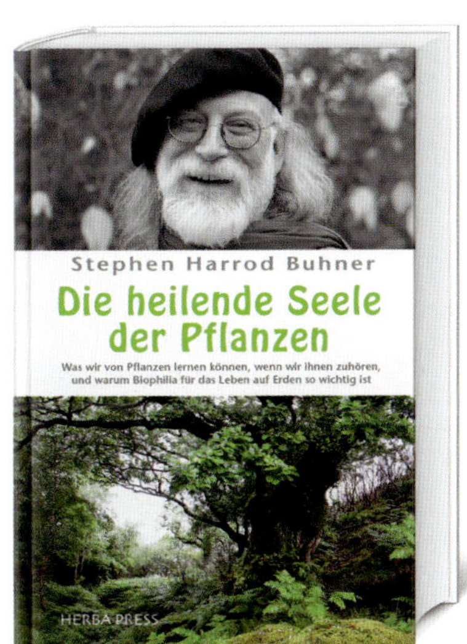

Die heilende Seele der Pflanzen
384 Seiten, Hardcover
15,5 x 23 cm
HERBA PRESS
ISBN 978-3-946245-03-1

Die heilende Gewürz Apotheke

Gewürze und Kräuter werden schon seit Jahrtausenden als Nahrung und Medizin verwendet. Die gesundheitsstärkenden Wirkungen beim Menschen sind sehr gut erforscht und zweifelsfrei belegt. Gewürze stärken die Abwehrkraft. Der Körper ist dann besser vor bekannten und unbekannten Angreifern wie Viren, Bakterien und Pilzen geschützt. Gewürzmedizin kann sowohl heilen und Krankheiten vorbeugen als auch schulmedizinische Behandlungen begleiten und verbessern. Sie ist dort am wirksamsten, wo wir am dringendsten Hilfe benötigen – zur Stärkung des gesamten Immunsystems und zur Unterstützung unseres Wohlbefindens.

Der wichtigste Aspekt sind Gewürze, die bei der Zubereitung von Mahlzeiten verwendet werden. Sie erfahren in den fünf Kapiteln dieses Buches, wie Gewürzmedizin funktioniert und wie Sie eigene Mischungen kreieren können. Lernen Sie, welche gesundheitlichen Vorteile und Wirkungen die vorgestellten Gewürze und Kräuter haben. Entdecken Sie die enorme Vielfalt der Anwendungsmöglichkeiten Ihrer persönlichen Gewürz-Apotheke mit superleckeren, gesunden Rezepten im praktischen Teil des umfangreichen Buches.

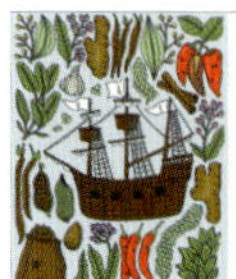
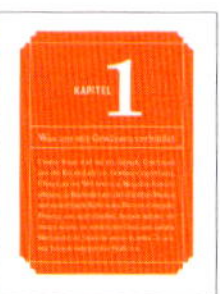
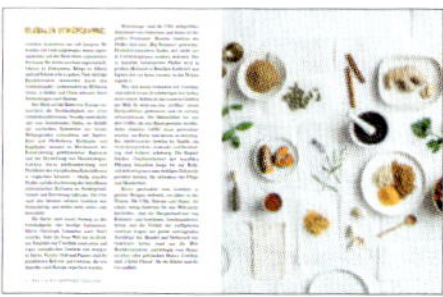
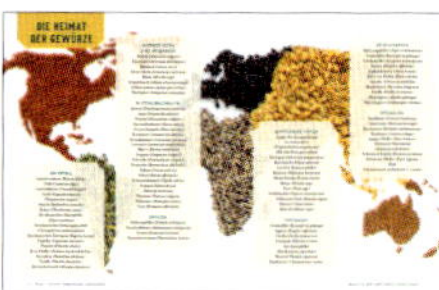
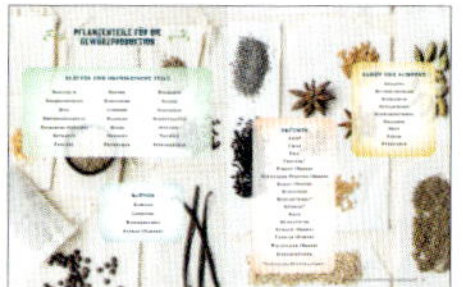

Beispielseiten **Kapitel 1. Was uns mit Gewürzen verbindet**

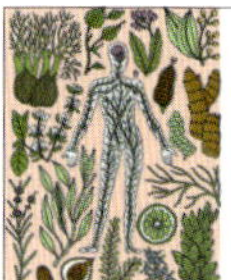
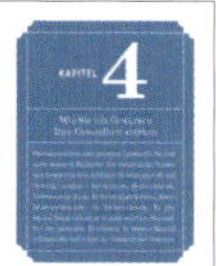
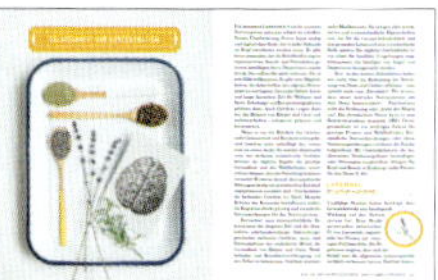
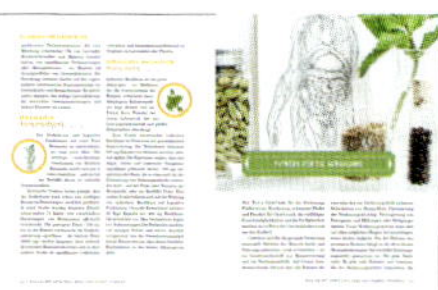
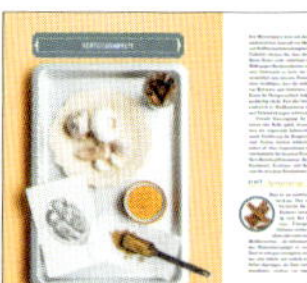

Beispielseiten **Kapitel 4. Wie Sie mit Gewürzen Ihre Gesundheit stärken**

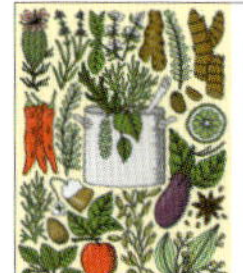
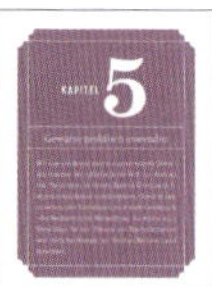
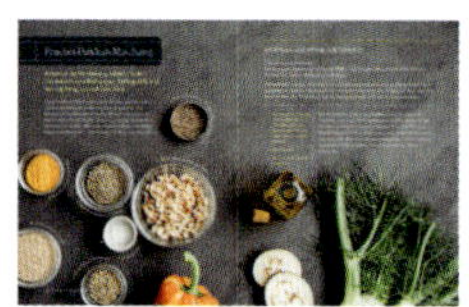

Beispielseiten **Kapitel 5. Gewürze praktisch anwenden**

Die heilende Gewürz Apotheke
Alle Gewürze und Kräuter mit farbigen Abbildungen. Informative Tabellen über die medizinischen Wirkungen. Heilkräftige Gewürzmischungen und leckere Rezepte.
184 Seiten. Hardcover.
Format 16,5 x 22 cm
ISBN 978-3-946245-08-7

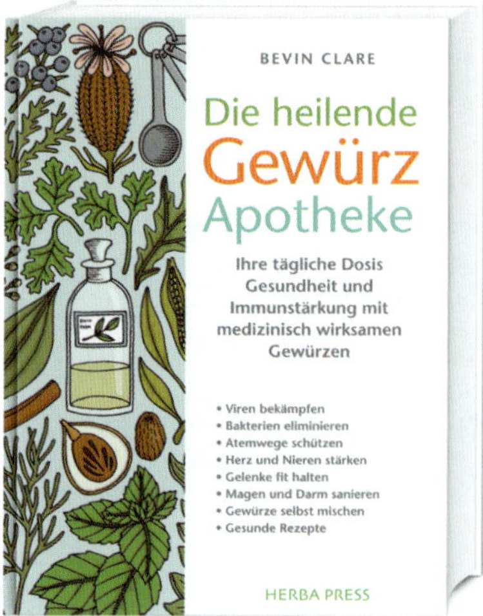

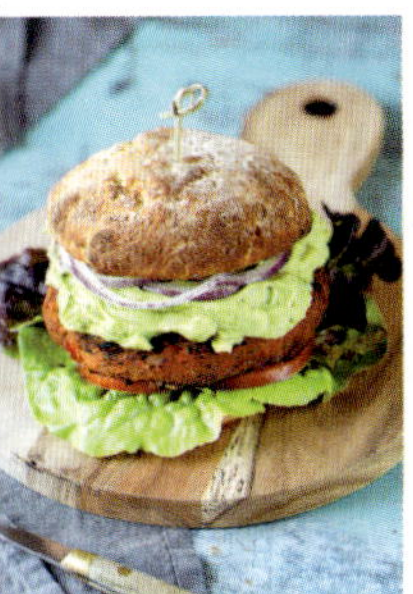
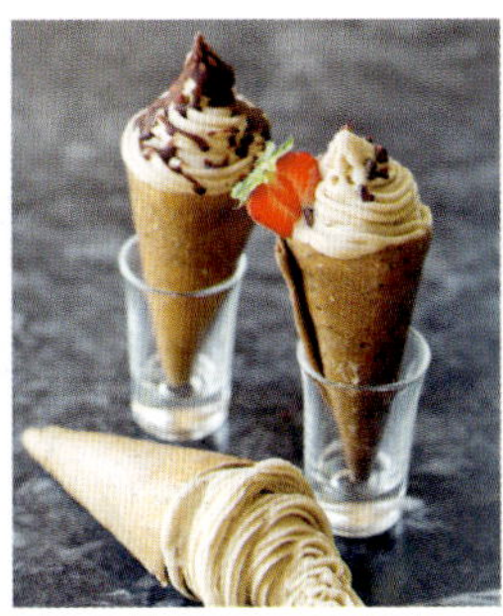
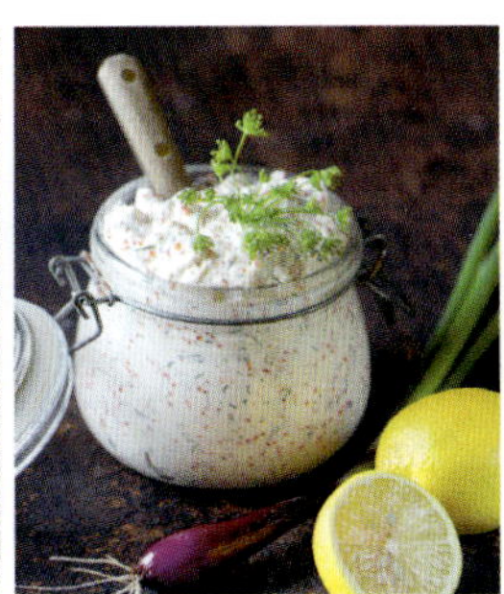
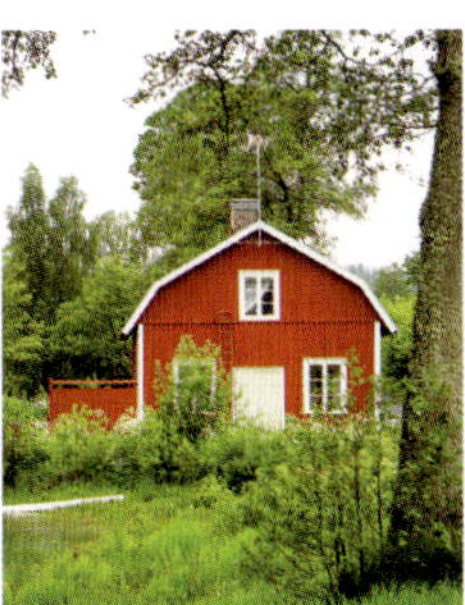
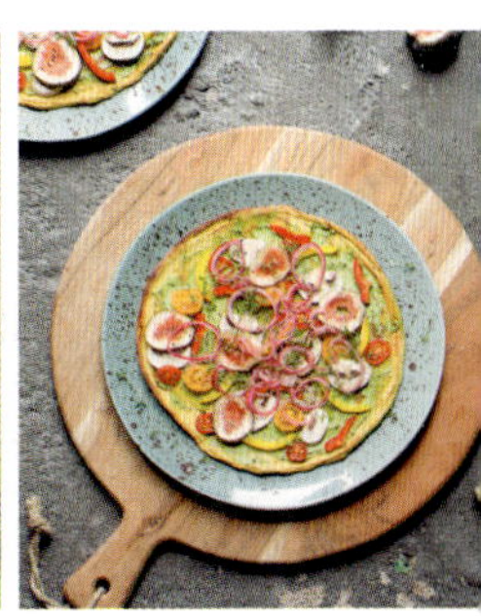

Vegan mit Genuss und Liebe

Ob Luxus-Frühstück, heiße Eintöpfe, schnelle Gerichte, Snacks, Hausmannskost oder farbenfrohe Salate: Schon die tollen Fotos von Köchin Erikas Rezepten wecken jede einzelne Geschmacksknospe aus dem Tiefschlaf – egal ob Sie Veganer oder Allesesser sind. Und erst ihre großartigen Torten: unwiderstehlich lecker!

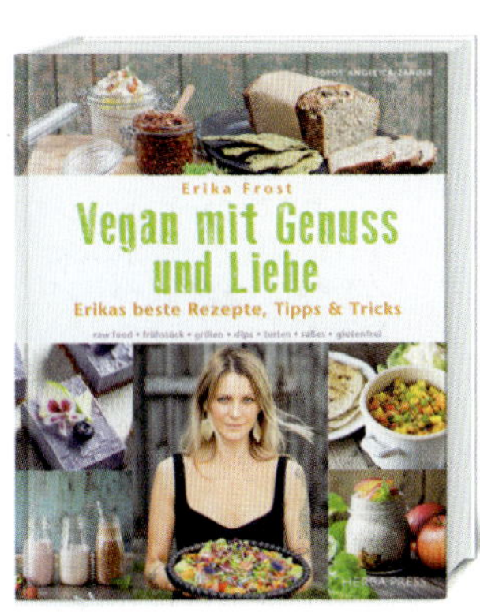

Vegan mit Genuss und Liebe
Die besten Rezepte, Tipps & Tricks der schwedischen Köchin Erika! 192 Seiten, Hardcover, 22 x 28 cm.
ISBN 978-3-946245-04-9

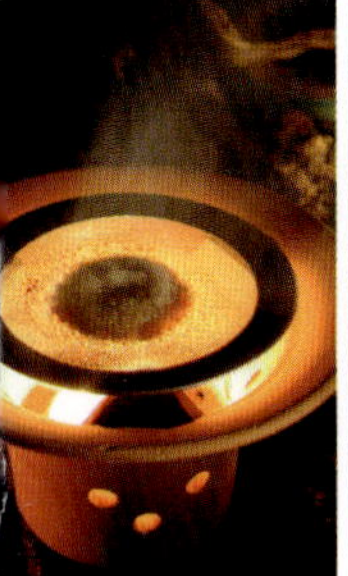
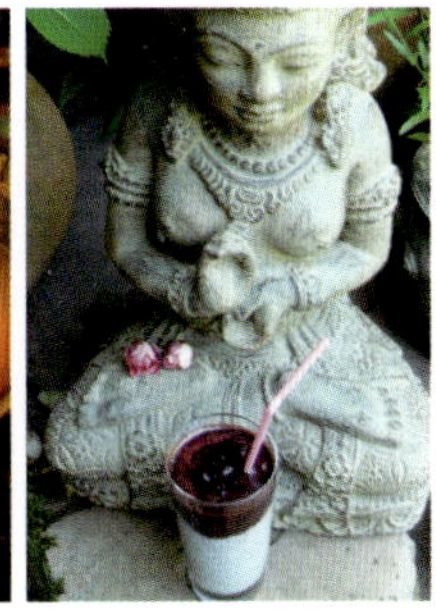
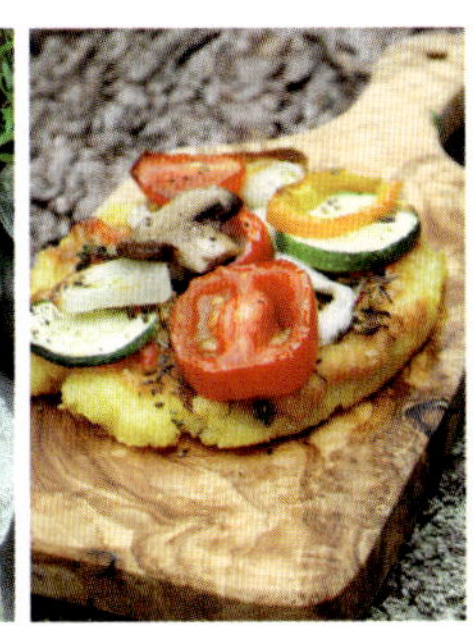
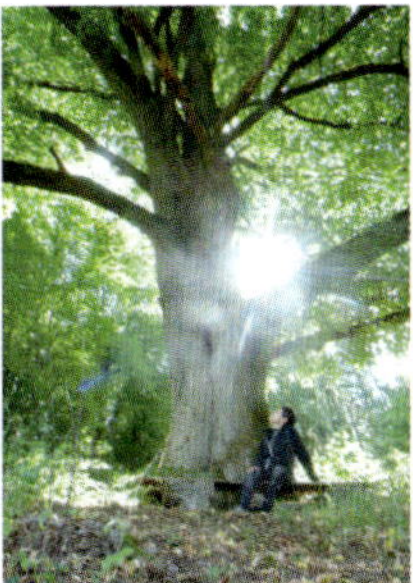
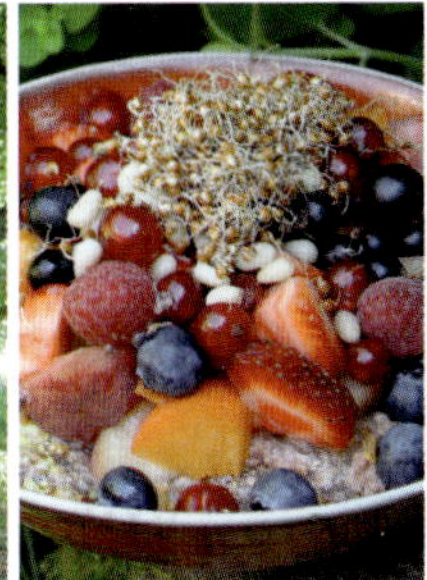
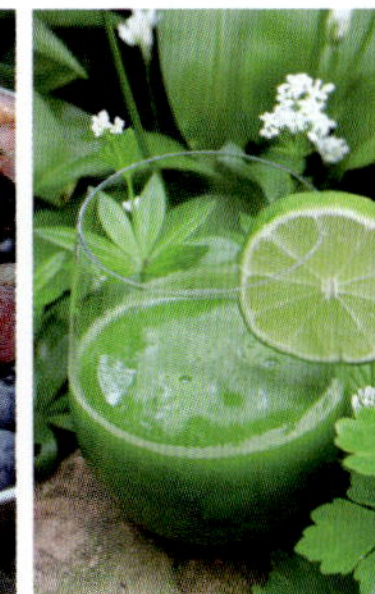

In Topform durch die Wechseljahre

Wie wichtig eine gute Gesundheit für die Frau ist, macht sich besonders in den Wechseljahren bemerkbar. Die Autorin zeigt mit ihrem umfangreichen Ratgeber überzeugend auf, dass es jeder Frau in den Wechseljahren gelingen kann, ihren Körper auf natürliche Weise durch vollwertige pflanzenbasierte Ernährung wieder in Topform zu bringen. Ein wunderschönes Buch, liebevoll gestaltet und mit vielen farbigen Abbildungen. Auf über 120 Seiten finden Sie leckere pflanzliche Rezepte, jedes mit einem schönen Foto bebildert.

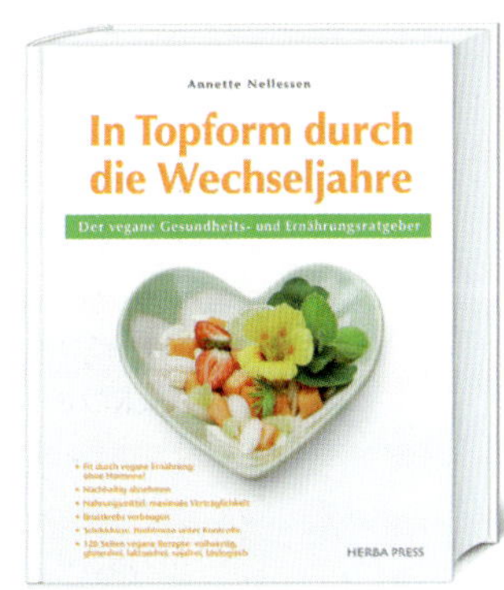

In Topform durch die Wechseljahre
Gesundheitsratgeber + Kochbuch.
Autorin: Annette Nellessen.
376 Seiten, Hardcover, 19 x 24 cm.
ISBN 978-3-946245-02-5

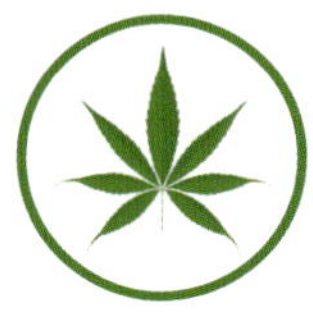

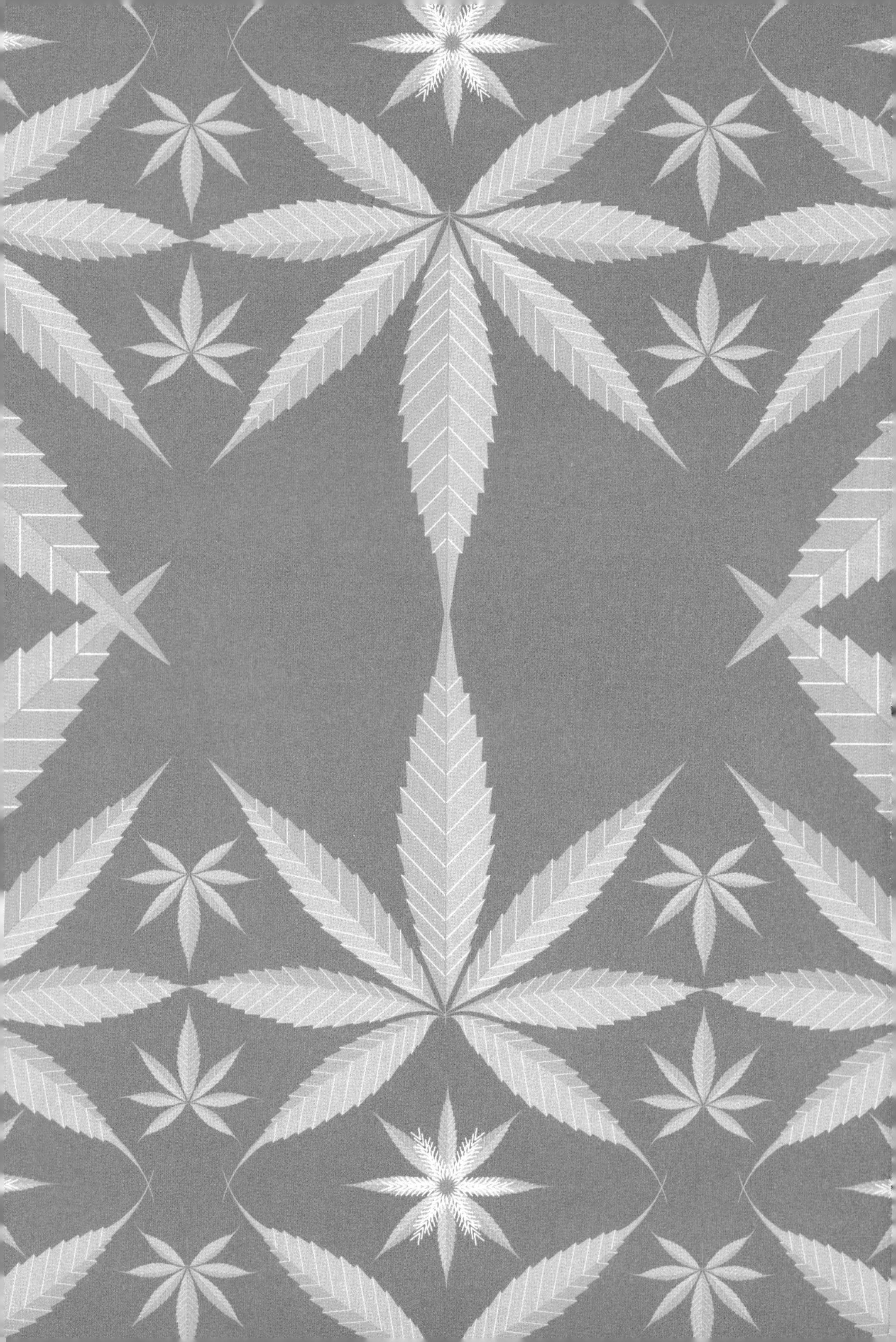